Artificial Intelligence
and
Smart Medicine

人工智能
与智慧医疗

牛 凯　贺志强　编著

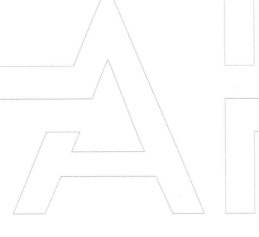

化学工业出版社
·北京·

内容简介

本书主要介绍智慧医疗中的人工智能理论与算法原理，按照两条主线组织内容：一条主线是人工智能理论与方法，介绍了近十年来机器学习与深度学习的典型模型与方法；另一条主线是智慧医学应用案例，涵盖了眼科、骨科、内脏、肿瘤、慢性病、流行病、传染病、生物制药等各个方面。两条主线相互交织，展示了人工智能在智慧医疗中的应用，包括医学影像的智能分析与检测技术、医学数据的智能推断与辅助诊疗技术、医学大数据分析以及分子生物学分析技术等。本书每章后面附有习题，供读者练习和自我检查用。

本书可作为医工结合以及相关领域硕士生教材，也可作大学本科生（主要讲授本书中基本原理）教材，还可以作为博士生参考教材（主要讲授本书前沿技术）。对于从事智慧医疗行业的技术人员，本书也可以作为主要技术参考书。

图书在版编目（CIP）数据

人工智能与智慧医疗 / 牛凯，贺志强编著. —北京：
化学工业出版社，2024.5
ISBN 978-7-122-44946-7

Ⅰ.①人…　Ⅱ.①牛…②贺…　Ⅲ.①人工智能-应用-医疗卫生服务　Ⅳ.①R197.1-39

中国国家版本馆CIP数据核字（2024）第070888号

责任编辑：万忻欣　李军亮		文字编辑：袁玉玉　袁　宁	
责任校对：杜杏然		装帧设计：王晓宇	

出版发行：化学工业出版社（北京市东城区青年湖南街13号　邮政编码100011）
印　　装：河北鑫兆源印刷有限公司
787mm×1092mm　1/16　印张18¾　字数475千字　2024年8月北京第1版第1次印刷

购书咨询：010-64518888　　　　　　售后服务：010-64518899
网　　址：http：//www.cip.com.cn
凡购买本书，如有缺损质量问题，本社销售中心负责调换。

定　　价：88.00元

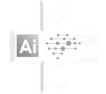

人工智能是当今科技界热门的领域，而智慧医疗更是热门中的热门。中国、美国、日本、英国等多个国家的人工智能计划都把医疗作为重要的应用领域，谷歌、微软、IBM、腾讯、阿里、百度等科技巨头都积极布局智慧医疗产业。

回顾人工智能的三次热潮，医学都是人工智能应用的重要领域。早在第一次人工智能热潮中，计算机专家就与医学界开展合作，进行了智慧医疗的早期探索。例如，1959 年，美国乔治敦大学教授 Ledley 首次建立了计算机诊断的数学模型，并成功诊断了一组肺癌病例，开创了计算机辅助诊断的先河。1966 年，他正式提出了"计算机辅助诊断"的概念。

在第二次人工智能热潮中，医学专家系统成为智慧医疗领域的一个重要分支。1982 年，美国匹兹堡大学的 Miller 等人发明了著名的 Internist-I 内科计算机辅助诊断系统，拥有当时最大的知识库，包括了 572 种疾病，约 4500 种症状，以及 10 万种疾病表现与疾病间的联系。1978 年，北京中医医院的关幼波大夫与计算机科研人员合作，根据自己的辨证施治经验，研发出肝病诊疗程序，在国内率先把中医学与计算机技术结合，开创了我国第一个医学专家系统。

尽管这些系统促进了智慧医疗的发展，但它们大都建立在知识规则与逻辑推理上，难以适应复杂多变的医学应用，在临床推广中遇到了诸多难题。特别是难以与医学影像结合，主要原因是视觉系统成像模糊、人体组织结构或功能的复杂性及传统算法的局限性。

第三次人工智能热潮为智慧医疗取得技术突破提供了历史性机遇。IBM 公司开发的沃森肿瘤系统在癌症诊疗方面进行了先驱探索。从 2011 年开始，沃森肿瘤系统就在美国著名的纪念斯隆·凯特琳肿瘤中心，学习了超过 300 种医学期刊、250 本医学书籍及 1500 万页的资料和临床数据。这个系统应用自然语言处理技术，为癌症诊疗提供建议。公开数据显示，该系统的诊疗方案与顶级专家团队方案的符合度超过 90%，肺癌治疗建议的一致性达到了 96%。

2018 年，谷歌旗下的 DeepMind 公司与英国 Moorfields 眼科医院合作，开发了眼部疾病诊疗系统，基于光学相干断层扫描成像，采用深度学习技术，诊断一系列复杂的眼部疾病。该系统覆盖的眼部疾病超过 50 种，包括青光眼、糖尿病视网膜病变和老年性黄斑变性等，其准确度和世界一流专家相当。

2021 年，DeepMind 公司发布了 AlphaFold2 蛋白质结构数据库，解决了 50 年来蛋白质结构预测的世界级难题。在此之前，通过实验方法解析蛋白质结构是一项费时费力的工作，20 世纪末人们开始用计算机算法预测蛋白质的结构，但效果并不理想。AlphaFold2 网络采用深度学习方法，在几分钟内准确预测目标蛋白质序列的最终结构，精度可达原子级。这项成就有望在结构生物学与生物制药领域掀起一场革命。

60 多年来，人工智能在医学领域的应用越来越广泛，影响越来越深远。特别是最近十年，随着第三次人工智能热潮的兴起，智慧医疗正在如火如荼地快速发展，新的模型与案例层出不穷，很多高校设立了医工结合专业，大力培养相关专业人才，因此迫切需要一本教材，全面反映人工智能在医学领域应用的最新进展。

本教材的编写，希望为我国相关专业的人才培养贡献一份力量。整个教材内容，按照两条主线展开：一条主线是人工智能理论与方法，介绍了近十年来机器学习与深度学习的典型模型与方法；另一条主线是智慧医学应用案例，涵盖了眼科、骨科、内脏、肿瘤、慢性病、流行病、传染病、生物制药等各个方面。两条主线相互交织，展示了人工智能在智慧医疗中的应用。

按照双主线结构，全书组织为四部分内容：人工智能理论与智慧医疗信息系统（第1、2章），首先介绍人工智能基本理论，包括机器学习与深度学习的典型算法与模型，其次介绍智慧医疗信息系统的基本概念、组织框架与结构；医学影像的智能处理与辅助诊断（第 3 ～ 5 章），针对眼部影像、X 线影像、CT 影像等典型的医学影像，阐述了深度学习与机器学习算法在角膜塑形、视网膜眼底血管结构分割、白内障自动分级、白内障糖网病联合诊断、颅骨标记、X 线头影测量、大骨节病识别、骨肿瘤判断与预测、骨肿瘤坏死率预测、心脏主动脉夹层判断、肝脏 / 肾脏 / 肠道器官分割等典型的智能辅助诊断案例中的应用；智能辅助治疗（第 6、7 章），针对手术视频样本，介绍了基于深度学习的手术器械识别与视频摘要生成方法，针对肿瘤放射治疗，介绍了基于神经网络的靶区勾画方法；医学大数据分析（第 8 ～ 10 章），简述了慢性病特征，针对慢性肾脏病的大数据样本，介绍了基于机器学习的饮食推荐方法，简述流行病传播模型，针对 SARS 和 MERS 两种典型传染病，分析了其传播行为，针对新型冠状病毒的 RNA 序列样本，介绍了病毒遗传演化规律的分析方法。

全书共 10 章，第 1、4、8 ～ 10 章由牛凯执笔，第 2、3、5 ～ 7 章由贺志强执笔，牛凯负责对全书内容统稿。全书每章后面附有习题，供读者练习和自我检查用。全书内容由浅入深，医学背景与算法原理并举，以适应不同层次教学需求。本书的使用对象主要定位于硕士研究生，但是仍可向下兼容大学本科生（主要讲授本书中基本原理），向上兼容博士生（主要讲授本书中前沿技术），对于从事智慧医疗行业的技术人员，也可以作为主要技术参考书。

作者所在的北京邮电大学人工智能学院信息理论与技术教研中心，长期从事医疗智能信号处理研究，积累了丰富的研究成果。编写本教材，首先感谢长期合作的众多医院与科研机构的大力支持，包括首都医科大学附属北京同仁医院、北京大学人民医院、北京大学第一医院、北京大学第三医院、首都医科大学附属北京口腔医院、中南大学湘雅二医院、中山医院、兰州近代物理研究所等。作者在智慧医疗方面的研究成果，多是在与医学专家相互交流、反复磨砺中才诞生的，感谢他们在医学培训与方法讨论中付出的时间与精力，以及提供的数据样本与专业评价。同时，也感谢作者指导的历届学生，包括许致远、党金源、冉静、陈云、王璐、吴文彬、黄甘露、牛增君、刘致鸣、曾芝兰、薛怡蓉、卢阳等同学，他们为本书成文提供了诸多文字与数据素材。

本书得到了国家自然科学基金重点项目（编号：92067202）与面上项目（编号：62071058）、国家重点研发计划项目（编号：2021YFE0205300）、国家新一代人工智能产业创新重点任务揭榜项目、北京市首都卫生发展基金项目（编号：2020-2-4079）的大力支持，在此一并表示感谢。

特别说明的是，本书为黑白印刷，部分图片展示效果不佳，对于这些图片，读者可扫描下方二维码查看彩色版。提供彩色版的图片均在图题后以"（电子版）"进行了标注。

由于作者才疏学浅，书中难免有不足之处，热切希望广大读者多提宝贵意见和具体建议，以便进一步修改完善。

牛凯、贺志强

于北京邮电大学

目录

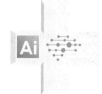

第 3 章
眼部影像分析

064 ~ 100

第 4 章
X 线影像分析

101 ~ 133

第7章
肿瘤放射辅助治疗

187 ~ 207

第8章
慢性病饮食推荐

208 ~ 235

第 **1** 章

人工智能理论

以机器学习（machine learning, ML）、深度学习（deep learning, DL）为代表的人工智能技术近年来获得了突飞猛进的发展，在机器视觉、机器翻译、语音识别、人脸识别等领域取得了巨大成功。深度学习方法为智慧医疗信息处理提供了新的研究思路，基于神经网络（neural network, NN）的智慧医疗研究正处于快速发展中。本章介绍人工智能基本理论。首先介绍机器学习的基本原理，包括聚类与降维算法、分类算法等经典的机器学习算法，然后介绍深度学习的基本原理，包括深度神经网络、卷积神经网络、循环神经网络等基于监督的神经网络模型，以及生成对抗网络、深度强化学习等半监督学习方法。

1.1 机器学习与深度学习概述

人工智能（artificial intelligence, AI）是一个非常广泛的研究领域，涵盖六个子领域：①计算机视觉，包括模式识别、图像处理等技术；②自然语言处理（natural language processing, NLP），包括语音识别与合成、人机对话等技术；③认知与推理，包含各种物理和社会常识推理；④机器人学，包括机械、控制、设计、运动规划、任务规划等；⑤博弈与伦理，包括多代理人（agents）的交互、对抗与合作，机器人与社会融合等议题；⑥机器学习，包括各种基于统计的建模、分析工具和计算方法。这些子领域的研究正在交叉发展，统一的智能科学正在建立过程中。

由此可见，机器学习是人工智能的一个子领域，深度学习属于机器学习的一个分支。本节首先简述机器学习与深度学习的基本概念，然后分别介绍主流模型与方法，包括深度神经网络（deep neural network, DNN）、卷积神经网络（convolutional neural network, CNN）、循环神经网络（recurrent neural network, RNN）、生成对抗网络（generative adversarial network, GAN）以及深度强化学习（deep reinforcement learning, DRL）等。

何谓"机器学习"，人工智能学界尚未有统一的定义。美国著名的计算机科学家、机器学习研究者，卡内基梅隆大学 Tom Mitchell 教授给出了经典定义[1]：对于某类任务 T 和性能度量 P，如果一个计算机程序在 T 上以 P 衡量的性能随着经验 E 而自我完善，那么称这个计算机程序从经验 E 中学习。

在 Goodfellow、Bengio 与 Courville 的权威著作 *Deep Learning* 中，对机器学习定义为[2]：机器学习本质上属于应用统计学，更多地关注如何用计算机统计地估计复杂函数，不太关注为这些函数提供置信区间。上述机器学习的定义强调了计算能力的作用，而传统的统计概念，如置信区间则不再强调。

所谓深度学习通常是指采用多层神经网络模型，通过大量数据训练，获得高性能估计与判别的机器学习方法。一般地，机器学习 / 深度学习可以分为三类：监督学习、半监督学习以及无监督学习。另外，作为另一大类学习方法，强化学习（reinforcement learning, RL）或深度强化学习（DRL）也可以应用于半监督学习与无监督学习，下面简述各类方法的基本特点。

（1）监督学习

监督学习（supervised learning）是基于标记数据的一种学习方法。这一类学习方法，需要对输出数据进行标记，通过迭代训练的模型参数，使得模型输出逐步逼近标记结果，最终得到高性能的预测结果。在这一类方法中，代表性的机器学习方法有：决策树（decision tree）、朴素贝叶斯分类（naive Bayesian classification）、最小二乘回归（least squares regression）、逻辑回归（logistic regression）、支持向量机（support vector machine, SVM）等。对于深度学习而言，监督学习包括了深度神经网络（DNN）、卷积神经网络（CNN）、循环神经网络（RNN）等重要的神经网络模型。如果将多种算法组合，构建一个分类器，将各个算法的预测加权作为最终输出结果，则称为集成学习。

（2）半监督学习

半监督学习（semi-supervised learning）是指基于部分标记的数据集的一种学习方法。一般地，深度强化学习（DRL）与生成对抗网络（GAN）可以作为半监督学习的典型方法。

（3）无监督学习

无监督学习（unsupervised learning）一般指基于无标记数据集的学习方法。由于没有数据标记，模型只能够学习数据的内蕴表示或重要特征，从而发现输入数据的未知关系或结构。这类机器学习方法包括聚类、降维［如主成分分析（PCA）、奇异值分解（SVD）、独立成分分析（ICA）等］以及生成技术等。对于深度学习而言，自编码器（AE）、受限玻尔兹曼机（RBM）以及 GAN 都可用于数据聚类或降维，并且 RNN 或 RL 也可以用于无监督学习。

（4）深度强化学习

深度强化学习是一类应用于未知环境的交互式学习方法。当输入数据时，模型做出预测，经过环境反馈，得到局部的奖励 / 代价，基于反馈，模型执行下一步动作。DRL 属于半监督学习或无监督学习，这类方法无法得到全局的代价函数，而是通过与环境的交互，动态调整代价函数。因此，这类学习方法与监督学习截然不同，代价函数无法进行离线式的全局优化，只能通过在线方式，基于模型以前的动作进行动态优化。

机器学习与深度学习的主要差别在于样本特征的提取。对于传统的机器学习方法，样本特征是先验定义的统计特征，通过各种算法进行提取，例如尺度不变特征转换（scale invariant feature transform, SIFT）、方向梯度直方图（histogram oriented gradient, HOG）；或者通过统计学习获得，例如 SVM、PCA、ICA、线性判别分析（linear discriminant analysis, LDA）等。而对于深度学习，样本特征是通过自动学习获取，并且是分级分层表示的。因此，与传统的机器学习方法相比，深度学习不依赖于统计模型假设，具有更强的数据适应性。这一点是两类方法的本质区别。

1.2　聚类与降维算法

聚类与降维是数据挖掘与机器学习中的常见方法，其目的是通过归纳与分组，发现数据集的底层结构，用压缩格式有效表征数据。聚类方法典型代表是 K-means 算法，其基本思想是将数据样本按相似度归并为不同的分组；而降维方法的典型代表是主成分分析（principal component analysis, PCA）算法，其基本思路是在保留数据特征的同时，对数据进行压缩。通常这些算法都属于无监督学习范畴。

1.2.1　K-means 算法

所谓"类"，指的是具有相似性的数据集合，聚类是指将数据集划分为若干类，使得各个类之内的数据最为相似，而各个类之间的数据相似度差别尽可能地大。K-means 是一种典型的聚类算法，该算法的目标是在数据中找到隐含的相似特征，通过迭代，将数据归为 K 个类别。

给定数据样本集合 $X=\{x_1, x_2, \cdots, x_N\}$，K-means 算法的步骤如下：

① 任意选择 K 个样本作为初始聚类中心，即 $a_1, a_2, \cdots, a_K$；

② 计算数据集中每个样本 x_i 到 K 个聚类中心的距离，并将其分配到距离最小的聚类中心所对应的类中；

③ 针对每一个类别 X_{a_j}，重新计算它的聚类中心 $a_j = \dfrac{1}{|X_{a_j}|} \sum\limits_{x \in X_{a_j}} x$，即属于该类的所有样本的质心；

④ 重复上述②、③操作，直到达到某个终止条件（迭代次数或最小误差阈值等）。

一般地，K-means 算法的时间复杂度为 $O(TKNM)$，其中 K 是类别数目，N 为样本总数，M 是样本维度，T 是迭代次数。相应地，空间复杂度为 $O[M(K+N)]$。

虽然 K-means 算法的聚类结果是局部最优，但大多数情况下聚类效果较好。当处理大数据集的时候，该算法可以保证较好的伸缩性；当类别近似服从高斯分布的时候，聚类效果接近最优，并且算法复杂度较低。

但 K-means 算法的缺点也很明显：类别数目 K 需要人为设定，不同取值得到的结果不一样；对初始的类中心敏感，不同选取方式会得到不同结果；对数据样本中的异常值敏感；数据样本只能归为特定的一个类别，不适合多归属分类任务；不适合太离散的数据分类、样本类别不平衡的分类以及非凸形状的分类。

1.2.2　主成分分析

主成分分析（PCA）是最重要的降维方法之一，在数据压缩消除冗余等领域有广泛应用。PCA 顾名思义，就是找出数据样本中的最主要特征，用样本主要特征来代替原始数据。

具体而言，假设数据集 $X=\{x_1, x_2, \cdots, x_N\}$，每个样本的维度是 M。现在要将这 N 个样本的维度从 M 维降到 L 维，希望用 N 个 L 维样本尽可能地代表原始数据集。尽管数据降维会有损失，但希望在损失最小的条件下，寻找最佳的 L 维表示。

给定原始样本向量 $\boldsymbol{x}$，矩阵 $\boldsymbol{P}$ 是由基向量构成的线性变换矩阵，则变换后的向量 $\boldsymbol{y}$ 表示为

$$\boldsymbol{y}=\boldsymbol{Px} \tag{1.2.1}$$

如果基向量数量小于原始样本维度，则可以达到降维的目的。假设基变换矩阵 $\boldsymbol{P}$ 维度为 $L \times N$，则可以将原始样本空间 $\boldsymbol{x} \in \mathbf{R}^{MN}$ 降维到压缩样本空间 $\boldsymbol{y} \in \mathbf{R}^{LN}$。

求样本的 L 维主成分，本质上是针对样本集的归一化协方差矩阵 $\frac{1}{N}E(\boldsymbol{xx}^{\mathrm{T}})$ 的前 L 个特征值对应的特征向量矩阵 $\boldsymbol{P}$，对每个样本 $\boldsymbol{x}_i$，进行特征变换 $\boldsymbol{y}_i=\boldsymbol{Px}_i$，从而达到降维的目的。

PCA 算法的流程如下：

① 对所有的样本进行中心化操作：$\boldsymbol{x}_i = \boldsymbol{x}_i - \frac{1}{N}\sum\limits_{i=1}^{N}\boldsymbol{x}_i$。

② 计算数据样本的协方差矩阵：$\boldsymbol{C} = \frac{1}{N}E(\boldsymbol{xx}^{\mathrm{T}})$。

③ 求解协方差矩阵的特征值 λ_i 以及相应的特征向量 $\boldsymbol{p}_i$，即满足 $\boldsymbol{Cp}_i=\lambda_i\boldsymbol{p}_i$。

④ 将特征值从小到大排列，不妨设排列顺序为 $\lambda_1 \geqslant \lambda_2 \geqslant \cdots \geqslant \lambda_N$，对应的特征向量也按照相同顺序从上到下排列，构成特征矩阵，取前 L 行组成矩阵 $\boldsymbol{P}=[\boldsymbol{p}_1, \boldsymbol{p}_2, \cdots, \boldsymbol{p}_L]^{\mathrm{T}}$。

⑤ 进行线性变换 $\boldsymbol{y}=\boldsymbol{Px}$，则将原始样本 $\boldsymbol{x}$ 变换为降维后的样本 $\boldsymbol{y}$。有时候不直接指定压缩变换后的维度 L，而是指定一个降维后的主成分比例阈值 $t \in [0, 1]$。则维度 L 由下列公式确定。

$$\frac{\sum\limits_{i=1}^{L}\lambda_i}{\sum\limits_{i=1}^{N}\lambda_i} \geqslant t \tag{1.2.2}$$

作为非监督学习的典型降维方法，PCA 算法只需要特征值分解，就可以对数据进行压缩去噪，因此在实际场景中被广泛应用。

PCA 算法的主要优点有：

① 仅仅需要以方差衡量信息量，不受数据集以外的因素影响。

② 各主成分之间正交，可消除原始数据成分间相互影响的因素。

③ 计算方法简单，主要运算是特征值分解，易于实现。

PCA 算法的主要缺点有：

① 主成分各个特征维度的含义具有一定的模糊性，不如原始样本特征的解释性强。

② 方差小的非主成分也可能含有对样本差异的重要信息，其降维压缩可能对后续数据处理有影响。

1.3　分类算法

分类算法也是数据挖掘与机器学习的常见技术，其目的是根据已知样本的某些特征，判断一个新的样本属于哪种已知样本类别。一般地，分类算法都属于监督学习，主要包括逻辑回归（logistic regression）、朴素贝叶斯分类、最邻近算法（K-nearest neignbors algorithm, KNN）、决策树与随机森林算法、支持向量机、Boosting（增强）算法等。下面简要介绍代表性算法的基本原理。

1.3.1　逻辑回归与 KNN

逻辑回归类似于线性回归，适用于因变量是二元布尔量的情况（例如判断"是 / 否"的响应）。它虽然被称为回归，但却是根据回归将因变量进行二分类。

Logistic 分布是一种连续型概率分布，其概率密度函数为

$$f(x) = \frac{e^{-(x-\mu)/\gamma}}{\gamma\left[1 + e^{-(x-\mu)/\gamma}\right]^2} \tag{1.3.1}$$

式中，μ 为位置参数；γ（$\gamma > 0$）为形状参数。Logistic 分布由这两个参数决定，其分布形状与正态分布类似，但 Logistic 分布的尾部更长。与正态分布相比，Logistic 分布通常用于建模更长尾部、更高波峰的数据分布。深度学习中常用的 Sigmoid 函数就是 Logistic 分布 $\mu=0$，$\gamma=1$ 的特例。

Logistic 回归主要用于分类问题。以二分类为例，需要引入一条直线，即 $h_w(x)=w_1x_1+w_2x_2+b$ 将数据样本进行线性划分。如果 $h_w(x) > 0$，则判决为类别 1；反之，判决为类别 0。

在分类器中，一般引入如下函数拟合离散的判决结果，即

$$y = \frac{1}{1 + e^{-h_w(x)}} \tag{1.3.2}$$

上述函数实际上是给定输入 x 的似然概率，即 $P(Y=1|x)=y$。由此，判决输出结果表示为

$$\ln\frac{y}{1-y} = h_w(x) = \boldsymbol{w}^{\mathrm{T}}\boldsymbol{x} + b \tag{1.3.3}$$

KNN 算法是一种最简单的分类算法，其基本原理表述如下。假设已经得到分成若干类的数据样本，当预测一个新的样本点时，选择与该样本点距离最近的 K 个样本，根据这 K 个样本的归属类别，通过大数判决准则，决定新样本的分类。KNN 是一种非参数的算法，它根据相似性（如距离函数）对数据进行分类。

KNN 算法的关键是距离度量计算与 K 值选取。对于样本点之间的距离计算，可以选择不同的度量，例如欧氏距离、曼哈顿距离等。K 值选择，一般要通过交叉验证，从一个较小取值开始，不断增加 K 值，计算验证集合的方差，最终找到一个合适的 K 值。

KNN 算法的优点主要有两点：①算法结构简单易用，模型训练时间快；②预测效果好，对异常值不敏感。

该算法的主要缺点为：①数据存储量很大，需要存储所有训练数据；②由于需要两两计算与比较距离，计算复杂度较大，执行速度较慢；③对不相关的功能和数据规模敏感。

1.3.2　决策树与随机森林

决策树是一种基于机器学习的常用分类方法，属于监督学习。其基本原理是给定一组样本，每个样本都有一组属性和一个分类结果，即加入分类标签，通过学习这些样本得到一个决策树，这个决策树能够对新的数据给出正确的分类。

决策树的生成算法有 ID3、C4.5 和 CART（classification and regression tree）。CART 的分类效果一般优于其他决策树。它们的共同特性是需要构建决策树。决策树是一种树形结构，其中每个内部节点表示一个属性判断，每个分支代表一个判断结果的输出，最后每个叶节点代表一种分类结果。

ID3、C4.5 和 CART 三种决策树的区别如下：

① ID3 算法以信息增益为准则划分属性，选择信息增益最大的作为最终分类结果；

② C4.5 算法先从候选划分属性中找出信息增益高于平均水平的属性，再从中选择增益率最高的作为最终分类结果；

③ CART 算法使用基尼系数来选择划分属性，选择基尼值最小的属性作为分类结果。

决策树算法主要有如下优点：①决策树算法结构简单，复杂度低，为训练数据样本量的对数；②决策树算法可以用于小数据集；③决策树算法可处理数字和数据的类别，能够处理多输出的问题；④决策树算法对缺失值不敏感，可以处理不相关特征数据；⑤算法效率高，决策树只需要一次构建就可以反复使用，每一次预测的计算量不超过决策树的深度。

决策树算法的缺点概括如下：①对连续性的字段比较难预测，容易出现过拟合（overfitting）；②当类别太多时，错误可能会快速增加；③处理特征关联性比较强的数据时表现不太好；④对于各类别样本数量不一致的数据，决策树的信息增益结果偏向于那些具有更多数值的特征。

为了解决单个决策树的过拟合问题，人们引入了基于集成学习的分类算法——随机森林算法。这种算法是多重决策树的组合，而不只是一棵决策树，决策树的数量越多，泛化的结果越好。

随机森林算法的基本流程如下：

① 假设数据集含有 m 个特征，随机选择 k 个特征建立决策树；

② 重复 n 次，利用这 k 个特征经过随机组合，建立起 n 棵决策树；

③ 针对新数据，利用每个决策树预测分类结果，得到 n 种分类；

④ 计算每个分类预测的得票数，将高票数的预测结果作为随机森林算法的最终预测。

随机森林算法的优点总结如下：①适用范围广，能够同时用于分类和回归问题；②具有抗过拟合能力，通过平均决策树，降低过拟合的风险性；③具有预测稳定性，只有在半数以上的分类器出现差错时才会做出错误预测，少数决策树的错误预测很难对最终结果产生影响。

随机森林算法的缺点概括如下：①如果一些分类/回归问题的训练数据存在噪声，随机森林中的数据集会出现过拟合的现象；②比决策树算法更复杂，计算复杂度更高；③由于算法自身的复杂性，比其他算法需要更多的训练时间。

1.3.3 支持向量机

支持向量机（SVM）是一种重要的机器学习算法，既可用于回归也可用于分类。SVM 算法引入决策平面（超平面），将一组属于不同类的对象进行分离。在支持向量的帮助下，SVM 算法通过寻找超平面，使两个类之间的边界距离最大化。

给定数据集 $\{(x_1, y_1),(x_2, y_2),\cdots,(x_n, y_n)\}$，其中 $x_i \in \mathbf{R}^n$，$y_i \in Y=\{+1, -1\}$，$i=1,2,\cdots, n$。SVM 算法的目标是寻找最大间隔分离超平面以及分类决策函数，具体步骤如下。

（1）构造并求解带有约束条件的优化问题

$$\min_{\{\alpha_i\}} \left[\frac{1}{2} \sum_{i=1}^{n} \sum_{j=1}^{n} \alpha_i \alpha_j y_i y_j \boldsymbol{\Phi}(x_i) \boldsymbol{\Phi}(x_j) - \sum_{i=1}^{n} \alpha_i \right]$$

$$\text{s.t.} \quad \sum_{i=1}^{n} \alpha_i y_i = 0 \tag{1.3.4}$$

$$\alpha_i \geq 0$$

求得最优解 $\boldsymbol{\alpha}=[\alpha_1, \alpha_2, \cdots, \alpha_n]$。

（2）计算加权系数与偏置因子

加权系数计算公式为

$$\boldsymbol{w} = \sum_{i=1}^{n} \alpha_i y_i \boldsymbol{\Phi}(x_i) \tag{1.3.5}$$

选择 $\boldsymbol{\alpha}$ 的一个正分量 $\alpha_j > 0$，计算偏置因子

$$b = y_j - \sum_{i=1}^{n} \alpha_i y_i \boldsymbol{\Phi}^{\mathrm{T}}(x_i) \boldsymbol{\Phi}(x_j) \tag{1.3.6}$$

（3）计算分类超平面与决策函数

分类超平面推导如下：

$$\boldsymbol{w}\boldsymbol{\Phi}(x) + b = 0 \tag{1.3.7}$$

分类决策函数推导如下：

$$f(x) = \mathrm{sign}\left[\boldsymbol{w}\boldsymbol{\Phi}(x) + b\right] \tag{1.3.8}$$

式中，$\boldsymbol{\Phi}(x)$ 是核函数；$\boldsymbol{w}$、b 是 SVM 的模型参数，只依赖训练数据中 $\alpha_i > 0$ 的样本点。将训练数据中对应于 $\alpha_i > 0$ 的样本点称为支持向量，定义如下。

针对原始分类模型

$$\min_{\boldsymbol{w},b}\left(\frac{1}{2}\|\boldsymbol{w}\|^2\right) \tag{1.3.9}$$
$$\text{s.t. } 1 - y_i\left[\boldsymbol{w}^{\mathrm{T}}\boldsymbol{\Phi}(x_i) + b\right] \leqslant 0$$

位于边界上的点称为支持向量，即满足如下条件

$$1 - y_i\left[\boldsymbol{w}^{\mathrm{T}}\boldsymbol{\Phi}(x_i) + b\right] = 0 \tag{1.3.10}$$

等价表示为

$$\boldsymbol{w}^{\mathrm{T}}\boldsymbol{\Phi}(x_i) + b = \pm 1 \tag{1.3.11}$$

SVM 算法的基本思想是将低维空间中不可分的样本点映射到高维空间，利用高维空间的超平面，实现线性分离。将样本从低维映射到高维后，维度可能很大，甚至无限维，此时直接计算两个样本之间的内积，计算量很大。引入核函数的目的，就是降低样本内积计算的复杂度。常见的核函数包括线性核函数、多项式核函数以及高斯核函数等。

SVM 算法的优点总结为：①具有严谨的数学理论，SVM 是凸优化模型，求得的解必然是全局最优而不是局部最优；②引入核函数后，可以处理线性与非线性可分的二分类问题；③最优超平面只由少数支持向量决定，计算复杂度取决于支持向量的数目。

SVM 算法的缺点概括为：①训练时间长，求解目标函数时，每次都需要挑选一对参数，固定其他参数进行优化，因此时间复杂度为 $O(n^2)$，只适用于数据量较小的分类任务；②标准 SVM 算法只适用于二分类问题，通过组合多个 SVM 才能处理多分类任务，经过进一步推广，才能用于回归任务。

1.4　基于监督的深度学习

本节主要介绍基于监督的深度学习模型与方法，以神经网络模型为主，包括深度神经网络、卷积神经网络以及循环神经网络等。

1.4.1　深度神经网络

（1）神经元结构

神经网络（NN）是基于现代神经科学原理构建的计算模型，其组成单元是执行非线性计算

的人工神经元（neuron），图 1.4.1 给出了神经元的基本结构。

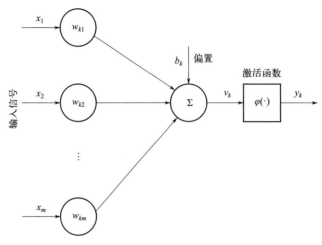

图 1.4.1　神经元结构

如图 1.4.1 所示，$x_1, x_2, \cdots, x_m$ 是神经元的输入信号，$w_{k1}, w_{k2}, \cdots, x_{km}$ 是加权系数，b_k 是偏置系数，v_k 是输入信号的线性组合，$\varphi(\cdot)$ 是非线性激活函数，y_k 是输出信号。输入信号经过线性加权与非线性映射后，得到的输出信号可以表示为

$$y_k = \varphi\left(v_k + b_k\right) = \varphi\left(\sum_{j=1}^{m} w_{kj} x_j + b_k\right) \tag{1.4.1}$$

在神经元模型中，激活函数模拟了大脑神经细胞的非线性响应，是最关键的操作。表 1.4.1 给出了代表性的激活函数类型及相应的优缺点。

表 1.4.1　激活函数类型

名称	函数形式	优点	缺点
Sigmoid	$\sigma(x) = \dfrac{1}{1 + e^{-x}}$	将输入的实数压缩到 [0,1] 区间，适合输出为概率的情况	① 当输出接近 0 或 1 时会饱和，导致梯度趋于 0，即梯度消失，几乎没有信号传递到下一层；② 输出不是零对称，导致梯度下降权重更新时出现 Z 字形抖动
tanh	$\tanh(x) = \dfrac{e^x - e^{-x}}{e^x + e^{-x}}$ $= 2\sigma(2x) - 1$	将输入的实数压缩到 [−1,1] 区间，解决了 Sigmoid 输出不对称的问题	仍然存在饱和问题，为防止饱和，主流方法是在激活函数前加入批归一化，保证每一层输入都具有小均值、零中心的分布
ReLU (rectified linear unit)	$\max(0, x)$	① 相较于 Sigmoid 和 tanh 函数，ReLU 对于随机梯度下降的收敛有巨大的加速作用；② Sigmoid 和 tanh 在求导时含有指数运算，而 ReLU 求导几乎不存在任何计算量	ReLU 单元比较脆弱，输入为负值时存在失效可能且不可逆，会导致数据多样化的丢失。合理设置学习率，能降低神经元失效的概率
Leaky ReLU	$\max(\varepsilon x, x)$，ε 是很小的负数梯度值，例如 0.01	Leaky ReLU 的优势是负轴信息不会全部丢失，能解决 ReLU 神经元失效的问题	改进方法是 PReLU，即把 ε 当神经元的一个参数，通过梯度下降求解

续表

名称	函数形式	优点	缺点
Softmax	$\sigma\left(z_j\right)=\dfrac{e^{z_j}}{\sum\limits_{k=1}^{K}e^{z_k}}$	Softmax 用于多分类神经网络输出，目的是增强大信号	当类别数 $K=2$ 时，Softmax 退化为 Sigmoid。因此也具有梯度饱和与非零对称问题
Maxout	$\max\left(\boldsymbol{w}_1^{\mathrm{T}}\boldsymbol{x}+b_1,\boldsymbol{w}_2^{\mathrm{T}}\boldsymbol{x}+b_2\right)$	Maxout 是对 ReLU 和 Leaky ReLU 的一般化归纳，Maxout 具有 ReLU 的优点，如计算简单，不会饱和，同时又没有 ReLU 容易失效的缺点	Maxout 会倍增每个神经元的参数，导致整体参数量激增
ELU (exponential linear unit)	$\begin{cases} x & ,\ x\geqslant 0 \\ \alpha(e^x-1) & ,\ x<0 \end{cases}$	类似于 ReLU/Leaky ReLU，允许 DCNN 模型更快速与准确地收敛	

好的激活函数，可以将数据特征映射到新的特征空间，从而更有利于算法训练，加速模型收敛。选择合适的激活函数，能够提高模型的鲁棒性，增强非线性表达能力，缓解梯度消失问题。

（2）DNN 模型

一般地，深度神经网络由多个神经元感知层构成，也称为多层感知机（MLP），其结构如图 1.4.2 所示，包括一个输入层、一个或多个隐藏层以及一个输出层。其中每个隐藏层含有一个或多个神经元。

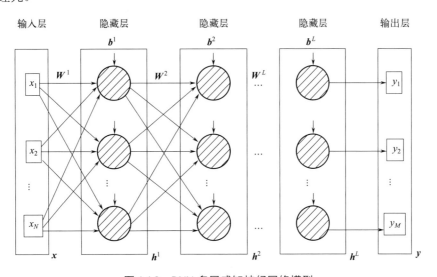

图 1.4.2　DNN 多层感知神经网络模型

由图 1.4.2 可知，假设输入信号向量为 $\boldsymbol{x}$，包含 L 个隐藏层，第 l 个隐藏层的权重矩阵为 $\boldsymbol{W}^l$，偏置向量为 $\boldsymbol{b}^l$，产生的输出信号为 $\boldsymbol{h}^l$，最终的输出信号向量为 $\boldsymbol{y}$，则多层感知神经网络可以表示为非线性激活函数的复合映射，即

$$\boldsymbol{y}=f\left(\boldsymbol{x}\right)=\varphi\left\{\boldsymbol{W}^L\cdots\varphi\left[\boldsymbol{W}^2\varphi\left(\boldsymbol{W}^1\boldsymbol{x}+\boldsymbol{b}^1\right)+\boldsymbol{b}^2\right]\cdots+\boldsymbol{b}^L\right\} \tag{1.4.2}$$

由此可见，权重矩阵 $\boldsymbol{W}^l$ 与偏置向量 $\boldsymbol{b}^l$ 构成了 DNN 网络的参数集合 θ，即 $\theta=\{\boldsymbol{W}^l,\boldsymbol{b}^l\}$。由此，可以把 DNN 模型表示为 $\boldsymbol{y}=F(\theta,\boldsymbol{x})$。

通常，用损失函数或代价函数（loss function）评估 DNN 模型的预测值 $\hat{\boldsymbol{y}}=f\left(\boldsymbol{x}\right)$ 与真实值 $\boldsymbol{y}$

的差异，其定义如下：

$$L\left[\boldsymbol{y},f\left(\boldsymbol{x}\right)\right]=\sum_{j=1}^{M}l\left(y_j,\hat{y}_j\right) \tag{1.4.3}$$

根据问题与模型的不同，常用的损失函数主要有如下几种。

① 0-1 损失函数　对于二分类问题，可以用 0-1 损失函数评价模型，其定义如下：

$$l\left(\hat{y}_j,y_j\right)=\begin{cases}1,\hat{y}_j\neq y_j\\0,\hat{y}_j=y_j\end{cases} \tag{1.4.4}$$

该损失函数实际上是二分类示性函数。由于该函数非凸且非光滑，很难直接进行优化，因此很少在实际场景中应用。

② Hinge 损失函数　Hinge 损失函数定义如下：

$$l\left(\hat{y}_j,y_j\right)=\max\left(0,1-y_j\hat{y}_j\right) \tag{1.4.5}$$

这个损失函数表示：如果分类正确，损失为 0；否则损失为 $1-y_j\hat{y}_j$。SVM 常用这种损失函数。它的健壮性相对较高，对异常点、噪声不敏感，但没有清晰的概率解释。

③ 均方误差损失函数　均方误差（MSE）损失函数常用于回归问题，其定义如下：

$$l\left(\hat{y}_j,y_j\right)=\left\|y_j-\hat{y}_j\right\|^2 \tag{1.4.6}$$

MSE 对异常数据十分敏感，若某个样本的预测值和真实值相差很大，则该损失函数的值也会很大。另外，当采用 Sigmoid 作为激活函数时，在某些样本取值区间，MSE 损失函数的导数很小，会导致参数更新缓慢的问题。

④ 绝对误差损失函数　绝对误差损失函数定义如下：

$$l\left(\hat{y}_j,y_j\right)=\left|y_j-\hat{y}_j\right| \tag{1.4.7}$$

该损失函数可以缓解 MSE 损失函数对异常值敏感的问题，但在 $y_j=\hat{y}_j$ 时无法求导数。

⑤ 交叉熵损失函数　交叉熵损失函数定义为

$$l\left(\hat{y}_j,y_j\right)=-\hat{y}_j\log y_j-\left(1-\hat{y}_j\right)\log\left(1-y_j\right) \tag{1.4.8}$$

式中，对数函数可以取各种底，例如自然对数 ln。

交叉熵损失函数本质上是一种对数似然函数，可用于二分类和多分类任务。由于它是 0-1 损失函数的凸上界，且处处光滑可导，因此可以十分方便地用梯度下降法来进行优化。当使用 Sigmoid 作为激活函数的时候，常用交叉熵损失函数，因为它可以完美解决均方误差损失函数权重更新过慢的问题，具有大误差更新快，小误差权重更新慢的良好性质。

⑥ Huber 损失函数　Huber 损失函数综合考虑了可导性和对异常点的鲁棒性，其形式如下：

$$l\left(\hat{y}_j,y_j\right)=\begin{cases}\left\|\hat{y}_j-y_j\right\|^2,\left\|\hat{y}_j-y_j\right\|\leqslant\tau\\2\tau\left\|\hat{y}_j-y_j\right\|-\tau^2,\left\|\hat{y}_j-y_j\right\|>\tau\end{cases} \tag{1.4.9}$$

（3）随机梯度下降算法

随机梯度下降（SGD）算法是 DNN 模型常用的参数训练算法，它的基本思想是每次迭代时，基于独立数据样本计算代价函数相对于参数的梯度，通过参数集合的逐步调整，最终收敛到稳定的最优解。算法 1.1 给出了 SGD 算法的基本流程。

算法 1.1 随机梯度下降算法

输入：损失函数 $L[y, f(x)]$，学习率 η，输入数据样本集合 $x \in X$，输出真值集合 $y \in Y$，DNN 模型 $F(\theta, x)$

输出：最小化损失函数的最优参数集合 θ

While($L(y, f(x)) > \varepsilon$)

从样本集合 X 与 Y 中随机抽取样本对 $\{x, y\}$

For 每个批次（epoch）的样本 $\{x_i, y_i\}$ do

$$\hat{y}_i = F(\theta, x_i)$$

$$\theta = \theta - \eta \frac{1}{N} \sum_{i=1}^{N} \frac{\partial L[y_i, f(x_i)]}{\partial \theta}$$

End

在上述算法中，ε 为给定的收敛阈值，$\nabla_\theta \{ L[y_i, f(x_i)] \} = \frac{\partial L[y_i, f(x_i)]}{\partial \theta}$ 为损失函数对 DNN 模型参数的梯度，具体而言，需要分别对权重矩阵 W^l 与偏置向量 b^l 求梯度。

学习率 η，也就是迭代步长，是影响 SGD 算法收敛性的重要因素。太大的步长，会导致算法发散，无法收敛到稳定值；太小的步长，会增加训练的时间与计算量，并且很容易导致算法陷入局部次优解。

一般而言，随着训练量的增加，学习率应当逐步减小，也就是变步长迭代。通常有三种缩减学习率的方法：常数缩减、比例缩减以及指数缩减。所谓常数缩减，是在迭代一定次数后，将学习率从一个原固定值减少为另一个小的固定值。比例缩减类似，不再赘述。而指数缩减，是指学习率按照下述公式调整，即

$$\eta_t = \eta_0 \beta^{t/c} \tag{1.4.10}$$

式中，η_t 为第 t 步迭代的学习率；η_0 为初始学习率；c 为常数；$\beta \in (0, 1)$ 为衰减因子，通常取 $\beta = 0.1$，即每次迭代都 10 倍衰减。

（4）反向传播算法

DNN 网络含有多个隐藏层，在 SGD 算法中，每一个隐藏层的参数需要逐层优化。由于 DNN 模型 $F(\theta, x)$ 是参数集合 θ 的多元复合映射，因此，首先需要从第一层开始，通过前向递推，算出每一层相应的损失函数，然后，依据梯度链式法则，从输出层开始，逐层反向递推，求解每一个隐藏层的梯度，这就是著名的反向传播（BP）算法。

例 1.1 下面分析一个简单示例。假设含有两个隐藏层（$L = 2$）的 NN 模型，则映射函数可以表示为

$$y = f(x) = \varphi \left[W^2 \varphi (W^1 x + b^1) + b^2 \right] \tag{1.4.11}$$

根据链式法则，两层的权重矩阵的梯度运算如式（1.4.12）所示，可见，第一层的梯度需要通过两层递推得到。

$$\begin{cases} \dfrac{\partial y}{\partial W^2} = \dfrac{\partial f(x)}{\partial W^2} = \dfrac{\partial \varphi(W^2 h^2 + b^2)}{\partial W^2} \\ \dfrac{\partial y}{\partial W^1} = \dfrac{\partial y}{\partial h^2} \times \dfrac{\partial h^2}{\partial W^1} = \dfrac{\partial \varphi(W^2 h^2 + b^2)}{\partial h^2} \times \dfrac{\partial \varphi(W^1 x + b^1)}{\partial W^1} \end{cases} \tag{1.4.12}$$

由此可见，DNN 模型的参数梯度都经过多层递推计算，一般意义上的后向传播流程如算法 1.2 所示。

算法 1.2　后向传播算法

输入：给定 L 层 DNN 模型 $F[(W^l,b^l),x]$，损失函数 $L[y,f(x)]$，第 l 层映射函数为 $h_l=\varphi_l(W^l h_{l-1}+b^l)$

首先计算第 l 层的输出梯度 $\nabla = \dfrac{\partial L\left(h^l,\hat{h}^l\right)}{\partial h^l}$

$\text{For}\left(l:L \to 0\right)\text{do}$

　　计算当前层的参数梯度

$$\frac{\partial L\left(h^l,\hat{h}^l\right)}{\partial W^l} = \frac{\partial L\left(h^l,\hat{h}^l\right)}{\partial h^l} \times \frac{\partial h^l}{\partial W^l} = \nabla \cdot \frac{\partial \varphi_l\left(W^l h_{l-1}+b^l\right)}{\partial W^l}$$

$$\frac{\partial L\left(h^l,\hat{h}^l\right)}{\partial b^l} = \frac{\partial L\left(h^l,\hat{h}^l\right)}{\partial h^l} \times \frac{\partial h^l}{\partial b^l} = \nabla \cdot \frac{\partial \varphi_l\left(W^l h_{l-1}+b^l\right)}{\partial b^l}$$

　　使用这两个梯度，调用 SGD 算法 1.1，更新当前层的权重矩阵与偏置向量

　　更新梯度传递到下一层：$\nabla \leftarrow \dfrac{\partial L\left(h^l,\hat{h}^l\right)}{\partial h^l} \times \dfrac{\partial h^l}{\partial h^{l-1}} = \nabla \cdot \dfrac{\partial h^l}{\partial h^{l-1}}$

End

注意上述 BP 算法中，每一层的损失函数需要通过前向递推的方法预先算好。对于输出层，损失函数为 $L(y,\hat{y}) = L(h^L,\hat{h}^L)$，而对于第一层，损失函数为 $L(h^1,\hat{h}^1)$。

（5）过拟合与正则化

深度学习或机器学习模型，通常包括训练与测试两个阶段。在训练阶段，通过输入的大量样本，优化参数集合，提取数据特征，从而减小训练误差。而在测试阶段，将未知数据样本输入已经训练好的模型，希望模型具有较好的预测或分类能力，即所谓的泛化能力。

一般地，对于 DNN 模型，不仅要求它对训练数据集有很好的拟合（训练误差小），同时也希望它可以对未知数据集（测试集）有很好的拟合结果（泛化能力强）。其所产生的测试误差被称为泛化误差。度量泛化能力的好坏，最直观的表现就是模型的欠拟合（underfitting）和过拟合（overfitting）。过拟合和欠拟合是用于描述模型在训练过程中的两种状态。

所谓欠拟合，是指模型在训练集上就表现很差，误差很大，没有学习到数据背后的规律。欠拟合大多发生在模型训练的开始阶段，随着训练次数增加会逐渐消失。如果多次训练后仍然存在欠拟合，增加网络层数或者每一层的规模（神经元数目），就可以很好解决欠拟合问题。

所谓过拟合，是指训练误差和测试误差之间的差距太大。换句话说，就是训练样本太少，而模型参数太多，复杂度高于实际问题，此时模型在训练集上表现很好，但在测试集上却表现很差。由于模型提取了训练集非关键特征，不适用于测试集，没有理解数据背后的规律，从而导致泛化能力差。

正则化（normalization）是解决过拟合的常用方法。它的基本思想是通过扩展代价函数，引

入约束条件，降低 DNN 模型的复杂度，提高其泛化能力。常用的正则化方法有 L1 范数、L2 范数以及 Dropout 等，下面分别介绍。

① L2 正则化 这种正则化，引入了参数的 L2 范数，定义如下：

$$\Omega(\theta) = \frac{1}{2}\|\theta\|_2^2 \tag{1.4.13}$$

此时，扩展代价函数为

$$\tilde{L}\big[\boldsymbol{y}, F(\theta, \boldsymbol{x})\big] = L\big[\boldsymbol{y}, F(\theta, \boldsymbol{x})\big] + \lambda \frac{1}{2}\|\theta\|_2^2 \tag{1.4.14}$$

式中，λ 为加权因子，其典型取值为 $\lambda=0.0004$，较小的 λ 可以加速训练收敛速度。

② L1 正则化 另一种正则化，是关于参数的 L1 范数，定义如下：

$$\Omega(\theta) = \|\theta\|_1 = \sum_i |\theta_i| \tag{1.4.15}$$

类似地，此时的代价函数为

$$\tilde{L}\big[\boldsymbol{y}, F(\theta, \boldsymbol{x})\big] = L\big[\boldsymbol{y}, F(\theta, \boldsymbol{x})\big] + \lambda \|\theta\|_1 \tag{1.4.16}$$

一般地，当数据先验分布是 Laplace 分布时，正则化项为 L1 范数；而当先验分布是高斯分布时，正则化项为 L2 范数。通过 L2 正则化，能够减小原代价函数中的某些不必要的特征，从而降低整个模型的复杂度，弱化过拟合效应。与 L2 正则化相比，L1 正则化更容易使原代价函数中的一些特征直接消除，换句话说就是更容易变稀疏，这样也会防止过拟合。

③ Dropout 正则化 Dropout 是另一种有效缓解过拟合发生的方法，可在一定程度上达到正则化效果。Dropout 的基本思想是以概率方式训练 DNN 模型参数，在每个训练批次中，只随机挑选一半的神经元参数训练，而让另一半的隐藏层节点取值为 0。此时，第 l 层的映射函数可以表示为

$$\boldsymbol{h}_i = \varphi_i\Big[\big(\boldsymbol{W}^l \boldsymbol{h}_{l-1} + \boldsymbol{b}^l\big) \odot \boldsymbol{a}\Big] \tag{1.4.17}$$

式中，$\odot$ 是 Hadamard 积；向量 $\boldsymbol{a}$ 是掩码向量，其元素定义为

$$a_i = \begin{cases} 1, P\big(a_i \big| \boldsymbol{h}_{l-1}\big) = 1/2 \\ 0, P\big(a_i \big| \boldsymbol{h}_{l-1}\big) = 1/2 \end{cases} \tag{1.4.18}$$

因此，第 l 层的神经元只有一半被激活，可以输出有效值。

这种方式可以减少隐藏层间的相互作用，让某个神经元的激活值以一定的概率停止工作。采用 Dropout 方式训练的模型，会减少对于某些局部数据特征的依赖，从而使模型泛化性更强，防止过拟合现象。与其他标准的正则化方法（L1/L2 范数）相比，其计算效率更高。并且也可以与其他形式的正则化组合使用，进一步提高计算效率。

Dropout 正则化的优势总结如下：

a. 计算简便，复杂度低。在训练过程中，只需要产生 N 个 0 1 分布的随机向量与隐藏层节点相乘，样本更新只需 $O(N)$ 的计算复杂度。

b. 适用性很广，可以应用于所有类型的神经网络模型训练。Dropout 不依赖于模型结构、数据分布以及训练过程，而 L1/L2 正则化对于模型结构或数据分布的限制更严格。

当然，Dropout 实际上减小了模型的有效容量，为了抵消这种影响，需要增大模型规模。因

此，虽然 Dropout 能够降低测试误差，但这是以更大的模型规模与更多的迭代训练次数为代价换取的。对于非常大的数据集，正则化带来的泛化误差难以显著缩减。在这些情况下，使用 Dropout 和更大模型的计算代价可能超过正则化带来的好处。

(6) DNN 模型训练的改进技术

经过多年研究，深度神经网络模型的训练已经有多种改进技术。一方面可以加速训练收敛速度；另一方面，可以进一步优化性能。下面列出代表性的一些训练技术。

① 数据预处理　数据预处理主要是对输入网络的样本进行各种操作，得到更适于训练的样本集合。常用的预处理方法有：样本比例缩放、均值归零、随机裁剪样本、基于横纵坐标范围对样本进行极性翻转（flipping）、抖动图像样本的像素颜色、基于 PCA/ICA 算法处理样本、对样本进行白化等。

② 网络初始化　网络初始化主要指权重矩阵与偏置向量的初始化。早期的 DNN 网络，主要采用随机初始化方法。但对于高维度的复杂 DNN 模型，随机初始化会导致收敛速度慢，甚至发散。因此有效的初始化方法，对于提高网络分类准确率非常关键。LeCun 等人[3] 与 Bengio 等人[4] 提出的比例权重初始化方法是一种简单有效的方法。假设第 l 层的神经元数目为 n_l，则所有神经元权重都初始化为 $w_l = \dfrac{1}{\sqrt{n_l}}$。另一种常用方法是何恺明等人[5] 提出的高斯初始化，即所有神经元权重都初始化为均值为零、方差为 $\dfrac{2}{n_l}$ 的高斯随机变量，即 $w_l \sim N\left(0, \dfrac{2}{n_l}\right)$。

③ 批归一化　批归一化的基本思想是将 DNN 网络某一层的输入样本进行线性变换，得到均值为 0、方差为 1 的归一化样本。这种方法能够白化输入样本，降低数据之间的相关性，从而加速网络收敛。批归一化算法具体流程如下所示。

算法 1.3　批归一化（BN）

输入：训练中的一批数据 $X = \{x_1, x_2, \cdots, x_m\}$

输出：$\{y_i = BN_{\gamma,\beta}(x_i)\}$

$$\mu_X \leftarrow \frac{1}{m}\sum_{i=1}^{m} x_i, \sigma_X^2 \leftarrow \frac{1}{m}\sum_{i=1}^{m}\left(x_i - \mu_X\right)^2$$

$$\hat{x}_i \leftarrow \frac{x_i - \mu_X}{\sqrt{\sigma_X^2 + \dot{o}}}$$

$$y_i = \gamma \hat{x}_i + \beta = BN_{\gamma,\beta}\left(x_i\right)$$

---

④ 加速卷积　在 DNN 网络特别是 CNN 网络中，需要用到大量的卷积操作，为了降低运算量，可以采用快速算法。文献 [6] 提出的快速卷积算法，能够将乘法数量降低到原来的 4/9。

⑤ 改进激活函数　如前所述，激活函数对 DNN 网络性能有显著影响，学者们提出了众多的激活函数形式。其中 ReLU 和 ELU 是具有良好性质的激活函数，能够有效避免梯度饱和、负值失效等问题，能够加速 DNN/CNN 网络的训练速度，提高识别准确率。

⑥ 降采样或池化　所谓降采样（sub-sampling）或池化（pooling），是指通过数据抽取的方法，压缩输出数据的维度。常用的降采样方法包括：平均值池化或最大值池化。通过池化操作，能够

将一层神经元提取的特征进行有效融合，既可降低数据维度，又可提高训练的收敛速度。

⑦ 正则化方法　如前所述，正则化方法包括 L1/L2 范数约束，也包括 Dropout 方法。采用这些方法，能够降低模型的复杂度或减小数据间相关性，从而加速收敛。

⑧ 梯度下降优化算法　梯度下降算法的优化，是提高收敛速度的关键。通常的随机梯度下降（SGD）算法是 DNN 模型的基本训练方法，在此基础上，有多种改进算法，通过对梯度更新、学习率等梯度下降的多个操作与参量的优化，加速算法收敛速度。文献 [7] 对各种梯度下降优化算法进行了全面总结，感兴趣的读者可以参阅原文。目前最有代表性的优化算法是自适应矩估计［adaptive moment estimation (Adam)］算法[8]，其流程如下所示。

算法 1.4　自适应矩估计

输入：步长因子 α，矩估计指数衰减因子 $\beta_1, \beta_2 \in [0, 1]$，代价函数为 $L(\theta)$，θ_0 为初始参数向量

初始化：一阶矩向量 $m_0 \leftarrow 0$，二阶矩向量 $v_0 \leftarrow 0$，$t \leftarrow 0$

While θ_t 没有收敛 do

$t \leftarrow t+1$

$m_t \leftarrow \beta_1 m_{t-1} + (1-\beta_1)\nabla_\theta L_t(\theta_{t-1})$

$v_t \leftarrow \beta_2 v_{t-1} + (1-\beta_2)\left|\nabla_\theta L_t(\theta_{t-1})\right|^2$

$\hat{m}_t \leftarrow \dfrac{m_t}{1-\beta_1^t}, \hat{v}_t \leftarrow \dfrac{v_t}{1-\beta_2^t}$

$\theta_t \leftarrow \theta_{t-1} - \alpha\dfrac{\hat{m}_t}{\sqrt{\hat{v}_t + \delta}}$

End while

Return θ_t

在 Adam 算法中，步长因子通常取值为 $\alpha=0.001$，矩估计因子取值为 $\beta_1=0.9$，$\beta_1=0.999$，$\delta=10^{-8}$，β_1^t 与 β_2^t 表示 t 次幂。与其他学习算法相比，Adam 算法能够加速模型训练速度，并且显著提升准确率，因此得到了普遍使用。

1.4.2　卷积神经网络

卷积神经网络是一种典型的 DNN 模型，1988 年由 Fukushima[9] 提出，但由于多层神经网络结构极其复杂，难以训练，收敛困难，并没有得到广泛普及。20 世纪 90 年代，LeCun 等人[10]应用梯度下降算法训练 CNN 网络，并成功应用于手写数字识别，证明了 CNN 网络的有效性。此后，CNN 网络得到了广泛深入的研究。

与一般的 DNN 网络相比，CNN 网络具有以下优势：

① CNN 网络结构符合人类视觉原理，它的多通道结构，便于便捷学习与提取二维或三维图像 / 视频的表层 / 深层特征。

② CNN 网络采用的最大池化操作，能够有效吸收图像中的形状变化，适应图像轮廓变化。

③ 由于采用了卷积核，CNN 网络的隐藏层之间连边数目远小于全连接的 DNN 网络，是一

种稀疏结构，因此大幅度减少了需要训练的权重系数。

④ CNN 网络采用梯度下降算法，能够有效克服梯度消失问题，算法稳定性较好。

（1）CNN 网络基本结构

CNN 网络通常包括两个部分：特征提取器与分类器。其中，特征提取器由多个卷积层、池化层构成，而分类器由一个或多个全连接层构成。

图 1.4.3 给出了 CNN 网络基本结构示例，其中输入层组成了 48×48 的二维结构，而卷积层与池化层的输出节点都组织为二维平面，称为特征图，表征了输入图像的特征。一般地，接近输入层提取的是像素级别的浅层特征，而接近输出层的是图像的深层特征。图 1.4.3 中的第一个特征图是 6 通道 44×44 的卷积层，执行卷积运算与非线性激活函数映射；第二个特征图是 6 通道 22×22 的池化层，采用最大值池化操作，对图像特征进行压缩与融合。而分类器由全连接层构成，主要实现分类功能，一般采用 Softmax 激活函数，输出各个类别的判别概率。

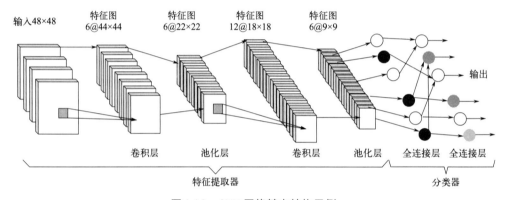

图 1.4.3　CNN 网络基本结构示例

卷积层的基本操作就是执行二维卷积运算。图 1.4.4 给出了一个计算示例。如图 1.4.4 所示，输入数据阵列表示为 $\begin{bmatrix} a & b & c & d \\ e & f & g & h \\ i & j & k & l \end{bmatrix}$，而卷积核为 $\begin{bmatrix} w & x \\ y & z \end{bmatrix}$。将卷积核沿着数据阵列上下左右平移，就可以得到六种二维卷积的计算结果。

一般地，假设二维图像 I 为输入，卷积核为 W，则二维卷积可以表示为

$$S(i,j) = (I*W)(i,j) = \sum_m \sum_n \sum_k \sum_l I(m,n)W(i-ms-k, j-nt-l) \tag{1.4.19}$$

式中，s、t 表示二维卷积步长（stride），即行与列的采样平移间隔，通常假设 $s=t$。

由于卷积满足交换性，也可以表示为

$$S(i,j) = (W*I)(i,j) = \sum_m \sum_n \sum_k \sum_l I(i-ms-k, j-nt-l)W(m,n) \tag{1.4.20}$$

在神经网络运算中，最常应用的运算是二维相关，即

$$S(i,j) = (W*I)(i,j) = \sum_m \sum_n \sum_k \sum_l I(i+ms+k, j+nt+l)W(m,n) \tag{1.4.21}$$

对比式（1.4.20）与式（1.4.21）可知，两种运算形式基本一致，只在坐标翻转上有一些差别。图 1.4.4 中的运算结果实际上就是 $s=t=1$ 的二维相关。在许多深度学习开源算法库中，相关也称为卷积。因此本书不再区分这二者的区别，统一称为卷积。

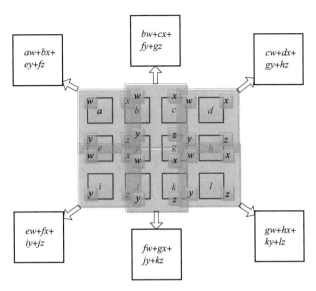

图 1.4.4　二维卷积示例

CNN 网络的每一个卷积层，都由二维卷积运算与非线性激活函数两种操作构成。前一层多个特征图的输出信号与当前层的卷积核进行二维卷积运算，然后再送入非线性激活函数（Sigmoid、tanh、Softmax、ReLU 等），得到最终的输出。因此，第 l 个卷积层的输出信号可以表示为

$$h_j^l = \varphi\left(\sum_{i \in M_j} h_i^{l-1} * w_{ij}^l + b_j^l \right) \tag{1.4.22}$$

式中，h_j^l 表示第 l 个卷积层第 j 个神经元的输出信号；h_i^{l-1} 表示第 $l-1$ 个卷积层第 i 个神经元的输出信号，作为当前层的输入；w_{ij}^l 表示当前层的权重系数；b_j^l 表示偏置量；M_j 表示来自前一层不同特征图的信号集合。一般地，也把特征图称为 CNN 网络的通道。需要指出的是，当输入与输出特征图存在维度差别时，卷积运算一般都会填充 0，补齐到相同维度。

池化层的基本操作，就是对卷积层输出的数据进行维度压缩，提取重要的图像特征。由此，如果采用最大池化，第 l 个池化层的输出信号可以表示为

$$h_{ij}^l = \max_{i,j \in \Omega_p} \left(x_{ij}^{l-1} \right) \tag{1.4.23}$$

而采用平均池化，则第 l 个池化层的输出信号可以表示为

$$h_{ij}^l = \frac{1}{|\Omega_p|} \sum_{i,j \in \Omega_p} x_{ij}^{l-1} \tag{1.4.24}$$

式中，集合 Ω_p 表示特征图中的节点子集；$|\Omega_p|$ 为集合元素数目。

（2）CNN 网络复杂度评估

CNN 网络的时间复杂度主要由卷积核的乘加操作（MAC）决定。假设第 l 层的输入通道维度为 C_{l-1}，输出通道维度为 C_l，卷积核维度为 F_l，则当前层的乘法操作数为

$$N_l = \left(F_l \times F_l \times C_{l-1} \right) \times C_l \tag{1.4.25}$$

如果考虑乘加操作，则当前层的计算量为

$$N_l = \left[F_l \times \left(F_l + 1 \right) \times C_{l-1} \right] \times C_l \tag{1.4.26}$$

假设有 L 个卷积层，则总计算量为

$$N_{\text{totoal}} = \sum_{l=1}^{L} N_l = \sum_{l=1}^{L} \left[F_l \times (F_l + 1) \times C_{l-1} \right] \times C_l = O\left(L F^2 C^2 \right) \qquad (1.4.27)$$

式中，$F = \max(F_l)$；$C = \max(C_l)$。由此可见，CNN 网络的计算复杂度是由层数、最大卷积核维度和最大通道维度决定的。

相应地，每一层的存储量可以表示为

$$M_l = C_{l-1} \times C_{l-1} \times C_l \qquad (1.4.28)$$

(3) CNN 网络典型模型

下面介绍经典的 CNN 网络模型，包括早期的代表模型 LeNet[10]、AlexNet[11]、VGGNet[12]、NiN[13]，以及更高级的模型 GoogLeNet[14]、ResNet[15]、DenseNet[16] 和 FractalNet[17]。这些模型的共同特点是以卷积与池化作为基本结构，但在网络结构、拓扑形态上各有特点，下面简述各种模型的结构与特点。

① LeNet 网络　LeNet 网络最早是由 LeCun 提出，应用于手写数字识别，是深度学习网络第一个成功的应用，其结构如图 1.4.5 所示。

LeNet 网络由两个卷积层、两个池化层、两个全连接层以及一个输出层构成，它的权重系数总量为 43.1 万，乘加操作数目为 230 万。

② AlexNet 网络（2012）　2012 年，在 ImageNet 图像识别大赛（ILSVRC）上，Alex Krizhevesky 等人设计了 CNN 网络，命名为 AlexNet，超越了传统机器学习与计算机视觉方法，这是深度学习应用的重大突破。

AlexNet 的网络结构如图 1.4.6 所示，有五个卷积层与两个全连接层，输出层采用 Softmax 映射。这种模型采用了本地响应归一化（local response normalization, LRN）与 Dropout 两种新技术进行训练。

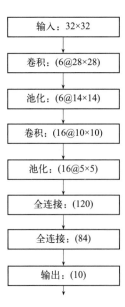

图 1.4.5　LetNet 网络结构

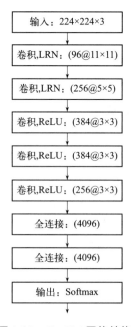

图 1.4.6　AlexNet 网络结构

对于第一个卷积层，输入样本为 224×224×3，卷积核维度为 11×11，输出信号维度为 55×55×96，因此，第一层有 55×55×96=290400 个神经元，每个神经元有 11×11×3+1=364 个权值系数。这样第一层总参数量为 290400×364=105705600。整个模型的参数总量为 6100 万，MAC 操作数为 7 亿 2400 万。

③ NiN 网络　NiN 网络与以前网络的主要差别，在于引入了两个新概念。第一个是引入了多层感知卷积，用 1×1 滤波增加了模型额外的非线性，这样有助于提升网络深度。另一个概念是用全局平均池化（GAP）代替全连接层，这样可以有效降低网络参数规模。

④ VGGNet 网络（2014）　Visual Geometry Group（VGG）是 2014 年 ILSVRC 竞赛的亚军。VGGNet 采用了多组相同结构，包括两个相同的卷积层（含有 ReLU），级联一个最大池化层，最后级联 3 个全连接层，输出层含有 Softmax 用于分类。

VGGNet 最重要的发现是网络深度决定了识别准确率，因此后续的各种变种都在持续增加卷积层数目。例如 VGG-11 含有 8 个卷积层，VGG-16 含有 13 个卷积层。其中最复杂的 VGG-19 模型，含有 1.38 亿个权重系数以及 155 亿个 MAC 操作。

⑤ GoogLeNet（2014）　Google 公司 Christian Szegedy 等人开发的 GoogLeNet 赢得了 2014 年 ILSVRC 竞赛的冠军。这种网络模型引入了起始层（inception layer）的概念，如图 1.4.7 所示。

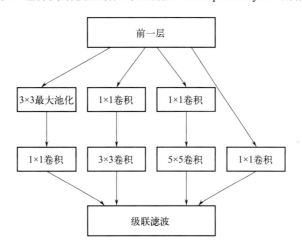

图 1.4.7　GoogLeNet 网络中的起始层结构

起始层将前一层的输出分别送入多个不同维度的卷积核，这样可以提取特征图中的稀疏相关图样。由于引入了 1×1 卷积核，通过两级堆叠结构，可以大幅度降低起始层的维度。GoogLeNet 共含有 22 层，远大于 AlexNet 与 VGGNet，但由于采用了起始层结构，降低了信号维度，它的模型参数却远小于后两者。GoogLeNet 网络参数规模为 700 万，而 AlexNet 与 VGG-19 的网络参数规模却分别为 6100 万与 1 亿 3800 万。

⑥ ResNet（2015）　何恺明等人提出的 ResNet 赢得了 2015 年 ILSVRC 竞赛冠军。人们认识到，提高图像识别准确率的关键因素在于增加 CNN 网络的深度。但随着网络层数的快速增长，梯度消失问题越来越突出。为了解决这一问题，ResNet 引入了残差模块，其基本结构如图 1.4.8 所示。

如图 1.4.8 所示，前一层的输出信号 h_{l-1} 分为两路：一路直通；另一路经过卷积、非线性激活、批归一化等操作，然后叠加得到当前层的输出 h_l，可以表示为式（1.4.29），即

$$h_l = F(h_{l-1}) + h_{l-1} \tag{1.4.29}$$

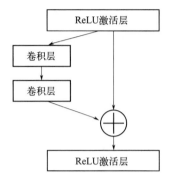

图 1.4.8　ResNet 网络的残差模块

ResNet 网络中包括了多个残差模块，这样的结构能够有效减缓梯度消失问题，因此可以支持深度巨大的网络。ResNet 网络有不同深度配置的模型，例如 34、50、101、152 甚至 1202 层。最常用的是 ResNet-50 模型，它含有 49 个卷积层以及 1 个全连接层，权重参数规模为 2550 万。

也有学者将 GoogLeNet 网络中的起始层结构与 ResNet 网络中的残差结构进行组合，得到更复杂的模型，称为 PolyNet 网络 [18-19]。

⑦ DenseNet（2017）　DenseNet 网络是 2017 年由 Gao Huang 等人提出的 CNN 模型，它的突出特点是每一层的输出信号都连接到后继的所有层，构成密集块结构，由此得名"DenseNet"。图 1.4.9 给出了密集块结构的示例。

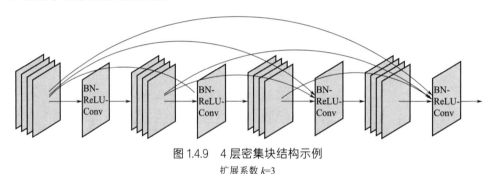

图 1.4.9　4 层密集块结构示例
扩展系数 $k=3$

如图 1.4.9 所示，每一层的输出都连接到后继的三层中，这样每一个密集块把四路输入信号级联，然后分别进行批归一化、ReLU、3×3 的卷积操作。由于密集块复用了很多层的特征图，因此可以极大地降低网络参数规模，同时获得网络分类性能的显著提升。

⑧ 各种模型比较　总结各种代表性 CNN 模型的参数，如表 1.4.2 所示。

表 1.4.2 中，Top-5 错误率是识别图像值不在概率最大的前 5 类的错误率。比较这五种典型 CNN 网络可以看到，总的趋势是随着卷积层数目越来越多，即深度增加，错误率逐步降低，其中 ResNet 的错误率最低，并且其总权重规模与 MAC 数目也达到了较好折中。而 VGGNet 网络规模与复杂度较高，GoogLeNet 次之。总体而言，CNN 网络规模庞大，需要用强有力的 GPU 实现大数据量的训练与部署。

（4）自编码器

自编码器（autoencoder, AE）是 CNN 网络在无监督学习中的典型模型，由 Yoshua Bengio 等人引入 [20]，它包括编码器与译码器两个部分，基本结构如图 1.4.10 所示。AE 的主要目的是通过无监督学习，提取与表示数据样本特征，实现数据维度压缩与样本融合。

表 1.4.2　代表性 CNN 模型的性能参数

条目	LeNet	AlexNet	VGG-16	GoogLeNet	ResNet-50
Top-5 错误率	N/A	16.4	7.4	6.7	5.3
输入维度	28×28	227×227	224×224	224×224	224×224
卷积层数目	2	5	13	21	49
卷积核维度	5	3,5,11	3	1,3,5,7	1,3,7
特征图数目	1,6	3-256	3-512	3-1024	3-1024
卷积步长	1	1,4	1	1,2	1,2
卷积层权重规模	26K	2.3M	14.7M	6.0M	23.5M
卷积层 MAC 数目	1.9M	666M	15.3G	1.43G	3.86G
全连接层数	2	2	3	1	1
FC 权重规模	406K	58.6M	124M	1M	1M
FC 层 MAC 数目	405K	58.6M	124M	1M	1M
总权重规模	431K	61M	138M	7M	25.5M
总 MAC 数目	2.3M	724M	15.5G	1.43G	3.9G

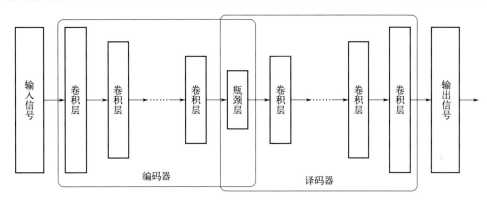

图 1.4.10　自编码器结构

如图 1.4.10 所示，编码器从输入样本中提取特征，经过多层网络的维度缩减与数据压缩，直到在瓶颈层提取出低维深层特征。而译码器是逆过程，由瓶颈层开始，逐层生成数据特征，直到最终恢复数据。

假设编码器映射 ϕ 与译码器映射 φ 分别定义为

$$\begin{cases} \phi : X \to F \\ \varphi : F \to X \end{cases} \tag{1.4.30}$$

给定代价函数 $L(X, \phi, \varphi)$，则最佳的编译码映射应当满足如下优化模型，即

$$\{\phi, \varphi\} = \arg\min_{\phi, \varphi} L(X, \phi, \varphi) \tag{1.4.31}$$

当含有多个隐藏层时，AE 的训练也会面临梯度消失问题。为了解决这一问题，人们提出了多种改进模型。其中最具代表性的是变分自编码器（VAE）[21]，它通过最大化与数据点关联的变分下界进行训练，基于潜在向量空间生成图像。

（5）胶囊网络

CNN 网络能够有效提取图像特征，得到图像中的各种对象。例如，对于人脸图像，CNN 网络

虽然能够提取鼻子、眼睛、眉毛、嘴等对象，但难以保留这些对象之间的空间位置关系，因此难以识别畸变的人脸图像。为了克服这个问题，Geoffrey Hinton 等人提出了胶囊网络（CapsuleNet，简称 CapsNet）[22]。图 1.4.11 给出了胶囊网络的基本结构。

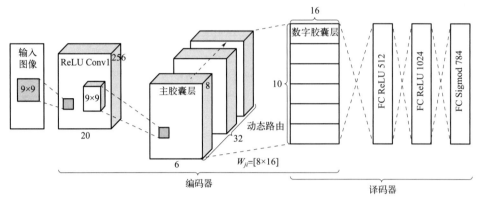

图 1.4.11　胶囊网络结构

如图 1.4.11 所示，CapsNet 网络由编码器与译码器构成，它的编码器包括三层：卷积层、主胶囊层（PrimaryCaps）与数字胶囊层（DigitalCaps）。第一层含有 256 个 9×9 的卷积核与 ReLU 激活函数，将输入图像的像素转化为 256 个特征图。主胶囊层本质上仍然是卷积层，但它执行多维卷积，是一种张量运算。这一层含有 32 个卷积胶囊，每个胶囊含有 8 个 9×9 卷积核，卷积步长为 2。整个主胶囊层有 32×6×6 个胶囊输出，每个输出含有一个 8 维向量。在 6×6 个节点格中，每个胶囊与其他胶囊之间共享权重系数。数字胶囊层的每个类别含有一个 16 维胶囊。译码器包含有三个全连接层，采用 ReLU 与 Sigmoid 激活函数。

胶囊网络与 CNN 网络最重要的区别在于，主胶囊层与数字胶囊层之间是动态路由。如图 1.4.11 所示的权重矩阵，前一层的信号是依据特征参数与后一层的胶囊相连，而不像 CNN 网络，仅是依赖代价函数训练的系数。由于数字胶囊含有前一层胶囊特征的特征图加权和，这种路由方法能够表征图像中对象重叠的特征，因此便于图像对象的分割与检测，在手写体数字识别中有良好表现。但对于大规模的图像识别，胶囊网络仍然比较复杂，还需要进一步研究。

1.4.3　循环神经网络

循环神经网络（recurrent neural network, RNN）是一类处理序列数据的神经网络，它充分利用了时间序列的记忆性进行建模，在自然语言处理（NLP）领域，特别是机器翻译、语音识别等方面有广泛应用。

（1）RNN 基本结构

循环神经网络的基本结构如图 1.4.12 所示。其中图 1.4.12（a）是 RNN 网络的压缩表示，输入数据序列 $x=(\cdots, x_{t-1}, x_t, x_{t+1}, \cdots)$ 送入网络，网络在输入序列与前一时刻状态驱动下，经过非线性激活函数 φ 映射得到下一时刻的状态，因此网络记忆了状态序列 $h=(\cdots, h_{t-1}, h_t, h_{t+1}, \cdots)$。将压缩表示的 RNN 网络在时间上展开，可以得到更细致的结构，如图 1.4.12（b）所示，其中状态节点就是 RNN 网络的隐藏单元。典型的 RNN 会增加额外的架构特性，如图 1.4.12 所示，状态信息 h 经过非线性激活映射 ϕ，得到输出的预测序列 y。

假设模型的隐藏层参数为 $\theta_h = \{W, U, b\}$，其中 W, U 是权重矩阵，b 是偏置向量；输出层参

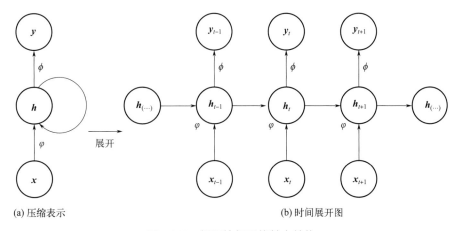

(a) 压缩表示　　　　　　　　　　　　　　　(b) 时间展开图

图 1.4.12　循环神经网络基本结构

数为 $\theta_\circ=\{V, c\}$，其中 V 权重矩阵，c 是偏置向量，则 RNN 网络的递推方程可以表示如下：

$$\begin{cases} h_t = \varphi\left(Wx_t + Uh_{t-1} + b\right) \\ y_t = \phi\left(Vh_t + c\right) \end{cases} \tag{1.4.32}$$

注意，RNN 网络实质上是相同网络单元在时间域上的多次复制，因此复用了权重以及偏置向量。

RNN 网络的主要问题是：隐藏层数量增加，会导致梯度消失。为了解决这个问题，可以采取两种措施。一种方法，是在应用反向传播训练网络时，要对梯度进行限幅，按比例调整梯度大小，但这是一种经验方法，难以普遍应用。更好的方法，是改进 RNN 网络的结构，其中代表性的模型就是 LSTM 网络。

（2）长短期记忆网络

长短期记忆网络（long short term memory, LSTM）最早由 Schmidhuber 等人提出[23-24]，其基本思想是在隐藏层中引入了三个门控信号，即输入门信号（i_t）、遗忘门信号（f_t）、输出门信号（o_t），如图 1.4.13 所示。由此，LSTM 网络递推公式表示如下：

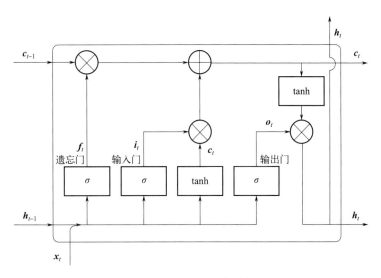

图 1.4.13　LSTM 网络结构

$$\begin{cases} \boldsymbol{f}_t = \sigma\left(\boldsymbol{W}_f\left[\boldsymbol{h}_{t-1}, \boldsymbol{x}_t\right] + \boldsymbol{b}_f\right) \\ \boldsymbol{i}_t = \sigma\left(\boldsymbol{W}_i\left[\boldsymbol{h}_{t-1}, \boldsymbol{x}_t\right] + \boldsymbol{b}_i\right) \\ \tilde{\boldsymbol{c}}_t = \tanh\left(\boldsymbol{W}_c\left[\boldsymbol{h}_{t-1}, \boldsymbol{x}_t\right] + \boldsymbol{b}_c\right) \\ \boldsymbol{c}_t = \boldsymbol{f}_t \boldsymbol{c}_{t-1} + \boldsymbol{i}_t \tilde{\boldsymbol{c}}_t \\ \boldsymbol{o}_t = \sigma\left(\boldsymbol{W}_o\left[\boldsymbol{h}_{t-1}, \boldsymbol{x}_t\right] + \boldsymbol{b}_o\right) \\ \boldsymbol{h}_t = \boldsymbol{o}_t \tanh\left(\boldsymbol{c}_t\right) \end{cases} \tag{1.4.33}$$

式中，$\sigma(\cdot)$ 是 Sigmoid 函数；$\boldsymbol{W}_f$、$\boldsymbol{b}_f$ 是遗忘门权重矩阵与偏置向量；$\boldsymbol{W}_i$、$\boldsymbol{b}_i$ 是输入门权重矩阵与偏置向量；$\boldsymbol{W}_o$、$\boldsymbol{b}_o$ 是输出门权重矩阵与偏置向量；$[\boldsymbol{h}_{t-1}, \boldsymbol{x}_t]$ 表示输入向量与状态向量的级联。

LSTM 网络中水平上支路信号 $\boldsymbol{c}_t$ 是长时记忆状态信号，对时间序列中的长期相关性特征进行提取，而水平下支路的状态信号 $\boldsymbol{h}_t$ 是短时记忆信号，在 $\boldsymbol{h}_{t-1}$ 与 $\boldsymbol{h}_t$ 之间构成了一个自循环结构。这个自循环结构的权重根据上下文动态调整，并不固定，因此累积的时间尺度可以随着输入序列的记忆性而变化，从而在动态场景下具有良好的适应能力。由于 LSTM 引入了门控信号，它比简单的 RNN 更易于学习长期依赖特征，在手写识别、语音识别、机器翻译等应用领域取得了重大成功。

（3）门控循环单元

为了简化 LSTM 网络中的三种门控信号，人们提出了简化的网络模型，称为门控循环单元（GRU）[25]，其结构如图 1.4.14 所示。

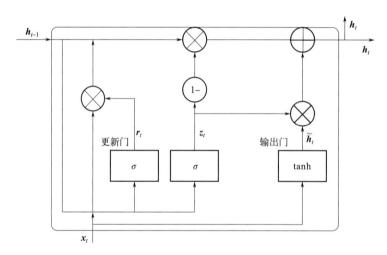

图 1.4.14　GRU 网络结构

GRU 网络将 LSTM 网络中的输入门与遗忘门合并为更新门，并且将长短程状态信号进行了合并，因此其结构比 LSTM 更简单，复杂度较小。GRU 网络的递推公式如下：

$$\begin{cases} \boldsymbol{z}_t = \sigma\left(\boldsymbol{W}_z\left[\boldsymbol{h}_{t-1}, \boldsymbol{x}_t\right]\right) \\ \boldsymbol{r}_t = \sigma\left(\boldsymbol{W}_r\left[\boldsymbol{h}_{t-1}, \boldsymbol{x}_t\right]\right) \\ \tilde{\boldsymbol{h}}_t = \tanh\left(\boldsymbol{W}\left[\boldsymbol{r}_t \boldsymbol{h}_{t-1}, \boldsymbol{x}_t\right]\right) \\ \boldsymbol{h}_t = \left(1 - \boldsymbol{z}_t\right)\boldsymbol{h}_{t-1} + \boldsymbol{z}_t \tilde{\boldsymbol{h}}_t \end{cases} \tag{1.4.34}$$

GRU 与 LSTM 各有优缺点。从结构来看，LSTM 更复杂，而 GRU 更简单，因此它的训练更容易，计算效率更高。但从性能来看，大多数情况下，LSTM 的预测性能更好，但也有一些情况，GRU 会具有更好的性能。因此，这两种模型各有优势，需要根据实际任务进行优选。

（4）注意力机制

注意力（attention）机制是 RNN 网络应用中非常重要的概念，可以理解为是从大量时间序列信息中有选择地提取少量重要信息，并聚焦到这些重要信息上，忽略大多不重要的信息的过程。在 RNN 模型中，聚焦的过程体现在权重系数的计算上，权重越大，越聚焦于对应的输出值，即权重代表了信息的重要性，而输出值表示对应的信息。

注意力机制在自然语言处理方面有广泛应用，例如自动产生图像内容的文本描述，又如将语音自动翻译为文本等。

（5）序列到序列模型

类似于自编码器（AE），RNN 网络也可以应用于编码 - 解码结构，即序列到序列（Seq2Seq）模型。图 1.4.15 给出了 Seq2Seq 模型的基本结构。

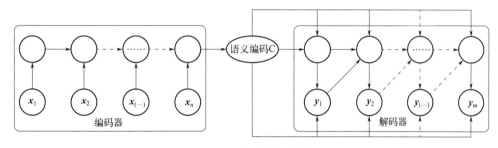

图 1.4.15　序列到序列模型

如图 1.4.15 所示，序列到序列模型由编码器与译码器构成，编码器采用各种 RNN 模型（LSTM/GRU 等）从输入序列 $(x_1, x_2, \cdots, x_n)$ 中提取压缩到语义特征，得到输出的语义编码 C。然后以语义编码 C 作为初始状态，仍然采用 RNN 模型，解码生成输出序列 $(y_1, y_2, \cdots, y_m)$。

需要注意的是，Seq2Seq 模型不要求输入序列与输出序列长度相同，语义编码 C 长度也可变，这样能够灵活适应信源序列的长度变化。语义序列 C 与输出序列可以通过注意力机制进行关联，从而进一步提高机器翻译、语音识别的准确率。

1.5　基于半监督的深度学习

本节主要介绍半监督的深度学习方法，其中生成对抗网络（GAN）是近年来提出的一种重要模型，而深度强化学习方法（DRL）在开放环境中的动态决策方面，有重要应用。

1.5.1　生成对抗网络

长久以来，机器学习领域的模型生成技术主要研究基于条件概率密度函数产生数据样本的方法。一般地，生成模型根据观察值与目标值的联合概率密度，产生数据样本。但是，这种基于概率分布的生成模型一直没有取得大的进展，主要原因在于：基于观察值 / 目标值的联合分布难以精确建模与解析刻画。生成对抗网络（GAN）也属于生成模型技术，2014 年由 Goodfellow 等人提出[26]。GAN 网络通过博弈方法，提供了联合最大似然估计的替代方案。

（1）GAN 网络结构

图 1.5.1 给出了 GAN 网络的基本结构。GAN 网络属于无监督学习，包括生成器与鉴别器两个网络，通过两个网络之间的零和博弈，实现整体性能提升。

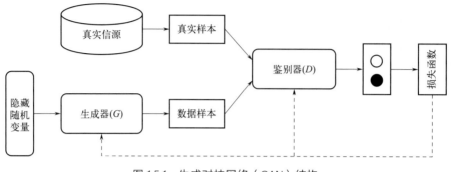

图 1.5.1　生成对抗网络（GAN）结构

在每次迭代训练中，隐藏随机变量（对于很多应用，例如图像生成，大多数采用高斯噪声序列）输入生成器（G），产生模拟的数据样本。这些数据样本与真实信源产生的样本一起送入鉴别器（D），进行判别对比，基于判别的损失函数，反馈到生成器与鉴别器，调整相应的网络参数。上述过程需要反复迭代训练，直到生成器产生逼近真实的数据样本。

（2）理论解释

一般地，生成模型的主要目的是学习与建模真实数据的概率分布 $p_{\text{data}}(x)$，通常采用的是最大似然原理，调整模型参数 θ，趋近真实数据分布。给定独立同分布的训练样本序列 $\boldsymbol{x}=[x_1, x_2, \cdots, x_n]$，则相应的似然概率表示为 $P(\boldsymbol{x}|\theta) = \prod_{i=1}^{n} p(x_i | \theta)$。因此，一般生成模型的优化模型表示如下：

$$\arg \max_{\theta} \prod_{i=1}^{n} p\left(x_i|\theta\right) \tag{1.5.1}$$

在上述优化模型中，需要假设似然概率 $P(\boldsymbol{x}|\theta)$ 具有显式表达式，但是在信源统计特征高度复杂的情况下，给出似然概率的确定表达式非常困难，或者即使有表达式，由于维度太高、计算复杂，也难以使用。

GAN 方法提出了新的观点解决这一困难，它仍然遵循最大似然估计原理，但并不需要给出似然概率的显式表达。生成器通过连续可微的变换，将隐藏随机变量的先验分布 p_z 从隐藏空间 Z 映射到真实数据空间 X，去"欺骗"鉴别器。而鉴别器则需要分辨数据样本是来自真实信源，还是生成器。GAN 网络避免直接给出似然概率的显式表达式，在鉴别器的判决指导下，通过生成器产生仿真样本，隐式地逼近真实数据分布。这样做就能绕开复杂高维的似然概率估计问题，突破最大似然方法的瓶颈。

由此，GAN 网络可以看作鉴别器与生成器构成的二元最小最大博弈，其优化模型表示为

$$\min_{G} \max_{D} V\left(G, D\right) = \min_{G} \max_{D} E_{x \sim p_{\text{data}}}\left[\log D\left(x\right)\right] + E_{z \sim p_z}\left\{\log\left[1 - D\left(G\left(z\right)\right)\right]\right\} \tag{1.5.2}$$

式中，代价函数 $V(G, D)$ 本质上是二元交叉熵函数，通常用于二分类问题。

生成器（G）将随机变量 z 从隐藏空间 Z 映射到真实数据空间 X 的样本 x，而鉴别器（D）识别输入数据 x 是真实数据还是生成器产生的假样本。可以从博弈观点来解释 GAN 网络的代价

函数。对于鉴别器而言，假如样本 x 来自真实数据，则最大化相应的对数似然概率 $\log D(x)$；而如果样本 x 来自生成器，则鉴别器应当最小化其对数似然概率，也就是最大化代价函数的第二项 $\log\{1-D[G(z)]\}$。同时，对于生成器而言，为了"欺骗"鉴别器，当送入鉴别器样本 x 时，它希望能最大化鉴别器的输出似然概率。这样，生成器与鉴别器是二元非合作博弈，生成器希望最小化代价函数，而鉴别器希望最大化代价函数，因此构成了优化模型的最小最大博弈关系。

定理 1.1 当生成器与鉴别器经过充分博弈达到纳什均衡点，此时生成器输出样本的分布与真实样本分布相等，即 $p_{\text{data}}(x)=p_g(x)$，且鉴别器的判别概率为 1/2。

证明：首先给定生成器 (G)，代价函数 $V(G, D)$ 可以表示为

$$\begin{aligned} V(G, D) &= \int_x p_{\text{data}}(x)\log D(x)\mathrm{d}x + \int_z p_z(z)\log\left\{1-D\big[g(z)\big]\right\}\mathrm{d}x \\ &= \int_x p_{\text{data}}(x)\log D(x) + p_g(x)\log\big[1-D(x)\big]\mathrm{d}x \end{aligned} \tag{1.5.3}$$

对上式求偏导，可以得到

$$\frac{\partial V(G, D)}{\partial D} = \int_x \frac{p_{\text{data}}(x)}{D(x)} - \frac{p_g(x)}{1-D(x)}\mathrm{d}x = 0 \tag{1.5.4}$$

整理可得，最优的鉴别器分布满足

$$D^*(x) = \frac{p_{\text{data}}(x)}{p_g(x) + p_{\text{data}}(x)} \tag{1.5.5}$$

将式（1.5.5）代入代价函数，可以得到

$$\begin{aligned} C(G) &= \max_D V(G, D) \\ &= E_{x\sim p_{\text{data}}}\big[\log D^*(x)\big] + E_{x\sim p_g}\left\{\log\big[1-D^*(x)\big]\right\} \\ &= \int_x p_{\text{data}}(x)\log\frac{p_{\text{data}}(x)}{p_g(x) + p_{\text{data}}(x)}\mathrm{d}x + \int_x p_g(x)\log\frac{p_g(x)}{p_g(x) + p_{\text{data}}(x)}\mathrm{d}x \end{aligned} \tag{1.5.6}$$

式（1.5.6）可以进一步改写为

$$\begin{aligned} C(G) &= \int_x p_{\text{data}}(x)\log\frac{p_{\text{data}}(x)}{\big[p_g(x) + p_{\text{data}}(x)\big]/2}\mathrm{d}x \\ &\quad + \int_x p_g(x)\log\frac{p_g(x)}{\big[p_g(x) + p_{\text{data}}(x)\big]/2}\mathrm{d}x - \log 4 \\ &= KL\Big(p_{\text{data}}\big\|(p_g + p_{\text{data}})/2\Big) + KL\Big(p_g\big\|(p_g + p_{\text{data}})/2\Big) - \log 4 \end{aligned} \tag{1.5.7}$$

式中，$KL(P\|Q)$ 是 Kullback-Leibler 散度。

式（1.5.7）还能够进一步简化为 Jensen-Shannon 散度（JSD），即

$$C(G) = 2JSD\Big(p_{\text{data}}\big\|p_g\Big) - \log 4 \tag{1.5.8}$$

对于任意非负的概率分布（$P, Q \geq 0$），都有 $JSD(P\|Q) \geq 0$，并且当且仅当 $p_{\text{data}}(x)=p_g(x)$ 才能达到最小值 0。因此，可以得到代价函数的全局最小值 $\min C(G)= \min_G \max_D V(G, D)=-\log 4$。此时，$D^*(x)=1/2$。

基于上述理论分析，对于 GAN 网络的优化过程，可以得到两点结论：

① 给定最优的鉴别器，GAN 网络实质上是调整生成器，优化二元假设检验的似然比。
真实数据分布与生成样本分布比表示为

$$D_r(x) = \frac{p_{\text{data}}(x)}{p_g(x)} = \frac{p(x|y=1)}{p(x|y=0)} = \frac{p(y=1|x)}{p(y=0|x)} = \frac{D^*(x)}{1 - D^*(x)} \tag{1.5.9}$$

式中，$y=0, 1$ 分别表示生成样本或真实数据的鉴别器判别值。$\dfrac{p(y=1|x)}{p(y=0|x)}$ 实际上是给定输入样本条件下鉴别器判别值的似然比。由此可见，GAN 网络绕开复杂似然概率的计算，通过优化似然比，使得生成器产生逼近真实数据的样本。

② GAN 网络的训练过程，可以解释为测量生成样本分布与真实数据分布之间的差异，通过学习过程，逐渐缩小这一差异。需要强调的是，鉴别器不需要显式计算这个差别，而是通过数据驱动的方式，隐式比较与测量两者之间的差别，并进行判决。

(3) GAN 网络改进模型

尽管 GAN 网络具有坚实的理论基础与技术先进性，但在实际应用中，人们发现原始 GAN 网络的训练收敛性与识别性能还存在很多局限。因此，提出了多种改进的模型。主要的改进思路包括两个方面。

① 代价函数的扩展与增强。在标准 GAN 模型中，采用 $JSD(p_{\text{data}} \| p_g)$ 作为代价函数，训练生成样本分布 $p_g(x)$ 逼近真实数据分布 $p_{\text{data}}(x)$。人们已经发现了很多其他的距离或散度函数，可以替代 JS 散度，作为 GAN 网络的代价函数，进一步提高模型识别性能。其中比较有代表性的测度函数，包括 f-divergence 度量、最小二乘（LS）度量、积分概率度量（IPM）、Wasserstein 距离、均值特征匹配、最大均值差异（MMD）、Fisher 信息度量等多种度量，限于篇幅，不再赘述。感兴趣的读者可以参阅文献 [27] ～ [29]。

② 网络结构的改进与优化。生成器与鉴别器的网络结构是影响 GAN 网络训练稳定性与识别能力的重要因素。其中最重要的结构改进是深度卷积 GAN（DCGAN）模型 [28]，它的生成器与鉴别器都采用了修正的 CNN 网络。

与标准的 CNN 网络不同，DCGAN 中的 CNN 网络进行了五方面的修正：①取消了标准 CNN 中的池化层。对于生成器，用反卷积（fractional-strided convolution）操作替代，即从低分辨率映射到高分辨率，扩大图像尺寸；对于鉴别器，则采用跨步卷积（strided convolution）操作替代，即进行卷积时对图像下采样。②生成器与鉴别器都采用批归一化。③去掉标准 CNN 模型中的全连接层。④生成器的输出层激活函数采用 tanh，而其他所有层都采用 ReLU。⑤鉴别器的所有层激活函数都采用 LeakyReLU。

由于采用了上述修正 CNN 结构，DCGAN 网络训练的稳定性得到大幅度提升，成为后续模型的基本框架。在此基础上，人们提出了组合多个生成器 / 鉴别器对的 GAN 结构，包括 StackedGAN、GoGAN、BEGAN 等。另外，如果生成器和鉴别器都以某些额外信息 v 为条件，例如类标签或来自其他模态的数据，则可以将 GAN 网络扩展到条件模型，即 v 作为附加输入层，进入鉴别器和发生器进行调节。这样的网络称为条件生成对抗网络 C-GAN[30-32]。

(4) 典型应用

一般地，GAN 网络主要属于无监督或半监督学习，可以极大节省标记工作量，在图像视频处理、语音文本处理以及医学影像处理等领域有广泛应用。下面举两个典型示例。

一个示例是基于 Pix2Pix 模型 [33] 生成的建筑物图像（图 1.5.2）。其中图 1.5.2（a）为建筑物轮廓图，图 1.5.2（b）为真实建筑物图，图 1.5.2（c）为根据从轮廓图到目标图的映射关系，Pix2Pix 模型生成的建筑物图像。

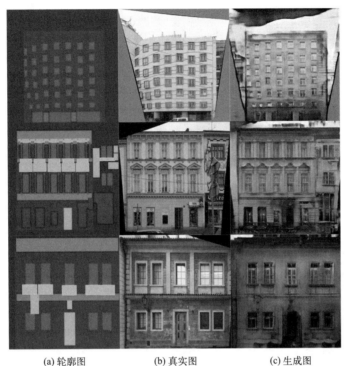

(a) 轮廓图　　　　　(b) 真实图　　　　　(c) 生成图

图 1.5.2　基于 Pix2Pix 模型产生的建筑物图像（电子版）

Pix2Pix 模型采用了 CGAN，模型输入不再是纯噪声向量。生成器采用自编码器结构，训练过程中的输入是建筑物的轮廓图，经过多次卷积和反卷积操作后，生成建筑物图像。可以看到，生成的样本具有建筑物的各种细节，非常逼真。

另一个示例是采用 StyleGAN 模型 [34]，产生各种风格的高清人脸图像（1024×1024），如图 1.5.3 所示。此模型可以分离人脸各种属性（包括性别、轮廓、姿势、身份等），实现风格迁移，并在此基础上叠加随机变化（例如雀斑、头发）。

图 1.5.3 中，第一行与第一列均为真实图像，其中图像 A 为待叠加风格图，图像 B 提供风格属性，其余的人脸图像均为生成图。生成图分为三组，分别为在 A 图上叠加不同尺度的 B 风格属性的生成图，包括"粗风格"（性别、头部轮廓）、"代表性风格"（额头、五官）以及"细风格"（头发、肤色）。

GAN 网络也可以应用于语音增强，或者乐曲生成。在医学领域，GAN 网络可以应用于医学影像的降噪、肿瘤病变区域分割等。在娱乐产业中，GAN 网络可以应用于视频流中人脸替换、语音替换，甚至创造虚拟人物。总而言之，GAN 网络的应用方兴未艾，需要研究者进一步探索。

(5) 优势与劣势

如前所述，GAN 网络最突出的优势就是它不需要明确定义或假设生成模型的样本概率分布，因此就可以避免高维概率分布函数的复杂计算。与使用明确概率分布假设的其他生成模型相比，GAN 网络主要有三方面的优势。

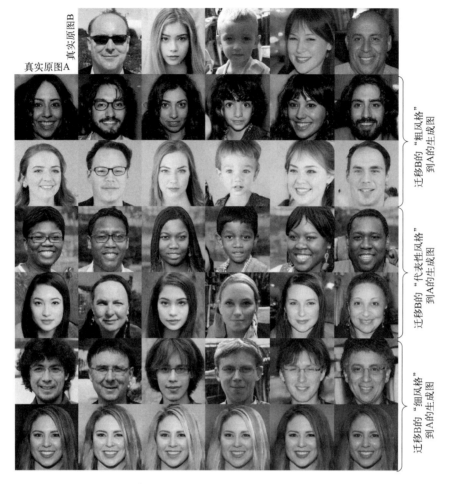

图 1.5.3　基于 StyleGAN 模型产生的人脸图（电子版）

① 快速并行产生样本数据。当真实数据有强相关性 / 记忆性时，它对应的生成样本分布 $p_g(x)$ 是高维条件概率密度函数，一般的生成模型方法，必须依赖于大量的历史数据，串行生成样本，因此速度很慢、效率很低。而 GAN 网络的生成器是一个简单的前馈网络，它可以一次性将隐藏数据从隐藏空间 Z 映射到真实空间 X。因此 GAN 网络生成器可以并行产生样本，极大提高数据生成速度与效率。

② 精确逼近最大似然估计。1.4.2 节描述的变分自编码器（VAE）也是一种生成模型，但这种方法只是最大化似然函数的变分下界，而不是最大化似然函数本身。VAE 方法仍然需要假设数据的先验与后验分布，如果假设与真实分布不匹配，则可能导致最大化变分下界并不能得到最大似然概率估计，也就是说 VAE 模型产生了偏差。与之相反，GAN 网络并不需要近似似然函数的下界，也不需要任何模型假设。它通过生成器与鉴别器之间的博弈，获得纳什均衡解，逼近真实数据的分布，可巧妙地绕开求解最大似然估计的计算障碍。

③ 样本生成细节逼真。经验证明，GAN 网络可以比其他生成模型产生更逼真、更准确的生成样本细节。例如，在 VAE 模型中，通常把真实数据建模为条件高斯分布，此时优化对数似然函数 $\log P_g(x|z)$ 等价于最小化欧氏距离 $\|x-Decoder(z)\|^2$。因此这种方法可以看作通过回归拟合逼近真实数据的均值，但可能导致图像的高频特征或细节部分难以逼真重现。

而对于 GAN 网络，由于鉴别器需要通过细节来区分真实数据与生成样本，因此，生成器更倾向于生成含有高频特征的样本，对应真实图像的细节部分，从而"欺骗"鉴别器。从这个意义上来看，GAN 网络更容易获取图像的高频特征，因此在细节生成上更逼真。

另一方面，GAN 网络在训练过程中具有高度的不稳定性，存在收敛困难。具体而言，GAN 网络主要存在两方面问题：

① 收敛不稳定问题。如前所述，GAN 网络的训练实质上是通过生成器与鉴别器的梯度下降算法，求解最小最大博弈的均衡解。但是，这种博弈实际上存在悖论，例如，当用梯度下降方法减小鉴别器的代价函数时，反而会增大生成器的代价函数，反之亦然。因此，用梯度下降训练 GAN 网络时，收敛常常会失败，而且很容易不稳定。

② 模态坍塌问题。真实数据往往具有高度复杂性与多模态特征。在 GAN 网络中，生成器的核心目标是"欺骗"鉴别器，而不是表示真实数据的多模态特征。这样导致的后果是 GAN 网络只能产生单一模态样本，无法表征真实数据的多模特征。这就是所谓的模态坍塌问题。由于这一限制，GAN 网络的应用具有局限性，扩展应用范围还需要进一步研究。

1.5.2　深度强化学习

以上主要介绍了监督学习与无监督学习中的深度学习技术，包括 DNN、CNN、RNN、GAN 等模型。这些方法主要应用于模型预测、分类、编码、译码、数据生成等。而深度强化学习（DRL）是一种交互式学习，以通用形式将深度学习的感知能力与强化学习的决策能力相结合，采用端对端的学习方式，实现从原始输入到输出的直接控制。

（1）DRL 基本概念

首先在概念上比较深度学习与强化学习的差异性。

① 深度学习的基本思想是通过多层网络结构和非线性变换，充分提取样本的浅层特征，生成或表示数据的抽象易区分的深层特征，因此 DL 方法侧重于学习对事物的感知和表达。

② 而强化学习的基本思想是最大化智能体（Agent）从环境中获得的累计奖励值，从而学习到完成任务目标的最优策略，因此 RL 方法更加侧重于学习解决问题的策略，是对事物动态演变过程与控制策略的学习。

2016 年，谷歌的人工智能研究团队 DeepMind 将 DL 的感知能力与 RL 的决策能力进行创新性结合，形成了人工智能领域新的研究热点，即深度强化学习（deep reinforcement learning, DRL）[35]。

图 1.5.4 给出了深度强化学习的原理框架。其学习过程是一个循环迭代过程，包括三个步骤：

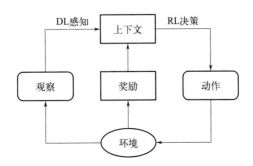

图 1.5.4　深度强化学习原理框架

① 每个时刻，智能体（Agent）与环境交互得到一个高维度的观察样本，并利用深度学习方法感知观察样本，提取抽象的深层特征，转换为状态特征表示；

② 智能体基于预期回报来评价各动作的价值函数，并通过某种策略将当前状态映射为相应的动作；

③ 下一时刻，环境对此动作做出反应，智能体得到下一个观察。

上述三个步骤通过不断循环，最终得到实现任务目标的最优策略。

(2) Q-Learning 与 DQN 原理

DRL 的基础是强化学习，其中核心方法是 Q-Learning（Q 学习）。下面首先介绍 Q 学习的基本原理。

针对外部环境的决策问题，可以用马尔可夫决策过程（MDP）来建模，常用五元组 (S, A, P, R, γ)。其中，S 为所有环境状态集合，$s_t \in S$ 表示 Agent 在 t 时刻所处状态；A 表示 Agent 可执行动作的集合，$a_t \in A$ 表示 Agent 在 t 时刻执行的动作；R 为奖励函数集合，$r_t(s_t, a_t): S \times A \rightarrow R$ 表示 Agent 在状态 s_t 执行动作 a_t 得到的即时奖励值；$P(s_{t+1}|s_t, a_t): S \times A \times S \rightarrow [0, 1]$ 表示状态转移概率分布函数，即 Agent 在状态 s_t 执行动作 a_t 转移到下一状态 s_{t+1} 的概率。$\gamma \in [0, 1]$ 是奖励折扣因子。

Q 学习是针对 MDP 过程发现最优动作策略的一种无模型强化学习方法，其过程可以描述如下。在时刻 t，Agent 处于状态空间 S 中的某个状态 s_t，从动作空间 A 选择一个动作 a_t。这种选择需要遵循某种策略 $\pi(a_t|s_t)$，这种策略实质上是 Agent 从状态 s_t 到动作 a_t 的映射。当 Agent 执行这一策略后，会得到奖励回报 r_t，并根据环境动态变化，转移到下一个时刻的状态 s_{t+1}。由此可见，只要知道 MDP 过程的状态以及每个状态转移的可能动作，Q 学习就能够迭代运行，直到 Agent 达到终止状态或重新启动。

假设迭代终止时刻为 T，则 t 时刻的累积奖励表示为

$$R_t = \sum_{k=0}^{T} \gamma^k r_{t+k} \tag{1.5.10}$$

这个奖励表示从 t 时刻到终止时刻，Agent 获得的即时奖励累加和。在 Q 学习过程中，Agent 的目标就是最大化从每一状态出发到终止状态的长期累积奖励的数学期望。

Q 学习最重要的概念是两个值函数：状态值函数 $v_\pi(s)$ 与状态动作值函数 $Q_\pi(s, a)$。它们用于预测从当前状态出发，到终止状态的平均奖励回报。具体而言，状态值函数 $v_\pi(s)=E[R_t|s_t=s]$ 表示遵循策略 π，从状态 s 出发的期望回报。状态动作值函数 $Q_\pi(s, a)=E[R_t|s_t=s, a_t=a]$ 表示遵循策略 π，从状态 s 出发执行动作 a，得到的期望累积奖励。这两个值函数可以通过 Bellman 方程进行迭代计算。

令 s' 表示下一时刻的转移状态，a' 表示从 s 状态转移到 s' 状态执行的动作，则状态值函数的 Bellman 方程如下：

$$v_\pi(s) = \sum_a \pi(a|s) \sum_{s',r} p(s',r|s,a)[r + \gamma v_\pi(s')] \tag{1.5.11}$$

最优状态值对应于最佳策略，可以表示为 $v_*(s) = \max_\pi v_\pi(s)$，它满足 Bellman 最优性方程，即

$$v_*(s) = \sum_a \pi(a|s) \sum_{s',r} p(s',r|s,a)[r + \gamma v_*(s')] \tag{1.5.12}$$

状态动作值函数的 Bellman 方程如下：

$$Q_\pi(s,a) = \sum_{s',r} p(s',r|s,a)\left[r + \gamma \max_{a'} Q_\pi(s',a')\right] \tag{1.5.13}$$

给定状态 s 与动作 a 最佳策略对应的最优状态动作值可以表示为 $Q_*(s,a) = \max_{\pi} Q_{\pi}(s,a)$，它满足 Bellman 最优性方程

$$Q_*(s,a) = \sum_{s',r} p(s',r|s,a) \left[r + \gamma \max_{a'} Q_*(s',a') \right] \tag{1.5.14}$$

这两组值函数的 Bellman 迭代方程与最优性方程，是强化学习的核心方程。

通常可以用动态规划算法求解 Bellman 方程，通过不断迭代，使状态动作函数最终收敛，得到最优策略。但是动态规划算法，要求完全已知的环境模型，现实中很难做到。只有一些严格定义的模型，可以采用动态规划严格求解，例如卷积码 Viterbi 译码算法，本质上就是动态规划算法。尤其是当状态空间较大时，动态规划算法的计算复杂度非常高，难以严格求解。

为了克服这一问题，可以采用线性函数近似表示值函数，但性能会有损失。更好的方法是用深度神经网络等非线性函数近似表示值函数。然而将 DL 与 RL 简单组合，可能会导致算法不稳定的问题，这一直阻碍 DRL 的发展与应用。

Mnih 等人 [36] 将 CNN 网络与 Q 学习算法相结合，提出了深度 Q 网络（deep Q-network，DQN）模型。该模型用于处理基于视觉感知的控制任务，是 DRL 领域的开创性工作。

DQN 网络的设计思想是采用 CNN 网络替代 Q 学习中的状态表，CNN 网络的输入是状态与动作，输出是最优的状态与状态动作值函数。例如，在文献 [36] 中，DQN 模型采用距离当前时刻最近的 4 幅预处理图像作为输入，经过 3 个卷积层和 2 个全连接层的非线性变换，最终在输出层产生每个动作的值函数。图 1.5.5 描述了 DQN 的训练流程。为缓解非线性网络表示值函数时的不稳定问题，DQN 对传统 Q 学习算法做了三方面改进 [37]。

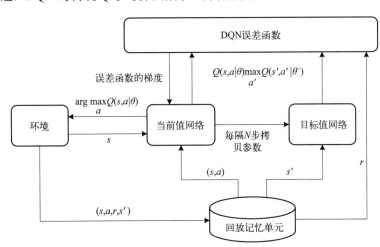

图 1.5.5　DQN 的训练流程

① 在训练过程中，DQN 使用经验回放机制（experience replay），在线处理状态转移样本 $e_t=(s_t, a_t, r_t, s_{t+1})$。在每个时刻 t，将 Agent 与环境交互的样本存储到回放记忆单元 $D=\{e_1, \cdots, e_t\}$ 中。训练过程中，每次从 D 中随机抽取小批量样本，使用 SGD 算法更新网络参数 θ。通常 CNN 网络的训练，要求样本之间相互独立。这种随机采样点方式，能够极大降低样本之间的相关性，从而提升算法稳定性。

② DQN 模型中使用了两个 CNN 网络近似值函数，一个网络表示当前值函数，另一个表示目标值函数。如图 1.5.5 所示，$Q(s, a|\theta)$ 表示当前值网络的输出，而 $Q(s', a'|\theta^-)$ 表示目标值网络

的输出。用 $Q^- = r + \gamma \max_{a'} Q(s',a'|\theta^-)$ 近似表示目标 Q 值。

③ 当前值网络的参数 θ 在训练中实时更新，经过 N 步迭代后，将当前值网络的参数复制给目标值网络。网络参数更新的代价函数为当前值与目标值之间的均方误差，定义如下：

$$L(\theta) = E\left[\left[Q^- - Q(s,a|\theta)\right]^2\right] \tag{1.5.15}$$

对参数 θ 求偏导，得到如下梯度，即

$$\nabla_\theta L(\theta) = E\left[\left[Q^- - Q(s,a|\theta)\right]\nabla_\theta Q(s,a|\theta)\right] \tag{1.5.16}$$

因为引入目标值网络，在 N 步时间内，目标 Q 值保持不变，保证了 Q 值和梯度值都处于合理的范围内，因此可降低当前 Q 值与目标 Q 值之间的相关性，提升算法的稳定性。

(3) DRL 应用

在 DRL 发展的早期阶段，DQN 模型主要应用于 Atari 2600 平台中的各类 2D 视频游戏[36]。研究人员从算法和模型两方面对 DQN 进行了改进，使得 Agent 在 Atari 2600 游戏中的平均得分提高了 300%，并在模型中加入记忆和推理模块，成功地将 DRL 应用场景拓宽到 3D 场景下的复杂任务中。AlphaGo 围棋算法结合深度神经网络和蒙特卡洛树搜索[35]，成功地击败了围棋世界冠军李世石与柯洁。

此外，DRL 在机器人控制、计算机视觉、自然语言处理和医疗等领域的应用有很多成功案例[34]。各类 DRL 方法的成功主要得益于大幅度提升的计算能力和训练数据量。本质上，这些 DRL 算法还不具备如人类般的自主思考、推理与学习能力，未来还需要进一步深入研究。

1.6　迁移学习

迁移学习（transfer learning）也是机器学习领域中一种常见技术。它的基本思想是针对某一任务，使用大数据训练神经网络模型，获得网络参数。然后将这个模型不经过训练，直接用于另一个相似任务的测试，或者以原网络参数为初始值，重新训练适用于新任务的参数。对于新任务而言，由于借鉴了原网络的参数，因此不必从头开始训练，可以大幅度减少训练开销甚至直接去掉训练过程。

给定数据域 $D=\{X, P(X)\}$ 与学习任务 $T=\{Y, f(\cdot)\}$。其中，X 表示特征空间；$P(X)$ 表示数据概率分布；Y 表示标签空间；$f(\cdot)$ 表示目标预测函数。从概率观点看，可以写为 $f(x)=P(y|x)$。由此，文献 [38] 给出了迁移学习的如下定义。

定义 1.1（迁移学习）：分别给定源数据域 D_S 以及学习任务 T_S，目标数据域（简称目标域）D_T 以及学习任务 T_T。一般地，数据域与学习任务满足：$D_S \neq D_T$ 或 $T_S \neq T_T$。迁移学习是一种学习方法，使用模型在源数据域 D_S 以及学习任务 T_S 中获取的知识，提升模型在目标数据域 D_T 上的预测函数 $f_T(\cdot)$ 的学习能力。

在上述定义中，对于数据域 $D=\{X, P(X)\}$，由条件 $D_S \neq D_T$ 可知，或者源与目标数据空间不同，即 $X_S \neq X_T$，或者相应的概率分布不同，即 $P_S(X) \neq P_T(X)$。类似地，对于学习任务 $T=\{Y, f(\cdot)\}$，由条件 $T_S \neq T_T$ 可知，或者源与目标标签空间不同，即 $Y_S \neq Y_T$，或者相应的预测函数不同，即 $P(Y_S|X_S) \neq P(Y_T|X_T)$。并且，当源数据域与目标域的特征空间存在显式或隐含的关联关系时，称源数据域与目标域相关。特别地，如果 $D_S=D_T$ 并且 $T_S=T_T$，则迁移学习退化为传统的机器学习。

（1）迁移学习场景分类

基于上述分析，可以得到迁移学习的场景分类，如表 1.6.1 所示。

表 1.6.1　迁移学习场景分类

学习种类		源数据域与目标域	源任务与目标任务
传统机器学习		相同	相同
迁移学习场景	归纳迁移学习	相同	不同但相关
	无监督迁移学习	不同但相关	不同但相关
	推理迁移学习	不同但相关	相同

由表 1.6.1 可知，迁移学习场景包括三类：归纳迁移学习、推理迁移学习以及无监督迁移学习。它们的特点总结如下。

① 归纳迁移学习　归纳迁移学习的目标任务不同于源任务，无论目标数据域与源数据域是否相同。这种情况下，要求使用目标域的一些标记数据导出目标预测函数 $f_T(\cdot)$。根据源数据域是否有标记数据，还可以进一步细分为两个子类：a. 源数据域有大量标记数据，此时归纳迁移学习类似于多任务学习，只不过前者的目标是利用来自源任务的知识提高目标任务的性能，而后者的目标是同时学习源任务与目标任务；b. 源数据域没有标记数据，此时归纳迁移学习类似于自学习（self-taught learning）。

② 推理迁移学习　推理迁移学习的源任务与目标任务相同，而源数据域与目标数据域不同。这种情况下，目标域没有标记数据，而源数据域有大量标记数据。这类迁移学习也可以细分为两个子类：a. 源数据域与目标域的特征空间不同，即 $X_S \neq X_T$；b. 源数据域与目标域的特征空间相同，但数据样本的概率分布不同，即 $P_S(X) \neq P_T(X)$。

③ 无监督迁移学习　无监督迁移学习类似于归纳迁移学习，目标任务与源任务不同，但具有相干性。这种迁移学习侧重于解决目标域中的无监督学习任务，例如聚类、降维或分布估计。这时，源数据域与目标数据域中都没有标记数据。

（2）迁移学习方法

上述三类迁移学习的具体迁移方法可以总结为四种，如表 1.6.2 所示。

表 1.6.2　迁移学习方法分类

迁移学习方法	方法描述
示例迁移	将源数据域中的样本加权调整用于目标域
特征表示迁移	找到好的特征表示，缩小源数据域与目标域的差别，减小分类与回归模型之间的错误
参数迁移	发现源数据域与目标域模型共享的参数或先验信息，便于进行迁移学习
相关知识迁移	建立源数据域与目标数据域的相关知识映射，由于两个域具有相关性，因此每个域的样本独立性假设可以放松

如表 1.6.2 所示，第一类示例迁移方法，假设源数据域的一些样本可以在目标域学习中通过加权调整（reweighting）而复用。例如样本二次加权或重点采样都属于这一类方法。

第二类特征表示迁移方法的基本思想是在目标域中学习一种好的特征表示。这种情况下，跨域迁移到知识通过学习提取为特征表示。由于采用了迁移而来的新特征表示，目标学习任务的性能会有显著改善。

第三类参数迁移方法假设源数据域与目标域模型共享某些参数或超参数的先验分布。迁移知识被编码为共享的参数或先验信息。这样，通过发现共享参数或先验分布，可以跨任务迁移知识。

第四类相关知识迁移方法，主要适用于源数据域与目标域有关联情况下的迁移学习。这种方法可以提取源数据域与目标域数据的相似性知识，从源数据域迁移到目标数据域。上述四类方法在三种迁移学习场景中的适用性如表 1.6.3 所示。

表 1.6.3　特定迁移方法在迁移学习场景中的应用

迁移学习方法	归纳迁移学习	推理迁移学习	无监督迁移学习
示例迁移	√	√	
特征表示迁移	√	√	√
参数迁移	√		
相关知识迁移	√		

如表 1.6.3 所示，归纳迁移学习场景中，这四类迁移方法都适用，推理迁移学习场景中，只有示例迁移与特征表示迁移适用，而无监督迁移学习场景中，只有特征表示迁移适用。具体的应用细节不再赘述，参见文献 [38][39]。

在实际应用中，如果目标域缺少标记样本时，迁移学习非常有用。目前 Github 上已经有很多针对不同数据集的预训练神经网络模型，包括 VGG、ResNet、Inception Net 等。

本章小结

（1）深度学习的开源资源

深度学习有很多开源框架，下表列举了一些重要的资源，供读者参考。

框架名称	说明
Tensorflow	谷歌基于 DistBelief 进行研发的第二代人工智能学习系统，它是一个开源软件库，使用数据流图进行数值计算
Torch	以 lua 作为编程语言，支持主流的机器学习算法，提供类似 Matlab 的环境
PyTorch	PyTorch 是一个基于 Torch 的 Python 开源机器学习库，用于自然语言处理等应用程序
Caffe	全称为 convolutional architecture for fast feature embedding，由伯克利大学 AI 研究所开发，是一个以表达、速度和模块化为重心的深度学习框架
Theano	由蒙特利尔大学 MILA 实验室开发，以 Python 编写的 CPU/GPU 符号表达式深度学习编译器
KERAS	基于 Theano 深度学习库
Lasagne	是一个基于 Theano，用于建立和训练神经网络的轻量级库
DL4J (DeepLearning4J)	一套基于 Java 语言的神经网络工具包，可以构建、定型和部署神经网络
Chainer	基于 GPU 的神经网络框架
CNTK（Microsoft）	微软研究院开发的深度学习工具包
MXNet	MXNet 是一个旨在提高效率和灵活性的深度学习框架

其中，PyTorch 是学术界流行的开源框架，Tensorflow 是工业界广泛使用的框架。文献 [40] 列出了很多深度学习标准数据集，包括图像分类、文本分类、语言模型、图像标题、机器翻译、问题解答、语音识别、文档摘要、情感分析等，不再赘述。

(2) 深度学习历史回顾

迄今为止，深度学习伴随着人工智能的发展，经历了三次研究浪潮。第一次是 20 世纪 40 ～ 60 年代，以 1956 年 8 月在美国召开的达特茅斯会议为标志，宣告了人工智能（AI）的诞生，深度学习的雏形在控制论（cybernetics）中孕育。其中，McCulloch 与 Pitts 提出的神经元模型 [41]，Rosenblatt 提出的第一个感知机模型 [42]，Widrow 与 Hoff 等人提出的自适应线性模型以及随机梯度下降（SGD）训练算法 [43]，都是这一时期的代表性成果。时至今日，SGD 算法仍然是深度学习的主要训练算法。但线性模型存在很多局限，特别是著名的 AI 学者 Minsky 批评线性模型无法学习异或（XOR）函数 [44]，导致了神经网络热潮的第一次大衰退。

第二次浪潮表现为 1980 ～ 1995 年的联结主义方法。在认知科学背景下，人们笃信将大量简单计算单元连接在一起可以实现智能行为，由此引入了分布式表示的关键概念，成为今天 DNN、CNN 等深度网络提取与分解数据样本特征的基本思想。第二个重要成就是 Rumelhart 等人 [45]、LeCun 等人 [10] 提出的反向传播算法，能够训练具有一两个隐藏层的神经网络模型。反向传播算法仍然是深度学习模型最重要的训练方法。另外，Hochreiter 与 Schmidhuber 引入了 LSTM 网络 [24]，解决了序列建模难题，也是非常重要的进展。

在此期间，机器学习的其他领域也取得了快速进步。其中的代表技术包括：核方法中的支持向量机（SVM）；Pearl [46] 与 Jordan 等人 [47] 建立的图模型方法，包括贝叶斯网络（有向图）与马尔可夫随机场（无向图）。特别是贝叶斯网络上的置信传播（belief propagation, BP）算法框架，被引入信道编码领域，成为 Turbo/LDPC 码译码算法的统一框架。这是通信与 AI 两大领域交叉融合的一个典型事例。

20 世纪 90 年代中期，人工智能创业公司开始寻求投资，但当时的技术储备难以满足不切实际的目标，特别是日本第五代计算机研发的失败，导致了神经网络热潮的第二次衰退，并一直持续到 2007 年。

第三次浪潮开始于 2006 年，以深度学习之名复兴多层神经网络。Geoffrey Hinton 提出的深度信念网络（deep belief network）[48]，采用了逐层预训练策略，第一次解决了多层神经网络训练收敛困难的问题，并被迅速应用到其他各种网络模型中。特别是 2012 年的 ImageNet 图像识别大赛中基于多层神经网络的 AlexNet，超越了传统机器学习与计算机视觉方法，标志着深度学习应用的重大突破。

另一代表性成果是 2016 年，DeepMind 团队引入深度强化学习，首先开发了 AlphaGo、AlphaZero 等系列围棋算法，成功击败围棋世界冠军，进一步开发了 AlphaStar 人工智能算法，在没有任何游戏限制的情况下，排名超过 99.8% 的活跃玩家，达到星际争霸 2 的人类顶级水平。

实际上，第三次浪潮的算法基础理论，包括反向传播与强化学习都来自第二次浪潮。只不过当时既缺乏海量数据样本，又缺乏计算机处理能力，但关键是人们没有在思想上认识到深度学习的突破就在眼前。在探寻人类智能奥秘的征途中，深度学习走在人工智能科学发展的前沿。

(3) 深度学习的优势

回顾最近 15 年的研究进展，可以把深度学习的优势归纳为三个方面。

① 非线性机制契合神经科学原理　神经科学为深度学习带来了重要的设计灵感。一个典型示例就是现代卷积神经网络，受哺乳动物视觉系统的结构启发，引入了处理图片的多层网络架构。进一步，大多数神经网络模型都包含 Sigmoid、ReLU 等类型的激活函数，这样的非线性单元直接借鉴了大脑神经元的处理机制。但人类对大脑工作机制仍然处在探索初期，因此深度学

习与大脑只存在一定相似性，并非越接近真实神经网络，深度学习模型性能越好。归根到底，非线性机制为神经网络提供了更大的优化空间，是深度学习取得成功的重要保证。

② 数据驱动革新信息处理方法论　传统的信息处理方法大多是模型驱动，即假设数据概率分布，建立信号优化模型，设计求解算法。对于行为简单的系统或有明确关联的场景，这种方法能够获得令人满意的优化效果。但对于复杂信源、高度不确定场景，先验的模型难以完全匹配实际情况，往往导致性能偏差。深度学习采用数据驱动的处理方法，带来了复杂信息处理的革命。例如，DNN、CNN 等多层神经网络模型，从大量样本中逐层抽象，感知高维数据特征；GAN 网络通过生成器与鉴别器的博弈，提取数据样本中的高层特征；深度强化学习基于数据训练，优化智能体在动态环境的行为策略。由此可见，数据驱动是深度学习的方法论创新，符合科学研究"第四范式"的精髓。

③ 多样性方法扩展智能技术应用　如今，人工智能的主要处理对象包括文本、语音与视频等媒体内容识别与转换，以及机器人与自动控制策略。深度学习为自然语言处理、计算机视觉、自动控制等智能应用提供了多样化、系统化的方法体系。得益于众多 AI 研究人员的共同努力，在多国科研战略与工业界投资驱动下，深度学习呈现出应用牵引研究的发展趋势。各种新模型、新结构与新方法层出不穷，在智慧医疗、机器翻译、语音识别、计算机视觉等领域取得了令人瞩目的成就。

（4）深度学习的局限

当然，深度学习还存在一些局限，学术界达成共识的主要问题列举如下。

① 复杂非线性模型缺乏成熟理论解释　基于多层神经网络的深度学习方法在文本、语音与图像识别领域取得了巨大成功，标志着人工智能技术取得了重大突破。但深度学习的理论解释存在两大问题，即"黑箱"问题与"相关性"问题。

所谓"黑箱"问题是指，现有深度学习模型都是基于半经验构建，对于神经网络层数与神经元的非线性结构，难以给出理论解释。并且，由于缺乏明确的理论指导，神经网络成为一个"黑箱"，其结构的优化高度依赖研究人员的经验与技巧。本质上，神经网络是针对典型信源——文本、语音与图像，从数据样本中提取与辨识特征信息，学习信源中蕴含的知识结构，从而获得智能的方法。

这个过程中最关键的问题是如何度量深度学习获取的信息。认识论指出，信息可以划分为语法、语义与语用三个层次。香农创立的经典信息论主要以概率论为工具，对语法信息进行建模与分析，在通信领域中获得了巨大成功。但人工智能系统，不仅依赖于语法信息，更倚重语义与语用信息，其解释与优化，必须突破经典信息论的限制，在广义信息论框架下，建立融合语法与语义的广义信息测度方法。

所谓"相关性"问题是指，现有深度学习模型通过海量数据训练，找到隐藏的数据间关联规律。一般地，这种相关性分析能够从海量无结构数据中发现相互影响的因素，但在特定条件下，则可能给出片面结论。例如一个著名的反例：用神经网络建模农场的公鸡打鸣与太阳升起之间的关系，必然发现二者密切关联，但实际上这是两个独立事件。正如图灵奖得主 Judea Pear 指出的：深度学习所取得的所有令人印象深刻的成就都只是曲线拟合。

这种相关性拟合，在测试条件比较理想时，能够获得较好性能，但如果测试环境非理想或突变，则可能发生无征兆的系统振荡甚至崩溃，也就是健壮性较差。在迁移学习与对抗学习中，这种问题尤为严重。为了克服上述问题，Judea Pear 指出必须用"因果性"分析代替"相关性"

分析，深入信源本身，对语义信息的获取、变换、解析等行为进行定量度量，从而构建基于因果性推理的智能框架。

由此可见，广义信息论是人工智能的基础理论，引入融合语法及语义的广义信息测度方法，构建广义信息获取与变换的优化框架，对于夯实深度学习的理论基础极其重要。

② 大数据量训练耗费巨量计算资源 深度学习的网络规模正在迅速增长，可能是人类有史以来最复杂的研究对象。为了获得满意的性能，深度学习需要海量的标记数据以及强大的计算能力。数据标记是一项费时费力的工作，尤其是在高度动态与复杂场景下，海量数据处理已经接近处理极限。而 GPU 的强大算力虽然还能暂时满足现有深度学习模型的需求，但能耗超高、存储巨大，计算效率的潜力迟早会被挖掘殆尽。

对比人脑的学习，少量样本、极低能耗、快速响应的特点与深度学习迥然不同。由此可见，深度学习本质上还是一种信号处理技术，只借鉴了一些大脑神经元工作机制，与真正的人脑学习相差甚远。深度学习还需要进一步探究人脑学习的本质，以再掀起一次研究方法的革新。

③ 高度定制欠缺稳定性与泛化能力 现代深度学习模型都是高度定制化的，大多需要针对确定性任务，进行海量数据训练，提升稳定性与泛化能力，这是深度学习亟待解决的基础问题。已有研究表明，在图像识别任务中，训练非常充分的神经网络，只要改变一两个关键像素，则识别准确率会大幅下降 50% 以上。这说明对抗样本或环境变化的深度学习方法需要进一步加强。

另外，迁移学习的理论与方法还不够完备。已有网络模型只能在有明确相关性的数据域或学习任务之间迁移，远远达不到通用学习的目标。与之相反，人脑可以在完全不同的学习任务之间无缝切换，甚至发现不同领域之间隐秘的关联，这也是人脑创造力的体现。由此可见，迁移学习理论还需要进一步发展，启发式通用性的学习方法是未来重要的研究方向。

参考文献

[1] Mitchell T M. Machine learning [M]. New York: McGraw-Hill, 1997.

[2] Goodfellow I, Bengio Y, Courville A. Deep learning [M]. Cambridge: MIT press, 2016.

[3] LeCun Y, Bottou L, Orr G. Neural networks: tricks of the trade [M]. Berlin: Springer, 2012.

[4] Xavier G, Bengio Y. Understanding the difficulty of training deep feedforward neural networks [C]//International conference on artificial intelligence and statistics. 2010.

[5] He K, Zhang X, Ren S, et al. Delving deep into rectifiers: surpassing human-level performance on imagenet classification [C]// IEEE International Conference on Computer Vision (ICCV), 2015.

[6] Lavin A, Gray S. Fast algorithms for convolutional neural networks[C]//IEEE Conference on Computer Vision and Pattern Recognition (CVPR), 2016: 4013-4021.

[7] Ruder S. An overview of gradient descent optimization algorithms [J]. arXiv preprint arXiv:1609.04747, 2016.

[8] Kingma D P, Ba J L. Adam: a method for stochastic optimization [C]//International Conference on Learning Representations (ICLR), 2015: 1-13.

[9] Fukushima K. Neocognitron: a hierarchical neural network capable of visual pattern recognition [J]. Neural networks,1988, 1(2): 119-130.

[10] LeCun, Y, Bottou L, Bengio Y, et al. Gradient-based learning applied to document recognition [J]. Proceedings of the IEEE, 1998, 86(11): 2278-2324.

[11] Krizhevsky A, Sutskever I, Hinton G E. ImageNet classification with deep convolutional neural networks [C]//Conference on Neural Information Processing Systems (NIPS), 2012: 1106-1114.

[12] Karen S, Zisserman A. Deep convolutional networks for large-scale image recognition [J]. arXiv preprint arXiv:1409.1556, 2014.

[13] Lin M, Chen Q, Yan S. Network in network [J]. arXiv preprint arXiv: 1312.4400, 2013.

[14] Szegedy C, Liu W, Jia Y, et al. Going deeper with convolutions [C]//IEEE Conference on Computer Vision and Pattern Recognition (CVPR), 2015.

[15] He K, Zhang X, Ren S, et al. Deep residual learning for image recognition [C]//IEEE Conference on Computer Vision and Pattern Recognition (CVPR), 2016.

[16] Huang G, Liu Z, Maaten L, et al. Densely connected convolutional networks [C]//IEEE Conference on Computer Vision and Pattern Recognition (CVPR), 2017.

[17] Gustav L, Maire M, Shakhnarovich G. FractalNet: ultra-deep neural networks without residuals [J]. arXiv preprint arXiv:1605.07648, 2016.

[18] Zhang X, Li Z, Loy C, et al. Polynet: a pursuit of structural diversity in deep networks [J]. arXiv preprint arXiv:1611.05725, 2016.

[19] Alom M Z, Hasan M, Yakopcic C, et al. Improved inception-residual convolutional neural network for object recognition [J]. arXiv preprint arXiv:1712.09888, 2017.

[20] Bengio Y, Lamblin P, Popovici D, et al. Greedy layer-wise training of deep network [C]//Conference on Neural Information Processing Systems (NIPS), 2006: 153-160.

[21] Kingma D P, Welling M. Stochastic gradient VB and the variational auto-encoder [C]//International Conference on Learning Representations (ICLR), 2014.

[22] Sara S, Frosst N, Hinton G E. Dynamic routing between capsules [C]//Conference on Neural Information Processing Systems (NIPS), 2017.

[23] Gers F A, Schmidhuber J. Recurrent nets that time and count [C]//Proceedings of the IEEE-INNS-ENNS International Joint Conference on Neural Networks (IJCNN), 2000.

[24] Gers F A, Schraudolph N N, Schmidhuber J. Learning precise timing with LSTM recurrent networks [J]. Journal of machine learning research, 2002, 3: 115-143.

[25] Chung J, Gulcehre C, Cho K H, et al. Empirical evaluation of gated recurrent neural networks on sequence modeling [J]. arXiv preprint arXiv:1412.3555, 2014.

[26] Goodfellow I, Abadie J P, Mirza M, et al. Generative adversarial nets [C]//International Conference on Neural Information Processing Systems, 2014: 2672-2680.

[27] Salimans T, Goodfellow I, Zaremba W, et al. Improved techniques for training GANs [J]. arXiv preprint arXiv:1606.03498, 2016.

[28] Radford A, Metz L, Chintala S. Unsupervised representation learning with deep convolutional generative adversarial networks [J]. arXiv preprint arXiv:1511.06434, 2015.

[29] Hong Y, Hwang U, Yoo J. How generative adversarial networks and their variants work: an overview [J]. arXiv preprint arxiv:1711.05914, 2019.

[30] Perarnau G, Weijer J, Raducanu B, et al. Invertible conditional GANs for image editing [J]. arXiv preprint arXiv:1611.06355, 2016.

[31] Esteban C, Hyland S L, Rätsch G. Real-valued (medical) time series generation with recurrent conditional GANs [J]. arXiv preprint arXiv:1706.02633, 2017.

[32] Isola P, Zhu J Y, Zhou T, et al. Image-to-image translation with conditional adversarial networks [C]//IEEE Conference on Computer Vision and Pattern Recognition (CVPR), 2017.

[33] Karras T, Laine S, Aila T. A style-based generator architecture for generative adversarial networks [J]. arXiv preprint arXiv:1812.04948, 2018.

[34] Li Y. Deep reinforcement learning: an overview [J]. arXiv preprint arXiv:1701.07274, 2017.

[35] Silver D, Huang A, Maddison C J, et al. Mastering the game of Go with deep neural networks and tree search [J]. Nature, 2016, 529(7587): 484-489.

[36] Mnih V, Kavukcuoglu K, Silver D, et al. Human-level control through deep reinforcement learning [J]. Nature, 2015, 518(7540): 529-533.

[37] 刘全，翟建伟，章宗长，等．深度强化学习综述 [J]. 计算机学报，2017, 40(1): 1-26.

[38] Pan S J, Yang Q. A survey on transfer learning [J]. IEEE Transactions on Knowledge and Data Engineering, 2010, 22(10): 1345-1359.

[39] Zhuang F, Qi Z, Duan K, et al. A comprehensive survey on transfer learning [J]. arXiv preprint arXiv: 1911.02685v2, 2019.

[40] Alom M Z, Taha T M, Yakopcic C, et al. The history began from AlexNet: a comprehensive survey on deep learning approaches [J]. arXiv preprint arXiv: 1803.01164, 2018.

[41] McCulloch W, Pitts W. A logical calculus of ideas immanent in nervous activity [J]. Bulletin of Mathematical Biophysics, 1943, 5: 115-133.

[42] Rosenblatt F. The perceptron: a probabilistic model for information storage and organization in the brain [J]. Psychological Review, 1958, 65: 386-408.

[43] Widrow B, Hoff M E. Adaptive switching circuits [J]. IRE Wescon Convention Record, 1960, 4: 96-104.

[44] Minsky M L, Papert S A. Perceptrons [M]. Cambridge: MIT Press, 1969.

[45] Rumelhart D E, Hinton G E, Williams R J. Learning representations by back-propagating errors [J]. Nature, 1986, 323: 533-536.

[46] Pearl J. Probabilistic reasoning in intelligent systems: networks of plausible inference [M]. San Francisco: Morgan Kaufmann, 1988.

[47] Wainwright M J, Jordan M I. Graphical models, exponential families, and variational inference [J]. Foundations and Trends in Machine Learning, 2008, 1(1/2): 1-305.

[48] Hinton G E, Osindero S, Teh Y. A fast learning algorithm for deep belief nets [J]. Neural Computation, 2006, 18(7): 1527-1554.

习　题

1.1 简述机器学习与深度学习的分类。

1.2 简述监督学习、半监督学习与无监督学习的特点与异同。

1.3 任意选取一个公开数据集，采用 Python 或 Matlab 编程实现 K-means 算法。

1.4 针对同一个公开数据集，采用 Python 或 Matlab 编程实现决策树与支持向量机算法，并比较两种算法的性能差异。

1.5 给定激活函数 Sigmoid、tanh 以及 ReLU，推导这三种函数的梯度，并用 Matlab 画图。

1.6 给定均方误差代价函数，推导权重矩阵与偏置向量的梯度表达式。

1.7 给定交叉熵代价函数，推导权重矩阵与偏置向量的梯度表达式。

1.8 用 Matlab 编程，实现二维卷积运算。

1.9 分析 LeNet 网络的参数规模与计算复杂度。

1.10 基于 Pytorch 开源框架，设计 ResNet-50 网络，并应用公开数据集，测试网络性能。

第 **2** 章

智慧医疗信息系统

随着智能信息时代的到来，人工智能技术的进步革新与医疗行业的融合逐渐深入，智慧医疗信息系统应运而生，源于技术发展的医疗制度变革以破竹之势席卷全国。采用人工智能、大数据、物联网、高速无线通信等新技术的智慧医院建设已成为趋势。与人类健康密切相关的医疗健康行业产生了信息量大、类型多样的医疗大数据，为使信息处理高效有序，保障病人顺利就诊，为医疗应用提供知识支撑，拥有完善的智慧医疗信息系统成为现代医疗机构的迫切需求。

本章简要介绍智慧医疗信息系统的概念与特征。围绕智慧医疗中的人工智能理论与算法，首先简述医疗大数据的概念，重点介绍医院信息系统、影像存储与传输系统、实验室信息系统，然后介绍与人工智能技术密切相关的多种医学影像技术，指出当前医学影像数据在智慧医疗体系中的应用，最后讲解人工智能技术在医疗健康业务领域中的应用。

2.1 医疗信息与医疗系统

本节从最核心的医疗大数据出发，描述智慧医院的信息产生、传输、存储、分析、应用的情况，然后介绍医院数据的主要来源和管理平台，即医院信息系统、影像存储与传输系统，以及实验室信息系统，阐明智慧医疗信息系统的核心观念。

2.1.1 医疗大数据

在个人的全生命周期中，就诊、住院、体检以及运动等有关健康的活动中产生的数据，都属于医疗大数据的范畴。随着信息化的到来，医疗数据已经从早期的人工记录转为数字化、自动化的采集和存储。而互联网与通信技术的快速革新，使得医疗数据的来源逐渐多样化，采集和传输速度迅猛增加。当前，得到全面推广应用的电子病历，数字化、高清化的医学影像图片，长时间、大容量的手术视频与保健视频，从智能可穿戴设备中采集的人体体征数据，以及医药企业与学术机构的研究资料等，各种来源各种类型的医疗数据洪流滚滚而来。通过对非结构化的医疗大数据进行挖掘和分析，提取出其中蕴含的医学信息，将为临床决策、辅助治疗、健康管理、药物研发等众多医疗行业应用提供关键数据价值。

（1）医疗大数据生命周期

医疗大数据是指通过电子病历、病案监测、生物数据、公共卫生信息、医疗保险数据等多渠道获取到的数据，通过自然语言处理、图像分析、视频检测等技术进行数据的挖掘和分析，在临床决策、辅助治疗、药物研发、疾病监控和健康管理等领域有着广泛应用[1]。医疗健康大数据具有数据体量巨大、增长处理速度快、数据结构多样化和价值密度低等特征，因此采集、转化、分析、应用医疗大数据的速度和能力，已经成为信息化与智能化时代下医疗行业前进发展的核心动力。

医疗大数据的整个生命周期从数据的采集开始，依次经过存储传输、清洗加工、挖掘分析、数据应用等数据处理流程，数据的流动变化情况以图 2.1.1 沙漏模型的形式进行展现。医疗数据的来源是各类医院信息化系统、传感器、智能可穿戴设备、制药企业、科研机构等。采集到的医疗大数据以相应的结构和规范存储在本地的数据库或云平台中，通过互联网、无线通信等方式进行数据的可靠传输。医疗大数据包含文本、图片、视频等数据类型，单一数据类型遵循的数据标准与规范也不尽相同，采集到的多标准、多规范、多模态的数据需要经过清洗和加工，以形成结构化的数据表征形式。数据挖掘、深度学习等新兴技术的发展，为大数据中信息的分析和提取提供了更高效便捷的方法，能够从海量数据中挖掘出关键医学知识。最终利用大数据分析获取的知识，指导医疗健康行业产生实际应用价值。

医疗大数据的生命周期可看作数据的采集、治理和应用三个方面，其状态变化遵循图 2.1.1 中从医疗数据形成医疗知识，以医疗知识指导医疗行动的过程。通过对海量、多来源、多模态的数据进行采集、存储、开发和应用，可以从中发现新知识，创造新价值，提升新能力，从而进一步反哺医疗健康服务产业。

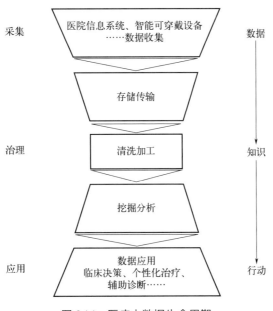

图 2.1.1　医疗大数据生命周期

（2）医疗大数据的特点

医疗大数据在强调大数据共有的规模性（volume）、多态性（variety）、高速性（velocity）

特点的同时，又由于其背景和来源的特殊性，衍生出价值密度低、隐私性强等特点 [2]：

① 数据规模大。以电子病历、医学影像、化验检查、住院记录、随访记录为代表的临床医疗大数据呈指数趋势迅猛增长；近年来智能可穿戴式的设备逐步成熟，收集了心跳、呼吸、血压、睡眠等大量表征个体健康的数据；人们在互联网中浏览、搜索、咨询、交流疾病健康问题，也积攒了蕴含医学价值的海量数据。

② 数据多态化。医疗数据中包含电子病历、门诊记录等文本类数据，检验指标、生命体征等数值型数据，CT、核磁共振图像、眼底图像等图片类数据，以及手术视频等影像类数据。在这些数据中，又由于不同医生、不同型号设备、不同医疗机构、不同地区之间没有统一规范的标准，收集到的数据形式异源异构。

③ 数据高速性。医疗数据的产生速度快、增长速度快、处理速度快。随着 5G 等新一代无线通信技术的普及，医疗数据的传输和响应速度达到新的水平。临床中的诊断和处方数据、智能可穿戴设备中的人体健康数据等都以实时或在线的方式产生、传输、处理。

④ 价值密度低。医疗数据中存在大量相同或类似的信息，以及众多无效信息，在患者产生的大量医疗和健康数据中，仅有少数指标或特征与疾病相关，如何从低价值密度的医疗大数据中提取关键因素是医疗数据挖掘的难点和重点。

⑤ 数据隐私性强。医疗数据属于患者的隐私信息，电子病历、健康监测等记录中通常包含患者的身份、联系方式、地址、所患疾病等敏感信息。使用医疗大数据首先需要征得患者的知情同意，对隐私信息进行脱敏处理，在传输过程中注意对医疗数据的保密。

（3）医疗大数据面临的挑战

医疗大数据面临的挑战与其特点息息相关，在完成大数据的采集后，想要从中挖掘出医疗大数据的价值，面临的挑战主要集中在以下几个方面：

第一，不同来源的医疗数据难以实现互联互通。医疗大数据来自不同的领域和机构，分布在不同的数据库中，包括医院的电子病历、影像资料，政府卫生部门采集的居民健康档案，可穿戴设备收集的人体运动行为数据等。当前不同机构之间的信息化水平不同，使用来自不同厂商的不同设备，这些不同设备产生的数据难以统一整合。即使在同一家医院内部，不同科室间也存在多个信息化系统，医疗数据在同一家医院内也难以实现完全的互通共享 [3]。

第二，医疗大数据中包含文本、图像、视频等多模态的数据类型，呈现非结构化的数据特点。文本信息包含电子病历、门诊问答、化验记录、随访记录等多个来源的数据，这些数据包含大量的冗余性和不完整性。图像和视频数据在不同器官不同疾病间的特征也不尽相同。如何对这些异源异构的多模态数据进行融合处理，从中挖掘出有价值的医疗信息，是目前面临的一大挑战。

第三，医疗大数据需要重视隐私保护问题 [4]，在医疗大数据生命周期的采集、存储、共享、分析四个过程中，每个环节都存在隐私泄露的风险。挖掘医疗大数据蕴含的价值，需要在不泄露患者隐私的前提下，采用相应的安全防范及隐私保护技术，同时提高医疗数据的利用率。

当前，传统的医学信息处理方式已经难以适应医疗大数据快速增长带来的风险与挑战，医疗大数据需要与机器学习、数据挖掘、5G/B5G（beyond 5G）通信等新一代信息处理方法相融合，提升对大数据的采集、清洗、治理和分析的能力，为医疗机构、临床医务人员以及患者提供医学知识引导和辅助决策。

（4）医疗大数据的治理方案

数据治理是权威性的组织机构管理数据的一种方法，包括在数据管理和使用层面进行规划、

监督和执行 [5]。医疗大数据呈现数据量大、数据结构多样化、数据来源分散、数据价值密度低等特点，这些特点导致了医疗数据中存在很多数据治理问题，无法直接进行分析和应用。因此需要提出合适的医疗大数据治理方案，为医疗数据设立规范，对原始数据进行两次处理，为后续的数据分析打下基础，为医疗数据的应用提供便利。

按照治理时间与采集时间的前后关系，医疗大数据的治理可以分为前治理和后治理两种。

前治理致力于保证采集的原生医疗数据的质量。通过设立流程管理规范、信息规范与数据规范，采集到的医疗数据有了明确的定义和标准、清晰合理的存储方式和加工方法。前治理使得数据在整个医疗业务生命周期中的采集、存储、传输、转化等环节均保持规范性和标准性，显著提升了数据质量。

后治理是在数据采集完成后，针对存储在不同数据平台中存在问题的医疗数据，通过清洗、脱敏、筛选、填补等数据预处理方法，结合进一步的数据应用需求，对医疗数据进行标准化和结构化的整合。例如，对电子病历中的症状、疾病史、饮食习惯、手术记录等文本内容进行结构化和标准化处理，对冗余项进行筛选，对随访问卷中的缺失项进行填补，对文本、图片、视频等不同类似数据建立多模态分析模型来提取患者的综合特征。经过后治理的医疗数据应当具有统一的描述和结构化的表征方式，为后续的信息挖掘和应用提供数据支持。

针对医疗大数据的特点及其存在的一系列治理问题，图 2.1.2 给出了一种医疗大数据治理体系的示例。治理方案建立了标准规范的数据架构，统一基础层、中间层和应用层的数据分层架构模型，实现了数据接口与指标的统一。数据集成平台首先基于数据源的各个业务子系统和，采集了多终端、多模态的海量医疗大数据。这些数据的标准化程度较低，通过数据分析和加工工具进行后续的数据清洗和信息提取，建立数据中心进行数据管理。数据服务和应用引擎通过算法服务和应用服务，深度萃取数据价值，建立数据与应用之间的连接，为顶层的各式应用提供支持。

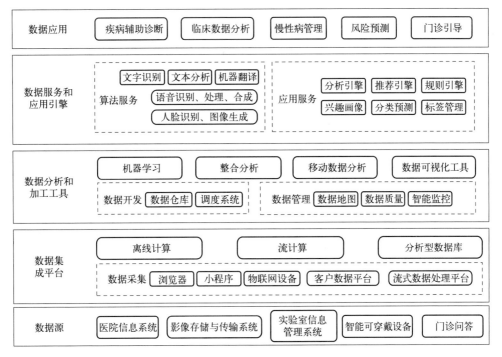

图 2.1.2　医疗大数据治理体系

2.1.2 医院信息系统

医院信息系统（hospital information system, HIS）是指利用计算机软硬件技术、网络通信技术等现代化手段，对医院及其所属各部门的人流、物流、财流进行综合管理，对医疗活动各阶段产生的数据进行采集、存储、处理、提取、传输、汇总，加工成各种信息，从而为医院的整体运行提供全面的、自动化的管理及各种服务的信息系统。在新时代的智慧医疗信息系统中，HIS 已经成为"智慧医院"的核心体现，各类医疗信息围绕 HIS 进行采集与传播。

（1）医院信息系统的基本组成

随着医院信息化建设的不断发展，医院信息系统的子业务功能不断更新。图 2.1.3 展示了现代化医院信息系统的基本构成示例，一个完整的 HIS 由医院管理信息系统（hospital management information system, HMIS）、临床信息系统（clinical information system, CIS）和医院资源规划系统（hospital resource planning, HRP）3 部分组成。

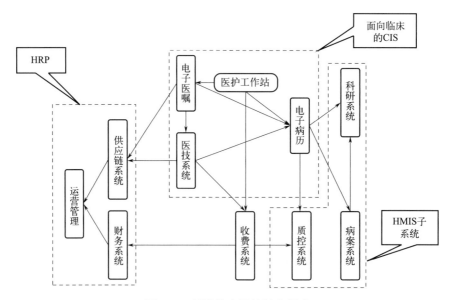

图 2.1.3　医院信息系统基本组成

医院管理信息系统的目标是支持医院的行政管理与事务处理业务，提高医院的工作效率，辅助高层领导决策[6]，如质控系统、科研系统、病案系统等其他事务类系统都属于 HMIS 的范围。HMIS 是医院信息化系统建立和运行的必备基础管理环境，能有效提高医院的行政管理效率，优化业务流程。

医院资源规划系统是在医院信息系统的体系下，融入企业资源管理的理念和技术，形成高效、共享的资源管理平台。医院日常的财务支出与收入系统、管理设备耗材和采购的供应链系统，以及上层的运营管理系统都属于 HRP 的重要组成部分。HRP 在管理医院日常收支的流转和使用情况的同时，将生成一套有效的财务分析报表，为医院的管理决策提供一份明晰的数据报告[7]。

临床信息系统的核心功能在于收集和处理临床流程中产生的各类医生与患者信息，方便医护人员工作，为患者提供有效的支持和服务。医护工作站、医技系统及其所产生的电子医嘱、电子病历等均属于临床信息系统。广义地说，医学影像系统、医学检验系统和远程医疗系统等医疗相关子系统都属于 CIS 范围。CIS 收集临床医学知识，提供临床的引导、咨询、决策，辅助医生进行诊疗和诊断[6]。

（2）智慧医院信息系统的架构

随着"互联网＋医疗健康"理念的提出，云计算、大数据、人工智能、移动通信等新兴技术在市场上逐渐成熟和应用，智慧医院信息系统的建设成为 HIS 发展的新方向。

图 2.1.4 展示了智慧医院信息系统架构的示例，智慧医院将云平台和以 5G/B5G 为代表的移动通信作为系统的核心技术支撑。云平台作为互联网办公系统、远程问诊、远程手术等的数据化操作基础，起到业务支撑平台的作用[8]。公有云平台利用其资源弹性大，处理能力强的特点，承担远程问诊等业务，保证了不同时间段和高峰并发时期的业务访问需求。私有云平台则存储患者的隐私数据信息，将业务数据库等部署在私有云。5G/B5G 通信技术具有低延时和大带宽的特点，能保证医疗系统中海量的数据在云平台和各应用模块间实时可靠传输，也可为在线和实时业务提供技术保障。

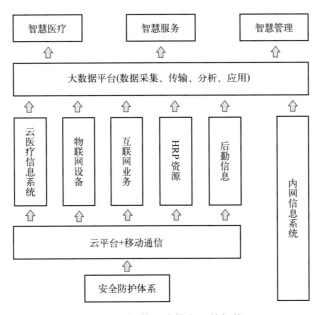

图 2.1.4　智慧医院信息系统架构

安全防护体系是医疗隐私数据在云平台间传输的保障，实现在公有云和私有云间、私有云和内网系统间的隔离和保护，同时也保证各项子业务在网络攻击下的安全运行。云医疗信息系统、物联网设备、互联网业务、HRP 资源、后勤信息等是原生医疗数据的来源地，多模态的数据经由云平台和 5G 通信传输到大数据平台。而大数据平台是医疗数据的承载核心，也是智慧医院的计算中心。大数据平台采集内网、互联网和物联网的海量医疗数据，对这些数据进行结构化和标准化处理，再进一步通过数据挖掘算法萃取医疗数据的价值，提炼关键医学特征，为上层的智慧医疗、智慧服务、智慧管理提供知识基础和决策辅助。

2.1.3　影像存储与传输系统

医学影像存储与传输系统（picture archiving and communication system, PACS）是一种利用医学影像技术、计算机软硬件技术和网络通信技术，实现对医学影像检查设备产生的数字化医学图像信息进行采集、存储、管理、诊断、信息处理的综合应用系统，主要解决医学影像的采集和数字化、图像的存储和管理、数字化医学图像的高速传输、图像的数字化处理和重现、图像信息与其他信息的集成等方面的问题，涉及医学影像学、数字图像处理、网络通信、数据库技术等诸多领域技术[9]。PACS 是医学影像诊断分析的核心承载系统，同时也是医院信息系统的一个重要组成部分。

PACS 实现了影像胶片的数字化存储，彻底改变了胶片影像记录的传统手工方式，解决了冲洗影片程序烦琐的问题。临床医生通过网络终端设备，可以随时查看调用患者的影像资料和分析报告，从而提高医生的工作效率以及医疗服务质量。同时 PACS 建立了数字化的影像数据库，不同科室不同患者的影像资料在 PACS 系统中得到集中管理，消除了胶片存储空间不足、手工查找困难等问题。医学影像数字化后，可以充分使用计算机图像处理的滤波、去噪、增强、缩放等功能，便于本地或异地的临床医生查看病灶部位，为病情提供定量的分析，大幅减少误诊和漏诊情况的发生，同时也为人工智能技术应用与医学图像处理奠定了基础。

(1) 医学影像信息交换标准

医学数字成像与通信标准（digital imaging and communications in medicine, DICOM）是绝大多数医学影像设备和信息系统提供商遵从的国际标准规范，保证了医学影像设备系统间的开放和互连，以及医学影像在不同设备间的可操作性，是 PACS 系统的影像信息交换标准。

在 PACS 发展早期，不同影像设备厂商生成的医学影像设备都使用其专有的图像存储标准，不同设备间的数字化图像无法相互传输、读取和使用，不同的影像标准为医学图像的存储、传输、处理、分析带来阻碍，影响了 PACS 的进一步发展。为了制定统一规范的国际标准，使得不同厂商生产的设备、不同设备生成的医学影像能够无阻碍地传输和交流，国际协会联合制定并推广了一套医学图像的通信标准，即 DICOM 标准。目前该标准已发布至第三版，即 DICOM3.0 标准，已成为医学影像信息学领域的国际通用标准，也是 PACS 所使用的影像输入和输出标准。

DICOM3.0 涵盖了医学数字影像的采集、存储、传输、显示及查询等信息交换的协议；以开放互联的架构定义了医学诊断图像及其相关的分析、报告等信息的对象集，是医学影像信息得以有效获取、归档、处理、分析、共享等的基础，是信息化医学影像系统的诊断和处理中心[9]。

(2) PACS 构架

一个 PACS 的基本系统结构包括图像获取子系统、PACS 控制子系统和图像处理显示子系统，子系统又可以细分成医学图像采集、大数据存储、数据库管理、图像显示和处理、用于传输图像的通信网络等多个单元。同时作为 HIS 的重要子系统，PACS 提供了与医院信息系统的其他子系统、放射科信息系统的数据交互接口，如图 2.1.5 所示。

① 图像采集单元　医学图像采集单元是图像获取子系统的一部分，连接着 X（射）线、核磁共振、超声、核医学、内窥镜等医学影像设备。医学图像采集单元从影像设备采集图像数据，将图像数据转换成 PACS 的标准格式（DICOM3.0），再将采集的图像数据处理和传送到 PACS 控制子系统。根据来源设备的不同，图像的采集可分为数字图像采集、视频图像采集、已存胶片图像的采集等。

② 大数据存储单元　PACS 控制子系统的主要功能有：图像接收、图像存档、图像路由、数据库更新、与 HIS 和 RIS 连接交互等。而大数据存储单元就是 PACS 控制子系统的核心模块，包括了信息数据库和图像数据库。图像数据库由存档服务器、图像数据库和存档库组成。采集计算机从成像设备获得的图像首先送到存档服务器，然后存储在图像数据库和存档库，最后传送到显示终端设备。

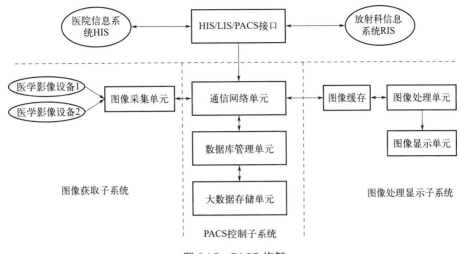

图 2.1.5　PACS 构架

③ 数据库管理单元　数据库管理单元属于 PACS 控制子系统，负责数据存储的管理和信息查询。此单元对不同时期病患信息和图像存档数据的分级管理，确保从成像设备获得的图像信息不被丢失，保证数据的完整性，缩短临床医生对影像数据的访问时间，提高影像服务的工作效率。

④ 图像处理和显示单元　图像处理显示子系统负责与 PACS 控制单元交换信息，对数据存储单元的图像进行查询、分析和处理等，并把处理结果输出到影像显示终端。该单元包括显示预处理器、图像缓存和图像显示工作站。显示预处理器对从 PACS 控制器获取的图像数据进行预处理，依照显示工作站的特性参数和医生指令操作进行图像处理和特征参数计算，将最终处理结果通过显示工作站呈现给临床医生；图像缓存用于存储预处理前后的图像数据；图像显示工作站是影像最终的呈现平台，为临床医生提供交互和操作的窗口。

⑤ 通信网络单元　通信网络单元是 PACS 中各种数字化图像和信息数据交换和传输的通道。医学数据交换标准主要有 HL7（health level seven）和 DICOM。HL7 主要用于文本数据交换，在医院信息系统中广泛使用；而 DICOM 则是 PACS 中图像数据交换的通用标准。

2.1.4　实验室信息系统

实验室信息系统（laboratory information system, LIS），也称为检验科信息管理系统或临床检验系统，主要用于检验各科室及临床实验室，负责医院实验室业务信息的采集、存储、传输、分析和查询，为病情诊断提供分析和支持，是医院信息系统的重要组成部分。LIS 围绕实验室的核心业务展开，通过建立以实验室为中心的管理体系，集样品管理、资源管理、事务管理、数据管理、报表管理等诸多功能于一体，组成一套完整的实验室综合管理和质量监控系统。

LIS 为检验科提供了信息存储、交换和统计分析的网络化平台，保证实验室质量管理符合规范，实现了检验科全环节全业务的信息化管理，提高了检验科技师的工作效率，同时缩短了病人检验时间，减少交叉污染的机会，为临床医生提供了快速查看分析检验报告的途径，辅助临床医生进行医疗诊断[10]。

（1）LIS 的工作流程

LIS 的基本工作流程如图 2.1.6 所示。首先基于 HIS 系统中的门诊或住院子系统，由医生工作站提交检验申请，生成患者的化验标签与编码。LIS 系统将患者信息与检验仪器相匹配，交由病区护士、检验中心等采集样本。检验仪器设备根据 HIS 获取工作内容，对样本进行检验分析和处理，生成临床检验数据并实时送入数据库，结合患者的基本数据产生完整的检验数据，生成最终的检验报告。存入数据库的检验报告还将提交给 HIS，从而为医生、护士以及患者提供方便的查询和分析，有效减轻检验技师和医护人员的工作负荷，大幅提升检验科的工作效率。

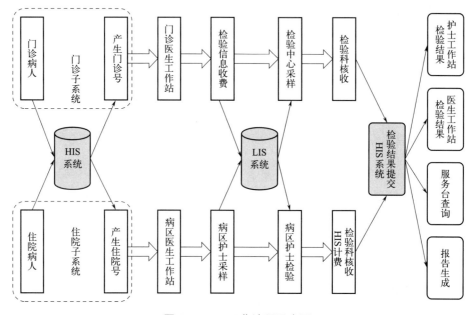

图 2.1.6　LIS 工作流程示意图

(2) LIS 的主要子系统

LIS 的基本目的是处理 HIS 提出的检验申请，由各检验仪器分析检验数据后生成检验结果，将检验数据和结果存入数据库，经审核后供医生等查询和打印检验报告。根据 LIS 的功能和需求，LIS 主要由以下四个子系统组成：

① 检验业务子系统　检验业务子系统是 LIS 的核心功能，依照检验业务流程，包含检验申请、数据采集、样本核收、检验计费、样本检验、结果审核、报告分布、统计查询等多个关键系统功能，是运行最为频繁的模块。

② 质量控制子系统　质量控制子系统包含检验前、检验中、检验后三部分的质量控制。检验前质量控制指样本采集和传输过程中的质量控制，设置样本采集的基本规范准则；检验中质量控制指样本检验分析时的质量控制，例如接收分析仪器的质控结果、自动判断仪器的实时状态；检验后质量控制指样本检验结果审核时的质量控制，如超限结果的自动审核、数据合理性的审核、病人检查结果的动态分析等。

③ 检验科管理子系统　检验科管理子系统包含检验仪器的管理和检验试剂的管理。检验仪器管理包括维护仪器的基本信息，记录仪器使用、维护、保养的情况等；检验试剂管理包括例如实现与药房、药库、试剂库等系统间的调拨，提供试剂的入库、出库、报损、查询等。

④ 数据维护子系统　数据维护子系统主要指数据字典的维护，其中核心字典包括申请项目字典、报告项目字典等，辅助字典包括检验单定义、标本字典等，此外数据字典还包括分类字典、特殊结果处理字典等。

2.2　医学影像

医学影像是指为了医疗或医学研究，对人体或人体某部分，以非侵入方式取得内部组织影像的技术与处理过程。本节将围绕超声（ultrasound, US）成像、X 线电子计算机断层扫描（computed tomography, CT）、磁共振成像（magnetic resonance imaging, MRI）等常用医学影像技术，介绍其成像原理和影像特点，为后续的智能影像分析奠定基础。

2.2.1　超声成像

超声波是指声源振动频率在 20000Hz 以上所产生的超过人耳听觉范围上限的声波。超声成像是一种利用超声波束扫描人体，通过对反射信号的接收、处理，以获得体内器官图像的技术，已经成为临床实践中最常用的成像方式之一。作为医学影像诊断的重要组成部分，超声成像常用来判断病人内脏器官的位置、大小、形态，确定病灶的范围和物理性质，在眼科、心血管科、消化科、泌尿科、妇产科等科室的应用十分广泛[11]。

（1）超声成像原理

超声成像的基本原理与超声波的物理特性和人体组织对入射超声波所产生的多种物理现象有关，如超声波的指向性，超声波的反射、折射与散射，超声波在介质中的衰减与吸收、多普勒效应等。

当发射的超声波在人体内传播时，超声波经过不同的器官和组织，其中包括正常与病变的组织。在这些组织和器官的多层界面处，由于每一界面两侧介质的声阻抗不同而发生不同程度的反射与散射。这些反射与散射形成的回声，以及超声波在传播中所经过不同组织的衰减信息，经过接收、放大和处理后以图像或波形的形式进行显示，形成声像图。这即超声成像的基本原理。

超声成像依据采用的超声仪器不同而分多种类型，常见的有 A 型、二维、M 型和 D 型。A 型超声是出现最早的超声成像技术，将声波在组织上的回波信息按距离分布以幅度调制的方式进行显示，从回波的幅度、相位、形状等来对内脏器官进行检测及对相关病变分析进行进一步诊断，是现代各种超声成像的基础。二维超声又称为 B 型超声，简称 B 超，采用多个声束对器官的切面进行检查，每条声束的所有回声均有回声时间和强弱，依此来组成该切面的二维图像。M 型超声与二维超声相似，不同之处在于其采用单声束检查，在 M 型声像图上，纵坐标代表回声深度，横坐标代表时间，由此得到观察部位不同深度组织回声随时间的变化曲线，是二维超声的特殊显示形式，常用于检查心脏结构与运动变化等。而 D 型超声是根据超声多普勒原理制成的，也称多普勒超声，包括频谱多普勒超声和彩色多普勒血流成像。

（2）超声成像性能与特点

超声成像有其独特的优势和不足之处。主要优势有：超声波属于机械波，与 CT、X 线等方法相比，不含放射性元素，安全性高；超声检查能够动态检测、实时观察，可以显示器官运动功能和血流动力的状况和变化，随时获取身体各部位任意方向的断面成像，同时得到功能上和形态学的信息；超声检测设备与其他大型影像设备相比，检查便捷、易于操作，能够及时进行检测，并快速得到检测结果。

同时，超声成像也有其局限性，例如：骨骼、肺、肠道内的气体对超声波的全反射会影响检测的效果，限制这些部位在超声检测中的应用；声像图显示的解剖范围有限，成像清晰度较低；临床超声的检测效果很大程度上依赖于操作医师的技术水平。

2.2.2 X 线成像

自 1895 年德国物理学教授伦琴发现 X 线不久，X 线即被用于人体疾病检查，从而开创了医学影像诊断的先河。因此 X 线应用于临床疾病诊断已经有百余年的历史，至今还是医学影像检查的重要组成部分，在现代成像技术中仍占有重要地位。

（1）X 线成像原理

X 线实际上是一种波长极短、能量很大的电磁波。X 线具有穿透性、荧光效应和感光效应，而人体各部分组织结构之间的固有密度和厚度存在差异。当 X 线穿透人体密度和厚度不同的组织时，会发生不同程度的吸收，结果到达荧屏或胶片的 X 线量，就会出现差异，在荧光效应和感光效应的作用下，这种差异在荧屏或胶片上就会形成不同明暗或黑白灰度的对比影像 [11]。

人体组织结构可以根据密度划分为三大类。其中高密度组织，如骨骼等，对 X 线吸收多，透过的 X 线少，因此在胶片上呈白影；中密度组织如实质器官、肌肉、结缔组织及体液等，X 线透过量多于高密度组织，在胶片上呈现灰影；而低密度组织如含气体的肺、脂肪组织、胃肠道等，透过的 X 线最多，呈黑影。此外，透过的 X 线量还与结构组织的厚度密切相关，结构厚度越大，透过的 X 线就越少，图 2.2.1 展示了手部 X 线影像及关键部位结构图。

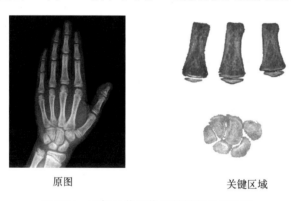

原图　　　　　　　　　　　　　　关键区域

图 2.2.1　手部 X 线影像及关键部位结构图

应用 X 线对病人进行疾病诊断时，如果病人的组织结构发生病理改变，那么病变组织固有的密度和厚度就会变化，在这种改变达到一定程度后，病人 X 线图像上的黑白灰度对比就会发生变化，呈现与正常组织不同的图像特征，从而为病灶分析诊断提供依据。

（2）X 线成像性能与特点

X 线依据设备的不同而有不同的性能表现，通常可以分为传统 X 线设备和数字化 X 线设备。应用传统 X 线设备时，是以胶片为载体，对透过人体的 X 线进行采集和显示。数字化 X 线设备包括计算机 X 线成像（computer radiography, CR）设备和数字 X 线成像（digital radiography, DR）设备。应用数字化 X 线设备进行成像时，均需要对透过人体的 X 线信息进行像素化和数字化处理，再经计算机系统进行各种处理，最后转化为模拟 X 线图像。相比于传统 X 线设备，数字化 X 线设备具有降低 X 线辐射量，提高图像清晰度，图像的数字化信息偏于显示、存储、传输等特点，还具有滤波、增强、边缘锐化、减影等多种图像处理功能。

X 线图像主要具有两大特点。其一是图像上的黑白灰度反映的是组织结构的密度与厚度。X 线图像上的黑影、灰影、白影，分别对应人体结构的高密度、中密度和低密度区域。这种影像密度与人体结构组织密度具有一致性关系，因此当患者病变造成影像密度改变时，反映出对应部位组织结构密度的改变。其二是 X 线图像是组织结构影像的叠加图像，X 线图像是 X 线穿过人体某一部位不同密度和厚度的组织结构后的影像总和，最终呈现的图像是这些组织结构的影像叠加总和。影像的叠加可能导致某些病变部位影像不清楚，应用数字化 X 线成像的剪影等技术可以减少影像叠加的影响。

2.2.3　CT 与磁共振成像

CT，即 X 线电子计算机断层扫描，它是利用精确准直的 X 线束、γ 射线、超声波等，与灵敏度极高的探测器一同围绕人体的某一部位进行连续的断面扫描，具有扫描时间快、图像清晰等优点，可用于多种疾病的检查。根据所采用的射线不同可分为：X 射线 CT（X-CT）以及 γ 射线 CT（γ-CT）等[11]。

磁共振成像是根据核磁共振原理，利用强外磁场内人体氢原子核在脉冲作用下产生磁共振现象。依据磁共振现象中释放信号的变化信息，可得知构成检测器官中原子核的位置和种类，据此绘制成物体内部的结构图像。

（1）CT 成像原理

从广义上说，CT 成像属于 X 线数字化成像，即利用人体各种组织对 X 线吸收能力不同的特点，让 X 线透过人体衰减，经过重建计算获得图像矩阵。图 2.2.2 是肾脏 CT 图像的展示。CT 成像的本质是衰减系数成像，可以分为以下三个步骤：

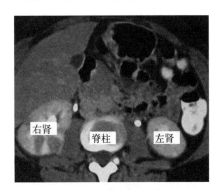

图 2.2.2　肾脏 CT 图像

① 获取扫描层面的数字化信息。用高度准直的 X 线环绕人体某一部分一定厚度的横断层面进行扫描，由探测器接收透过该层面的 X 线，所测得的信号经过模数转换，转为数字信号。

② 获取扫描层面各个体素的 X 线吸收系数。将扫描层面分为若干体积相同的长方体，这些长方体称为体素；探测器得到的数字信息即为该层面各个扫描方向上体素 X 线吸收系数的叠加量；经过不同算法将其分开，即可获得该扫描层面各个体素的 X 线吸收系数，并依原有位置排列为数字矩阵。

③ 获取 CT 灰阶图像。吸收系数是一个物理量，是 CT 图像中每个像素所对应的物质对 X 线平均衰减量的表示。实际应用中，将扫描层面的数字矩阵，依数值的高低将其转化为不同的灰阶，视为黑白不同灰度的方形图像单元，即为图像的像素。由图像的像素信息就可以重建图像面上的灰度分布，即为 CT 图像。

（2）磁共振成像原理

当强外磁场作用于人体中的氢原子核，即氢质子，在特定射频（RF）脉冲激励下会产生磁共振现象。磁共振成像的过程由以下四部分组成[12]。

① 人体在强外磁场内产生纵向磁矢量和氢质子进动。在磁场作用下的氢质子像小磁体一样，具有自旋特性并产生磁矩。通常情况下，人体中含有的大量氢质子无序混乱排列，总体上磁矩相互抵消。但当人体处于强外磁场环境时，体内的氢质子随磁场磁力线的方向有序排列，从而产生纵向磁矢量。另外氢质子的自旋轴还会围绕磁力线做锥形运动，就像旋转中的陀螺，这种运动称为进动（precession），而且进动的频率与外磁场场强成正比。

② 发射特定的脉冲（radio frequency, RF）信号引起磁共振现象。当强外磁场内人体中的氢质子接收到与其进动频率相同的脉冲时，氢质子就会吸收能量，从而发生磁共振现象，产生横向磁矢量并使纵向磁矢量减小。

③ 停止 RF 脉冲后氢质子恢复至原有状态并产生磁共振（magnetic resonance, MR）信号。当停止发射 RF 脉冲后，强外磁场内人体中的氢质子会迅速恢复至原来的平衡状态，恢复至原有平衡状态所需的时间称为弛豫时间，该恢复过程称为弛豫过程，其中纵向磁矢量和横向磁矢量分别恢复至原状态的时间表示为 T_1 弛豫时间和 T_2 弛豫时间。氢质子在弛豫过程中，就会产生与 T_1 值和 T_2 值相关的 MR 信号。

④ 采集、处理 MR 信号并重建为 MRI 图像。接收到反映人体组织结构 T_1 值和 T_2 值的 MR 信号后，经过算法处理就可重建为 MRI 灰阶图像。MRI 图像上的黑白灰度对比，反映出不同人体结构组织中弛豫时间的差异。人体内各种组织及其病变均有恒定的 T_1 值和 T_2 值，因此 MRI 检查就通过观察图像上反映 T_1 值和 T_2 值的灰阶及其变化，分别构成 T_1 加权成像（T_1weighted imaging, T_1WI）和 T_2 加权成像（T_2 weighted imaging, T_2WI），来诊断和检测人体结构组织的病变。

图 2.2.3 展示了通过不同的回波时间和重复时间，产生的脑部 T_1 WI 图像和 T_2 WI 图像。

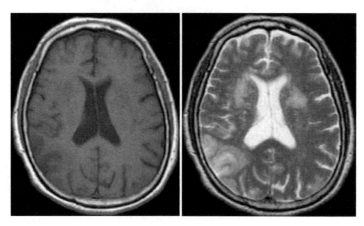

图 2.2.3　脑部 MRI 的 T_1 WI 图像和 T_2 WI 图像

（3）CT 与磁共振成像的性能和特点比较

CT 图像的主要特点包含：①组织结构密度由图像上的黑白灰度反映，这一点与 MRI 图像特点相同。②消除了影像重叠的影响。CT 常规图像为多幅横断层图像，图像上组织结构的影像没有重叠，能够显著提高病变的检测率。③密度分辨率高。CT 影像的密度分辨率远高于传统 X 线成像，能够清晰显示密度差别小的软组织结构和器官，并及时发现病灶并显示其特征。④可进行密度量化分析和多种图像后期处理。CT 是数字化成像，图像上的影像可以用量化指标来表示，使得图像上需要关注的组织结构达到最好的观察效果，另外也可以对图像数据进行多种后期处理，扩展了 CT 的应用领域。

MRI 图像有多个与 CT 图像相似的特点，如组织分辨率高、成像数字化、常规为横断层扫描图像、不易整体显示器官的结构与病变等特点。当然 MRI 也具有一些独特的优势，如：①直接进行水成像。MRI 不用任何对比剂，就能整体显示含有液体的器官和间隙。②直接进行血管成像。利用液体的流动效应，不用对比剂，MRI 即可整体显示血管的情况。③能够分析组织和病变代谢物的生化成分。由于在不同生化成分内有着不同的共振频率，据此能够检测组织和病变代谢物的生化成分及其含量。

2.2.4　其他影像

（1）数字减影血管造影

数字减影血管造影（digital subtraction angiography, DSA）技术是一种新的 X 线成像系统，基于常规血管造影术和计算机图像处理，将血管造影片上的骨骼和软组织的干扰影响消除，仅在图像上凸显血管影像的成像技术。

DSA 建立在减影技术的基础上，对人体检测部位注入造影剂，分别得到注入前和注入后的血管 X 线图像，经过图像数字化存储和转换后，将注入造影剂前后两帧图像相减，得到不同数值的差值部分，从而进行影像重建得到减影图像。在减影图像中整个骨骼和软组织结构得到充分消除，使得注入造影剂的血管在减影图中显示出来。

普通血管造影图像具有很多的解剖结构信息，例如骨骼、肌肉、血管及含气腔隙等，彼此相互重叠影响，若要想单纯对某一结构或组织进行细微观察就较为困难。而 DSA 由于没有骨骼与软组织影的重叠，使血管及其病变显示更为清楚，其成像效果优于传统的血管造影。

DSA 具有对比度分辨率高、检查时间短、造影剂用量少及浓度低、X 线辐射量小等优点，在血管疾病的临床诊断中具有重要的意义。目前 DSA 检查仍然是诊断心血管疾病的重要依据，也是血管疾病研究与治疗不可或缺的成像手段。

（2）核医学影像

核医学影像是一门研究利用放射性核素示踪技术进行医学成像诊断的影像技术，也是进入临床应用的分子成像技术。核医学影像主要包括单光子发射计算机断层（single photon emission computed tomography, SPECT）和正光子发射计算机断层（positron emission tomography, PET），均为利用从病人体内发射的 γ 射线进行成像。

核医学影像中脏器和组织显像利用了放射性核素的示踪作用，放射性粒子在穿透人体结构组织时会产生相互作用，对相互作用过程中产生的信号特征进行观测和计数，经过计算机处理后重建形成图像。由于不同的显像剂（放射性药物）在人体结构内的放射性和变化规律不尽相同，从而在显像剂周围组织中形成反射性逐渐递减的浓度差，而显像剂中的放射性核素发射出的 γ 射线具有穿透人体组织结构的能力，从而可以在体外被放射性测量仪器检测到。基于检测到的放射性浓度的变化特征，可以计算得出体内组织器官或病变部位的形态、位置、变化等信息。

核医学影像引入的放射性核素数量少、半衰期短、灵敏度高，因此核医学显像具有灵敏、无创性、可定量、结果准确等优点。核医学影像能够提供身体内各组织功能性的变换，而功能性的变化常发生在疾病的早期，因此与 CT、MRI 相比，核医学影像是一种功能显像，能够更早地发现和诊断某些疾病。

2.3　人工智能在医学诊疗中的应用

随着医疗大数据的快速增长和人工智能技术在图像处理、自然语言处理、数据挖掘等技术领域的不断突破，目前人工智能技术在医学行业领域的应用逐渐多元化。图 2.3.1 展示了人工智能技术在医疗领域的应用场景与技术路线的示例，描述了人工智能医疗的布局。本节将基于智能影像分析、智能辅助诊疗、智能药物研发三类重要的智能医疗技术，对人工智能在医学上的应用进行介绍。

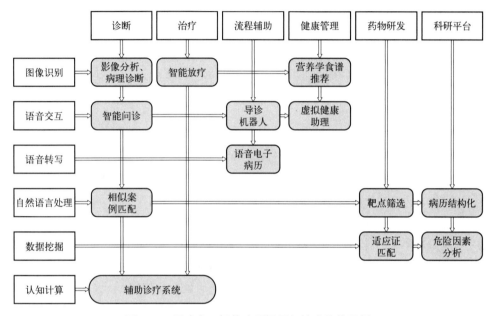

图 2.3.1　医疗人工智能应用场景与技术路线示例

2.3.1　智能影像分析

在众多的医疗信息中，医学影像是疾病筛查和诊断、治疗决策的最主要的信息来源。基于医学影像的诊断和治疗涵盖了医学影像成像、图像处理与分析、图像可视化、疾病早期筛查、风险预测、疾病辅助检测与诊断、手术辅助、随访跟踪与分析、康复计划制订等一系列方向。随着 AI 的迅速发展，特别是计算机视觉（computer vision, CV）、图像处理与分析等领域的重要突破，医学影像分析与处理已成为医学信息中发展最快的领域之一，而物体分类、检测、分割和生成等作为 AI 图像处理的关键问题，在医学应用中具有重要意义[12]。

（1）图像分类

图像分类是计算机视觉中最基本的任务之一，是由模型自动输出给定图像的类别标签，建模核心是提取图像特征和构建分类器。传统图像分类方法系采用人工设计特征，如共生矩阵（GLCM）、Gabor 过滤器及局部二值模式（LBP）等，计算复杂、低效，且分类精度往往不高。卷积神经网络能挖掘海量数据中隐含的统计模式，自动学习对分类任务最有区分力的图像特征[13]。随着网络深度增加，CNN 模型精度越来越高，神经网络的层数越来越深，节点数越来越多，深度学习由此得名。基于自然图像构建的图像分类网络是最早迁移到医学影像分析中的深度学习模型，例如分类异常胸片和正常胸片。

由于医学影像标注数据稀缺，研究者往往使用迁移学习，即利用预训练模型进行权重初始化。迁移学习在医学影像分类任务中的优势得到了研究证实[14]，目前多个大型疾病诊断分类模型均采用迁移学习，分类准确度可以达到专科医师水平。

可解释性问题是深度学习一直以来面临的挑战，即 CNN 模型提取哪些特征以实现高分类精度。将 CNN 模型用于医学影像领域时，可解释性问题尤为突出，因为模型预测的结果可能与医师判断相反，而医师需要知道原因。有学者采用可视化研究，对 CNN 分类机制进行探索；借助类别激活图（class activation maps, CAM）展示模型在预测分类时关注了输入图像的哪些区域。类似的可视化技术还被用于其他医学影像的深度学习分类任务。由于 MRI 和 CT 图像具有三维特征，这类图像分类任务也催生了 3D-CNN 模型。例如本书后续章节提到的骨肿瘤坏死率预测方法中，就应用了 3D-CNN 模型来进行图像分类。

图 2.3.2 展示了一种白内障与糖尿病视网膜病（简称糖网病，diabetic retinopathy, DR）联合诊断的图像分类方法，该方法采用了 CNN 模型中经典的 ResNeXt 网络。在模型训练阶段，ResNeXt 网络模型提取图像特征后，分别完成三个不同的分类任务：首先训练第一个分支输出正常眼底、白内障和糖网病三个类别；然后固定特征提取器和第一个分支的参数，以白内障图像作为输入训练第二个分支，将白内障划分为一级到五级这五个等级；最后固定特征提取器、分支一和分支二的参数训练分支三，将糖网病划分为轻微、中度、严重和增殖性糖网病四个等级。

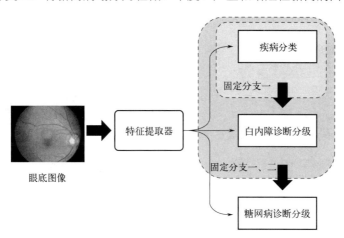

图 2.3.2　白内障与糖网病联合诊断流程图

（2）目标检测

计算机视觉目标检测的任务是对图像中的目标进行定位和识别，其中的算法不仅要给出检测目标的类别（如 CT 切片上某块区域是否包含肺结节，颅部标记点的自动识别），还要在图像中标记出位置和范围[12]。与一般意义上基于自然图像的物体检测相比较，医学影像分析有其特殊性和侧重点，其维度和通道一般由医学数据类型决定，例如 PET-CT 数据一般情况下为二维单通道灰度图，而 MRI 数据多为三维四通道灰度图。

在医学影像分析领域，目标检测主要体现为病灶检测。目前病灶检测算法主要有单阶段方法和双阶段方法。单阶段方法如 YOLO（you only look once）和 SSD（single shot detection）等[15-16]，其主要思想是在待检测图像特征图的不同位置均匀进行密集抽样，再对抽样特征进行定位边界回归和病灶类别分类，整个过程只需一步，速度较快。双阶段方法如 RCNN 系列[17]，其主要思想则是通过区域生成网络（region proposal network, RPN）产生一系列候选框，对其进行再次定位边界回归和病灶类别分类，共经两次定位边界回归，其准确率较高。

基于 YOLO 系列的网络结构一般将图像分成多个区域，并查看每个区域是否包含物体及其具体位置。而基于 SSD 系列的网络直接采用 CNN，以不同尺度特征图进行检测，在一定程度上克服了 YOLO 检测小物体效果较差的问题。

（3）物体分割

器官和亚结构分割是定量分析医学影像的基础，比如面积和体积，往往也是计算机辅助诊断（computer aided diagnosis, CAD）流程的第一步。常见评价指标有像素水平的分类准确率，区域水平的 Dice 系数、IoU 及 Hausdorff 距离等 [18]。U-net 是最知名的 CNN 分割模型之一 [19]，夺得 2015 ISBI 显微镜图片细胞分割挑战的冠军，IoU 达 92%。现已有多个 U-net 的变种模型，尤其是为适应三维医学影像的 3D U-net[20]、V-net[21] 及 AnatomyNet[22] 等。V-net 在 3D U-net 基础上加入残差模块，结合基于 Dice 的损失函数，在 MRI 膀胱分割中 Dice 达到 0.87[21]。

全卷积网络（fully convolutional networks, FCN）是语义分割领域的经典模型，是很多后续经典分割模型的原型，也被用于医学影像领域，以经典分类模型作为编码主干，以反卷积替代全连接层，将特征图分辨率恢复到原始图像大小，从而实现逐像素分类 [23]。

图 2.3.3 展示了肾脏分割的示例，利用 U-net、HRnet 等深度神经网络实现肾脏的自动分割，一方面能够减少医生的工作量，大大提高分割效率；另一方面自动分割技术能够保证分割的准确性，对基层医院的医生具有借鉴意义。

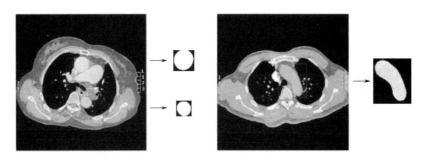

图 2.3.3　肾脏分割示例

（4）图像生成

图像生成旨在从 A 图像自动生成伪 B 图像，A 图像可为随机噪声，也可为来自不同域的图像（如自然图像中 A 和 B 来自不同风格的图像），一般由生成对抗网络（generative adversarial nets, GAN）来实现 [24]。GAN 是一种特殊神经网络模型，模型可分为生成器和判别器两个部分，生成器负责从 A 图像生成逼近真实 B 图像的伪 B 图像，判别器负责区分 B 图像和伪 B 图像，两个模型交替训练，最终判别器无法区分生成器生成的伪 B 图像与真实的 B 图像，说明生成器已达到"以假乱真"的水平。

成像算法面临的一大挑战是利用低辐射剂量获得高分辨率图像，其中涉及噪声和伪影处理，为了产生更逼真的图像，GAN 在医学图像领域受到广泛关注。相比 GAN，条件对抗网络（conditional generative adversarial nets, CGAN）生成器的输入不再是一个随机噪声，而是以一张真实图像和一个控制条件去生成伪图像，即 CGAN 生成器的任务不仅在于骗过生成器，还要让生成图像满足某种特定条件 [25]。循环生成对抗网络（cycle generative adversarial nets, CycleGAN）本质上是两个镜像对称的 GAN 模型构成的环形网络，共享两个生成器，各带一个判别器。

扩散模型是图像生成网络中的另一类前沿模型，图 2.3.4 展示了利用 StableDiffusion 模型生成的骨肿瘤图像。模型网络输入为描述生成图像的提示词与真实肿瘤图像，生成图像为含有特定肿瘤部分的图像。图 2.3.4 从左至右分别为真实的肿瘤图和生成的肿瘤图[26]。该模型解决了某些罕见骨肉瘤影像样本稀少的问题，可进一步在生成的影像上进行病情预测分析。

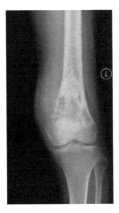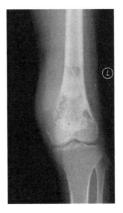

图 2.3.4　Pix2Pix 模型生成单张骨肿瘤图像

2.3.2　智能辅助诊疗

（1）医疗机器人

随着人工智能、自动化、材料学等领域与医学行业高度融合交流，医疗机器人的技术与系统不断革新，为临床诊疗、术后治疗等医学任务提供有效支持，涌现出巨大的应用前景。

医疗机器人主要包含手术机器人和康复机器人，而手术机器人是其最典型的代表。手术机器人是人工智能辅助诊疗技术中的一种，又被称为智能手术系统。目前智能手术系统这一新兴技术已经在大部分医院里临床使用，并且取得了显著的效果[27]。智能手术机器人系统，例如达芬奇智能手术机器人系统，已经在医学相关领域开展众多手术，有重要的应用价值。达芬奇智能手术机器人系统配有 4 条高精度和高灵活性的机械臂，每个机械臂带有微型高清摄像头。机械臂消除了手术过程中的手部抖动，能够精准模拟医生手部动作，甚至实现人类难以完成的手术操作。而多个摄像头大幅提升了手术视野，为医生提供全方位的手术环境，能有效减少医生的手术工作强度，提高手术的精准度。

康复机器人面向残障人士和老年人等人群，用于加快受损运动功能的恢复，帮助行动不便的人完成日常活动[28]。康复机器人基于设备的多传感器进行多模态的信息采集，实现信息的实时处理和反馈，结合病人受损情况的差异性自动制订个性化的训练方案，根据不同患者的身体状况自动调整功能配置。例如美国 Myomo 公司专为中风、肌萎缩侧索硬化等神经肌肉疾病患者研制了可穿戴式上肢康复机器人 MyoPro，MyoPro 采集病人的肌体信号反馈作为运动信号，不断激励障碍肢体来恢复运动功能。

医疗机器人技术在临床医学、康复治疗等领域具有革命性意义，代表了外科微创技术的发展趋势，对部分病症具有独特的临床治疗效果。人工智能对多模态信息的融合应用提升了医疗机器人面对复杂环境和复杂任务的能力，5G 通信技术在大带宽、低时延、安全性等方面的特征也为远程遥控机器人手术提供了底层基础，而虚拟现实、增强现实等技术为医生提供了更好的远程手术环境和体验。

（2）细胞病理自动诊断分析

细胞病理检测能够对癌症进行分期分级，在临床诊断和后续治疗决策中有重要作用。人工智能技术与细胞病理学的结合，在癌症筛查上具有普适性。基于人工智能实现细胞病理检测，能够在早期发现癌细胞病变情况，进行早期诊断，有效降低癌症死亡率。同时智能细胞病理诊断支持医生远程阅片和远程诊断，具有便捷性和易操作性，能有效缓解医疗资源不均衡的问题，降低临床医生在阅片检查过程中的工作量。

图 2.3.5 展示了宫颈细胞病理图像自动识别的流程[29]。该方法首先通过对宫颈细胞病理图像采用自适应双阈值法进行初步检测，提取细胞病理图像中的兴趣区域。然后结合宫颈病理诊断专家知识库和图像数据库，针对兴趣区域构造识别特征，通过主成分分析等方法进行特征的降维、选择。最后利用神经网络模型完成识别分类，得到诊断结果，辅助临床医生进行决策判断。

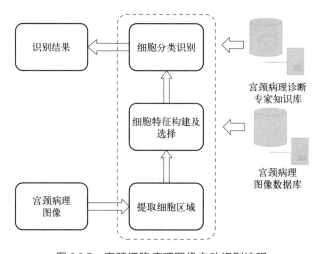

图 2.3.5　宫颈细胞病理图像自动识别流程

人工智能病理诊断不仅能提升病理诊断的准确性，减轻临床医生负担，还能为患者提供个性化的治疗意见和疾病预后建议。当前宫颈癌、胃癌、乳腺癌等多种肿瘤的检测中，智能病理诊断已经得到广泛研究和应用，具体包含良恶性诊断、疾病分级、染色分析和早期肿瘤筛查等方面[30]。

2.3.3　智能药物研发

新药的研发是一个投资大、时间长、风险高的过程。药物发现大致可分为四个主要阶段：目标选择和验证阶段、化合物筛选和优化阶段、临床前研究阶段、临床试验与申报阶段[31]。如何降低成本并加快新药研发速度是所有制药公司普遍关注的核心问题。近年来基于人工智能和大数据的方法越来越多地用于药物研发的各个阶段，伴随着基因组学、蛋白质组学和生物信息学等现代分子生物学科的融入，药物研发中众多烦琐的执行过程在人工智能的帮助下实现优化和自动化，从而大大提高了药物研发效率，降低了研发成本。

（1）智能药物筛选

药物筛选中的一个重要环节是选择具有特殊性质的候选药物，特别是选择具有特定物理性质、生物活性的药物。众多研究已经将人工智能技术应用于药物的物理性质预测和生物活性预测。

人工智能在药物设计算法中会利用到分子的众多表征，例如分子指纹、简化分子线性输入规范（simplified molecular-input line-entry system, SMILES）串、受体与配体潜在的结合能量测算、分子碎片或不同类型的化学键、3D 中的原子坐标、分子周围的电子密度，或其组合[32]。在利用人工智能预测药物性质的过程中，基于强化学习方法，这些输入用于深度神经网络的训练阶段[33]，并且可以由生成阶段和预测阶段的不同深度神经网络进行处理。在一项基于强化学习的药物设计研究中，神经网络模型从头设计了具有所需特性的分子，生成模型利用 SMILES 输入，经过训练以生成化学上可行的 SMILES 字符串，然后交由预测模型来预测从头生成的化合物的所需特性[34]。

生物活性的预测也是人工智能在药物筛选方面的一大应用。例如，有模型就五种不同激酶和含溴结构域蛋白的 IC50 数据进行了训练，发现深度神经网络在预测化合物活性方面具有比传统机器学习算法更好的整体性能[35]。又如通过将离散的化学物质编码成连续的潜在载体空间，利用潜在载体空间允许在分子空间中进行梯度优化的特点，使用图形卷积神经网络提取药物靶位点的特征，然后基于结合亲和力和其他可区分性质所建立的预测模型进行生物活性预测[36]。

（2）智能药物设计

预测蛋白质的三维结构和预测药物蛋白质的相互作用是智能药物设计的关键技术。由于新型药物分子通常根据靶蛋白配体结合位点的 3D 化学环境来进行设计，预测靶蛋白的 3D 结构为基于结构的药物设计提供了关键支持。近年来在蛋白质结构预测评估中，Deepmind 公司设计的 AlphaFold 模型用于预测药物靶蛋白的 3D 结构，性能表现远超其他算法[37]。AlphaFold 解决了蛋白质的折叠问题，其输入是一个氨基酸序列，每个位置的元素代表了一个氨基酸单元；输出为该氨基酸序列的空间拓扑结构，即每个氨基酸单元和下一个氨基酸单元在三维空间中的夹角。AlphaFold 对大部分蛋白质结构的预测与真实结构只差一个原子的宽度，达到了人类利用冷冻电子显微镜等复杂仪器观察预测的水平，开拓了蛋白质结构预测新篇章。

人工智能还可以应用于预测药物 - 蛋白质的相互作用。量子力学（quantum mechanics, QM）与分子力学（molecular mechanics, MM）联合使用的方法（QM/MM）可用于预测药物发现中的蛋白质 - 配体（药物）相互作用[38]。预测模型从原子坐标进行数据训练预测 QM 能量，并且可以达到与 MM 方法类似的计算速度，通过快速高效的机器学习方法取代了对计算要求严格精密的量子化学计算[39]。

从药物筛选，到药物性质预测，到生物活性和毒性预测，再到蛋白质结构预测，人工智能方法在药物研发的多个方面被广泛应用。传统的生物学方法获得目标药物的结构数据通常需要数年时间[31]。相比之下，基于人工智能的结构预测只需要几个小时到几天，这使得该过程极大节省了时间成本。随着计算机性能的不断提高，人工智能和分子生物技术的不断革新与融合，智能药物研发过程将变得更快速、更便宜、更有效。

本章小结

本章基于"智慧医疗"的核心观点，围绕人工智能理论与算法提出了当代医疗大数据理念，指出医疗大数据的战略性意义和应用方案，并基于此引出大数据医疗的支撑基础——医院信息系统，对医院信息系统中最常用的三种子业务系统基本架构进行了讲解。介绍了智能医学影像识别中常用到的多种医学影像技术，通过简要概述人工智能技术在医学诊疗中的多种应用，阐明了智慧医疗系统对当代医疗的积极意义。本章是"智慧医疗"理念在医疗行业的综合体现，为后续章节的智能医学应用与分析技术给出概述和索引。

参考文献

[1] 舒影岚, 陈艳萍, 吉臻宇, 等. 健康医疗大数据研究进展 [J]. 中国医学装备, 2019, 16(1): 149-153.

[2] 颜延, 秦兴彬, 樊建平, 等. 医疗健康大数据研究综述 [J]. 科研信息化技术与应用, 2014 (6): 3-16.

[3] 朱蕊, 彭巍. 医疗大数据的应用 [J]. 中国西部科技, 2015, 14(5): 95-97.

[4] 郭子菁, 罗玉川, 蔡志平, 等. 医疗健康大数据隐私保护综述 [J]. 计算机科学与探索, 2021, 15(3): 389-402.

[5] 阮彤, 邱加辉, 张知行, 等. 医疗数据治理——构建高质量医疗大数据智能分析数据基础 [J]. 大数据, 2019, 5(1): 12-24.

[6] 黄哲. 医院信息系统的发展现状与方向 [J]. 中国现代医学杂志, 2009, 19(6): 955-957.

[7] 苏玉成. 医院资源规划 (HRP) 系统建设策略 [J]. 中国医疗设备, 2016, 31(1): 156-158.

[8] 杜元太, 侯爽, 许扬. 智慧医院信息系统技术架构设计与实践 [J]. 中国卫生信息管理杂志, 2020, 17(6): 6.

[9] 薄夫军, 董海斌, 陈勇华. 医学影像存档与通讯系统发展概况 [J]. 实用医药杂志, 2007, 24(1): 104-106.

[10] 李微. 医院临床检验信息系统的设计与实现 [D]. 南昌: 南昌大学, 2012.

[11] 白人驹, 徐克. 医学影像学 [M]. 7 版. 北京: 人民卫生出版社, 2013.

[12] 俞益洲, 石德君, 马杰超, 等. 人工智能在医学影像分析中的应用进展 [J]. 中国医学影像技术, 2019, 35(12):1808-1812.

[13] Russakovsky O, Deng J, Su H, et al. ImageNet large scale visual recognition challenge[J]. International Journal of Computer Vision, 2015, 115: 211-252.

[14] Menegola A, Fornaciali M, Pires R, et al. Towards automated melanoma screening: exploring transfer learning schemes[J]. arXiv preprint arXiv:1609.01228, 2016.

[15] Redmon J, Divvala S, Girshick R, et al. You only look once: unified, real-time object detection[C]//Computer Vision & Pattern Recognition. IEEE, 2016.

[16] Liu W, Anguelov D, Erhan D, et al. SSD: single shot multiBox detector[C]//European Conference on Computer Vision. Springer International Publishing, 2016.

[17] Girshick R. Fast r-cnn[C]//Proceedings of the IEEE international conference on computer vision. 2015: 1440-1448.

[18] Kosmin M, Ledsam J, Romera-Paredes B, et al. Rapid advances in auto-segmentation of organs at risk and target volumes in head and neck cancer[J]. Radiotherapy and Oncology, 2019, 135: 130-140.

[19] Ronneberger O, Fischer P, Brox T. U-net: convolutional networks for biomedical image segmentation[C]//International Conference on Medical Image Computing and Computer-Assisted Intervention. Springer, Cham, 2015: 234-241.

[20] Çiçek Ö, Abdulkadir A, Lienkamp S S, et al. 3D U-Net: learning dense volumetric segmentation from sparse annotation[C]//International Conference on Medical Image Computing and Computer-Assisted Intervention. Springer, Cham, 2016: 424-432.

[21] Milletari F, Navab N, Ahmadi S A. V-net: fully convolutional neural networks for volumetric medical image segmentation[C]//2016 fourth international conference on 3D vision (3DV). IEEE, 2016: 565-571.

[22] Zhu W, Huang Y, Tang H, et al. Anatomynet: deep 3d squeeze-and-excitation u-nets for fast and fully automated whole-volume anatomical segmentation[J]. bioRxiv, 2018: 392969.

[23] Long J, Shelhamer E, Darrell T. Fully convolutional networks for semantic segmentation[C]//Proceedings of the IEEE conference on computer vision and pattern recognition. 2015: 3431-3440.

[24] Radford A, Metz L, Chintala S. Unsupervised representation learning with deep convolutional generative adversarial networks[J]. arXiv preprint arXiv:1511.06434, 2015.

[25] Salimans T, Goodfellow I, Zaremba W, et al. Improved techniques for training gans[J]. Advances in neural information processing systems, 2016, 29.

[26] Rombach R, Blattmann A, Lorenz D, et al. High-resolution image synthesis with latent diffusion models[C]//Proceedings of the IEEE/CVF conference on computer vision and pattern recognition. 2022: 10684-10695.

[27] 刘晓征, 田晓晓. 人工智能辅助诊疗技术（手术机器人）临床应用调研报告 [J]. 中国医学装备, 2011, 8(8): 20-24.

[28] 倪自强, 王田苗, 刘达. 医疗机器人技术发展综述 [J]. 机械工程学报, 2015, 51(13): 45-52.

[29] 廖欣, 郑欣, 邹娟, 等. 基于神经网络集成模型的宫颈细胞病理计算机辅助诊断方法 [J]. Chinese Journal of Liquid Crystal & Displays, 2018, 33(4).

[30] 于观贞, 魏培莲, 陈颖, 等. 人工智能在肿瘤病理诊断和评估中的应用与思考 [J]. 第二军医大学学报, 2017, 38(11): 1349-1354.

[31] 丁伯祥, 胡健, 王继芳. 人工智能在药物研发中的应用进展 [J]. 山东化工, 2019, 48(22):70-73.

[32] Sanchez-Lengeling B, Aspuru-Guzik A. Inverse molecular design using machine learning: generative models for matter engineering[J]. Science, 2018, 361(6400): 360-365.

[33] Joulin A, Mikolov T. Inferring algorithmic patterns with stack-augmented recurrent nets[J]. Advances in neural information processing systems, 2015, 28.

[34] Popova M, Isayev O, Tropsha A. Deep reinforcement learning for de novo drug design[J]. Science advances, 2018, 4(7): eaap7885.

[35] Turk S, Merget B, Rippmann F, et al. Coupling matched molecular pairs with machine learning for virtual compound optimization[J]. Journal of chemical information and modeling, 2017, 57(12): 3079-3085.

[36] Aumentado-Armstrong T. Latent molecular optimization for targeted therapeutic design[J]. arXiv preprint arXiv: 1809.02032, 2018.

[37] Jumper J, Evans R, Pritzel A, et al. Highly accurate protein structure prediction with AlphaFold[J]. Nature, 2021, 596(7873): 583-589.

[38] Ryde U. QM/MM calculations on proteins[J]. Methods in Enzymology, 2016, 577: 119-158.

[39] Zhang Y J, Khorshidi A, Kastlunger G, et al. The potential for machine learning in hybrid QM/MM calculations[J]. The Journal of chemical physics, 2018, 148(24): 241740.

习　题

2.1 简述医疗大数据的定义及其特点。

2.2 简述医院信息系统的基本组成。

2.3 影像存储与传输系统（PACS）的基本构架和功能是什么？

2.4 实验室信息系统的基本构架和功能是什么？

2.5 简述超声成像的原理和特点。

2.6 简述 X 线成像的原理和特点。

2.7 简述 CT 成像的原理和特点。

2.8 简述磁共振成像的原理和特点。

2.9 简述人工智能在医学影像分析中的应用。

2.10 概述人工智能在医学辅助诊疗及药物研发中的应用。

第**3**章

眼部影像分析

眼睛是人类心灵的窗口，然而，身体的其他疾病，如糖尿病、肾脏疾病、动脉硬化等，甚至维生素缺乏、药物反应都会导致眼部的异常和病变。人类获取外部信息的 80% 都是通过眼睛完成的，近年来，随着电子产品的过度使用，不同年龄段的人眼疾高发。目前我国眼科医生约有 4.48 万名，即平均每 3.18 万个人中只有 1 名眼科医生，这与增速明显的眼科患者数量完全不匹配，医患比例严重失衡，并且存在眼科医生地域分布不均匀、基层医生数量少等问题，如果完全依靠医生来人工阅片并进行诊断，任务量繁重，还会造成部分患者无法及时就医，错过最佳的治疗时间。因此，利用人工智能技术对眼部病变进行智能筛查和诊断有着重要的意义。本章主要介绍基于人工智能的眼部影像辅助诊疗方法，包括角膜塑形术和基于机器学习的角膜塑形评估方法，深度神经网络应用于视网膜眼底血管结构分割的算法，基于支持向量机与深度神经网络的白内障分级方法以及白内障与糖网病联合辅助诊断。

3.1 角膜塑形术

人眼是一个复杂的系统，角膜是其中非常重要的组成部分，因为其在人眼中所占屈光力的比例能达到 70%，所以对于角膜的分析能够帮助患者了解眼球的屈光程度。如今，专业的仪器，例如角膜地形图仪，能够采集到十分精确的角膜影像数据，这可以用于数据分析，对患者的眼球状况进行诊断。

随着近视患病率在全世界范围尤其是青少年中的不断上升[1]，对于近视的治疗也越来越受到人们的关注。相较于传统的近视治疗手段，角膜塑形镜因为其能更加安全有效地控制和矫正近视程度的特点，受到越来越多的关注。但是在角膜塑形镜佩戴的过程中，有可能会出现佩戴位置不合理的情况，这会导致高阶相差，影响人眼的视觉功能，因此对角膜塑形镜佩戴过程中眼睛的状态，及近视防治的效果进行评估是极其重要的。

目前，对于角膜塑形镜的适配状态评估，主要通过裂隙灯显微镜对荧光素染色后的角膜进行观察[2]，这种方法需要医师根据自己的经验进行主观的评估，无法量化适配状态，评估的结果也无法做到客观。因此本书根据机器学习，提出了一种基于眼角膜影像评估角膜塑形镜适配状态的算法。

3.1.1　角膜概述

（1）角膜结构

人眼是极其重要的视觉器官，其剖面如图 3.1.1 所示，其中角膜是人眼最外部的组织，因为直接与空气接触，角膜所能提供的屈光力是最多的，占整个眼球屈光力的 3/4。角膜晶莹透明，不存在血管，在保护眼球的同时对光进行折射，一般角膜的直径约为 11.5mm，厚度为 0.5 ~ 0.8mm。角膜能够反映眼球的屈光程度，因此对角膜数据的分析能够帮助人们及时了解视力情况。

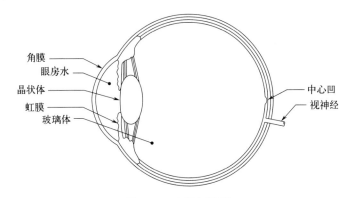

图 3.1.1　人眼剖面图

现代的仪器能够精准地采集角膜影像数据，例如光学相干断层扫描仪（optical coherence tomography, OCT）、角膜地形图仪（corneal topography）等仪器，这些仪器为研究人眼的视力以及近视防控手段提供了数据支撑。

（2）角膜塑形镜

角膜塑形镜（orthokeratology lenses），是一种特殊的高透氧接触镜，通过重新塑造角膜的形状来改善屈光不正。角膜质地较软，其上皮细胞能够根据异物的存在调整生长。因此角膜塑形镜能够在一定压力下促使角膜重塑成正确的形状，让眼睛正常进行聚焦。而矫正效果一旦初步形成，可以持续两三天以上的时间，因此佩戴者仅需要在晚上睡眠时佩戴，通过睡眠状态下眼睑的压力促进塑形效果。图 3.1.2 是角膜塑形镜塑形原理的简易示意图。

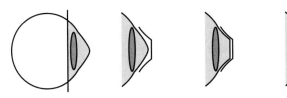

图 3.1.2　角膜塑形镜原理

（3）角膜地形图仪

角膜地形图仪采集角膜的数据，而后通过计算机处理数据，重构出角膜的前表面。如某款角膜地形图仪，其采集角膜数据的原理，是通过 Placido 圆环，每一个环上等间隔取 300 个点，一共有 32 个圆环，总共采集 9600 个点的数据，如图 3.1.3 所示。

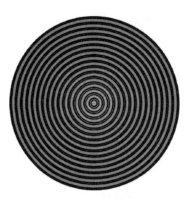

图 3.1.3　Placido 圆环

包含 32 个环，每环 300 个采样点

一般而言，每一个点上会采集 5 类数据：切向曲率数据、轴向曲率数据、角膜高度数据、角膜斜率数据以及径向距离数据。其中，径向距离数据可以用于确定采集点的位置，曲率数据可以用于观察角膜塑形镜的佩戴效果。切向曲率和轴向曲率都可以代表角膜的状态，但是这两者的侧重点是不同的。

如图 3.1.4 所示，计算角膜上某个位置的轴向曲率半径和切向曲率半径，用 P 表示位置点。将 P 点处的法线与主光轴的交点 C_a 作为曲率中心，得到轴向曲率半径为 $\overline{PC_a}$，记为 r_a［图 3.1.4（a）］；在计算切向曲率半径时，将 C_i 作为真正的曲率中心，得到切向曲率半径为 $\overline{PC_i}$，记为 r_i［图 3.1.4（b）］。相较于轴向曲率数据，切向曲率会使得角膜表面陡峭的部分显得更加陡峭，平坦的部分显得更加平坦，因此更能够反映出角膜前表面所发生的细微变化[2-3]。因此，本章节将采用径向距离数据和切向曲率数据作为算法的输入数据。

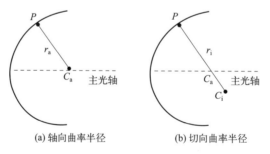

(a) 轴向曲率半径　　　　　(b) 切向曲率半径

图 3.1.4　角膜曲率半径计算示意

其中黑色曲线代表角膜前表面

角膜地形图仪以矩阵的形式存储采集到的角膜切向曲率数据和径向距离数据，分别表示为 $C=[C_{ij}]_{300\times32}$ 和 $R=[R_{ij}]_{300\times32}$。因为在每一个 Placido 环上的 300 个点是等间距分布的，所以相邻两个点之间相差 1.2°，于是可以得到 R 中每一行采集点所对应的角向量，记为 $\theta=[\theta_i]_{300\times1}$，其中第 i 行数据的角度计算公式如式（3.1.1）所示。

$$\theta_i = (i-1)\times1.2° \tag{3.1.1}$$

R 中每一个数据表示的是采集点的极径，因此可以通过采集点的极坐标精确定位到每一个采集点在角膜上的具体位置。为了方便计算，将极坐标转化为笛卡尔坐标，得到每一个采集点的横坐标与纵坐标，分别用 X 和 Y 表示，具体的转换公式如式（3.1.2）和式（3.1.3）所示。

$$\boldsymbol{X} = \left[R_{ij} \cos\theta_i \right]_{300\times32} \tag{3.1.2}$$

$$\boldsymbol{Y} = \left[R_{ij} \sin\theta_i \right]_{300\times32} \tag{3.1.3}$$

对于切向曲率数据，为了更好地观察角膜的屈光能力，将其转化为切向屈光度数据，记为 $\boldsymbol{D}=[D_{ij}]_{300\times32}$，具体的转换公式如式（3.1.4）所示。

$$D_{ij} = \left(n_{\mathrm{c}} - n_{\mathrm{air}} \right) / C_{ij} \tag{3.1.4}$$

式中，$n_{\mathrm{c}}=1.3375$，代表角膜的折射率；$n_{\mathrm{air}}=1$，代表空气的折射率。

3.1.2　基于机器学习的适配状态评估方案

角膜塑形镜是一种玻璃镜片，其工作的原理是通过镜片的物理压迫，将角膜的中心区域压平，周边区域变得更加陡峭。反映到角膜地形图的切向屈光度图上，镜片中心区域的屈光度会下降，而镜片边缘区域的屈光度会增加。图 3.1.5 所示为某个患者佩戴角膜塑形镜前后的切向屈光度图。

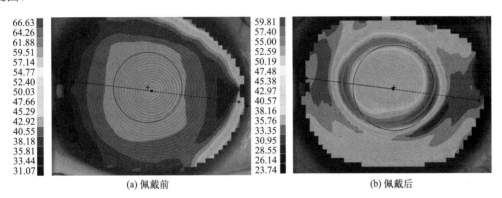

图 3.1.5　角膜地形图的切向屈光度图

根据大量的临床观察统计，屈光度较大的点组成的闭合环，便是角膜塑形镜治疗区域的边界，称之为离焦环，即图 3.1.5（b）中心区域颜色较深的圆环。但实际上，离焦环更近似为一个椭圆，因此可以将治疗区域的边界建模为椭圆，可用如式（3.1.5）所示的二元二次方程表示（A、B、C、D 及 E 为椭圆的系数），即

$$x^2 + Axy + By^2 + Cx + Dy + E = 0 \tag{3.1.5}$$

通过角膜塑形镜对角膜塑形的范围和边界，可以确定角膜塑形镜起作用的区域，进而作为评估适配状态的依据。可以设计识别出角膜地形图切向区域图中的角膜塑形镜治疗区域边界的算法，通过拟合椭圆的方法将治疗区域建立一个椭圆模型，而后通过拟合所得的椭圆数据进行适配状态的评估。具体而言，所设计的评估方案可以分成四个步骤（如图 3.1.6 所示）：

① 寻找治疗区域边缘点所构成的集合。

② 排除边缘点集合中的干扰点。

③ 根据边缘点的集合拟合椭圆。

④ 根据椭圆计算偏心距离和分级。

（1）角膜地形图预处理

在采集数据的过程中，机器精度、环境影响及人为失误，会导致采集到的角膜切向曲率数

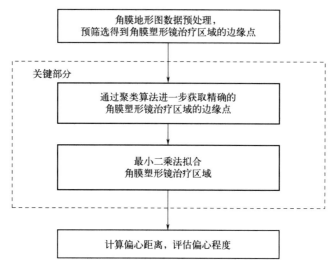

图 3.1.6　角膜塑形镜适配状态评估算法流程

据失真，甚至部分采样点没有采集到数据，因此需要对数据进行预处理，尽量降低这些误差造成的影响。具体而言，可以通过均值滤波的方法对切向屈光度数据 $\boldsymbol{D}$ 进行预处理，处理之后得到的切向屈光度数据记为 $\boldsymbol{D}'$。实验室中采用的滤波操作可如式（3.1.6）所示。

$$\frac{1}{13} \times \begin{bmatrix} 0 & 0 & 1 & 0 & 0 \\ 0 & 1 & 1 & 1 & 0 \\ 1 & 1 & 1 & 1 & 1 \\ 0 & 1 & 1 & 1 & 0 \\ 0 & 0 & 1 & 0 & 0 \end{bmatrix} \tag{3.1.6}$$

角膜塑形镜在佩戴的过程中，会将边缘区域的屈光度数据变得更大，因此屈光度数据 $\boldsymbol{D}'$ 的每一行中具有最大屈光度数据的采样点，便极有可能是寻找的边缘点。泪液有可能影响最大屈光度值[4]，研究显示，泪液会导致角膜下方区域的屈光度值变高，从而影响边缘点的寻找。对于这种情况，可以在寻找每一行的最大值时，限定一个范围，即只从每一行的前 m 个点中寻找具有最大屈光度值的采样点，记下每个采样点的横纵坐标。将寻找到的采样点的位置集合记为 T，如式（3.1.7）所示。

$$T = \{(x_1, y_1), (x_2, y_2), \cdots, (x_n, y_n)\} \tag{3.1.7}$$

式中，n 为采样点个数。

（2）角膜塑形镜治疗区域识别

① 聚类算法排除干扰点　初步筛选出来的边缘点集合，并不完全是处于治疗区域边缘的采集点，仍然有部分采集点处于治疗区域内部或者外部，这些干扰点对于算法后续的步骤有不利的影响。图 3.1.7 为某个患者左眼的边缘点位置集合 T 的分布图，很明显可以发现，图中原点上方部分的采集点的位置与其他的采集点位置不同，两者显然不属于同一个椭圆。因此需要将干扰点排除。区分干扰点和非干扰点，本质上是一个二分类任务，考虑到无法对这些边缘点进行人工标注，无监督的分类算法非常适合这个问题。K-means 算法是一种简单而高效的无监督聚类算法，可以用于区分干扰点和非干扰点。

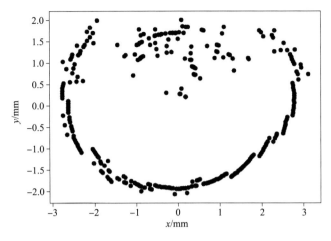

图 3.1.7　集合 T 中数据点分布示例

首先需要选择一个聚类特征。因为角膜塑形镜治疗区域边缘点，近似于椭圆上的点，可以将每一个边缘点与集合 T 的中心的距离作为特征值。如果直接使用求均值的方法计算集合 T 的中心，效果会比较差。考虑到角膜塑形镜佩戴后形成的离焦环可以认为近似于一个椭圆，而且离心力一般较小，因此问题可以进一步简化，认为边缘点与集合 T 中心的距离是近似相等的，那么集合 T 的中心便是圆心。使用最小二乘法对集合 T 中的每一个边缘点进行拟合，得到一个圆。圆心坐标为 (x_c, y_c)，半径为 r。圆心的计算公式如式（3.1.8）所示。计算得到拟合的圆心之后，可以计算每一个边缘点与圆心的距离，得到聚类特征 $\boldsymbol{l}=[l_i](i=1, 2, \cdots, n)$。

$$\arg\min_{x_c, y_c, r}\left\{\sum_{i=1}^{n}\left[\left(x_i - x_c\right)^2 + \left(y_i - y_c\right)^2 - r^2\right]^2\right\} \tag{3.1.8}$$

然后通过 K-Means 算法对干扰点和非干扰点进行分类，算法的核心在于最小化每一个边缘点与其所属的聚类质心之间的平方和，如式（3.1.9）所示。

$$\sum_{i=1}^{n}\min_{j=0,1}\left(l_i - \mu_j\right)^2 \tag{3.1.9}$$

式中，$\mu_j(j=0, 1)$ 代表两个类别的聚类质心。

K-means 算法的具体流程如下：

a. 根据聚类特征 $\boldsymbol{l}$ 初始化两个类别的聚类质心，分别记为 μ_0、μ_1。

b. 根据聚类质心，计算每一个边缘点所归属的类别标记 c_i，$c_i=0, 1$，具体的计算过程如式（3.1.10）所示。

$$c_i = \arg\min_{j=0,1}\left(l_i - \mu_j\right)^2 \quad i=1,2,\cdots,n \tag{3.1.10}$$

c. 重新计算两个类别的聚类质心 μ_j，具体的公式如式（3.1.11）所示。

$$\mu_j = \frac{\sum_{i=1}^{n}1\{c_i = j\}l_i}{\sum_{i=1}^{n}1\{c_i = j\}} \quad , \quad j=0,1 \tag{3.1.11}$$

式中，$1\{\cdot\}$ 为指示函数，如果条件成立则值为 1，否则为 0。将步骤 b. 和 c. 重复多次进行，直到所计算的聚类质心不再发生变化。这时，算法已经完成了二分类任务，通常会将边缘点数目较多的一类认为是所需要的边缘点集合，边缘点数目较少的一类认为是干扰点。

② 基于加权最小二乘法的区域拟合算法 通过 K-means 聚类算法，获取了所需要的边缘点集合，可以认为这些点都是处于椭圆上的点。椭圆的一般参数方程为式（3.1.5），因此可以将角膜塑形镜的治疗区域表示为式（3.1.12）。

$$y = Qp + \varepsilon \tag{3.1.12}$$

式中，$\varepsilon = [\varepsilon_1, \varepsilon_2, \cdots, \varepsilon_n]^T$；$\varepsilon_i$ 为第 i 个点处的误差；$y = [-x_1^2, -x_2^2, \cdots, -x_n^2,]^T$；$p = [A, B, C, D, E]^T$；

$$Q = \begin{bmatrix} x_1 y_1 & y_1^2 & x_1 & y_1 & 1 \\ x_2 y_2 & y_2^2 & x_2 & y_2 & 1 \\ \vdots & \vdots & \vdots & \vdots & \vdots \\ x_n y_n & y_n^2 & x_n & y_n & 1 \end{bmatrix}。$$

要得到椭圆的一般方程，则需要得到 $p = [A, B, C, D, E]^T$ 的数据，可以通过加权最小二乘法进行计算，本质上便是最小化残差项的平方和，具体的目标如式（3.1.13）所示。

$$\min \left[(y - Qp)^T W (y - Qp) \right] \tag{3.1.13}$$

式中，$W = \mathrm{diag}(w_1, w_2, \cdots, w_n)$ 为权重矩阵，根据 K-means 算法的分类结果，可以计算出每一个位置的权重 w_i，如式（3.1.14）所示。

$$w_i = \begin{cases} 0, & c_i = 0 \\ 1 / \sum_{i=1}^{n} 1\{c_i = 1\}, & c_i = 1 \end{cases} \tag{3.1.14}$$

得到权重矩阵后，求解椭圆的参数，具体的求解方程如式（3.1.15）所示。

$$\hat{p} = (Q^T W Q)^{-1} Q^T W y \tag{3.1.15}$$

计算得到椭圆的 5 个参数之后，便可计算出椭圆的中心，记为 (x_{ec}, y_{ec})，具体的计算公式如式（3.1.16）和式（3.1.17）所示。

$$x_{ec} = \frac{AD - 2BC}{4B - A^2} \tag{3.1.16}$$

$$y_{ec} = \frac{AC - 2D}{4B - A^2} \tag{3.1.17}$$

以上，完成了角膜塑形镜治疗区域的拟合。

（3）角膜塑形镜适配状态分级

通过计算得到拟合的椭圆圆心，即角膜塑形镜治疗区域的中心，而后可以进行角膜塑形镜的适配状态分级。一般而言，患者的适配状态可以使用偏心程度表示，分为三级：轻度偏心、中度偏心和重度偏心。而分类的依据，可以参考 Hiraoka 等人提出的标准[5]，通过偏心距离 r_{oe} 进行划分偏心程度，其中的偏心距离指的是治疗区域的中心 (x_{ec}, y_{ec}) 与瞳孔中心的欧氏距离，而瞳孔中心在角膜地形图的切向屈光度图中，便是原点，因此偏心距离即为治疗区域中心平方和的根，如式（3.1.18）所示。

$$r_{oe} = \sqrt{x_{ec}^2 + y_{ec}^2} \tag{3.1.18}$$

根据 Hiraoka 等人提出的以 0.5mm 作为分级的依据，每一个偏心等级对应的偏心距离如表 3.1.1 所示。

表 3.1.1　角膜塑形镜适配状态分级

偏心程度 /mm	轻度偏心	中度偏心	重度偏心
r_{oe}	≤ 0.50	0.50 ～ 1.00	≥ 1.00

3.1.3　测试结果与分析

将所提出的评估方案在患者数据中进行测试，并且与有经验医生的诊断结果进行对比，并比较不同聚类算法的评估结果。

（1）可视化结果

所提出的评估方案，需要使用聚类算法排除干扰点，不同聚类算法会有不同的效果。图 3.1.8 为不同聚类算法在某个患者的角膜上对采集点的位置集合 T 进行分级的结果。其中，图 3.1.8(a)～（e）

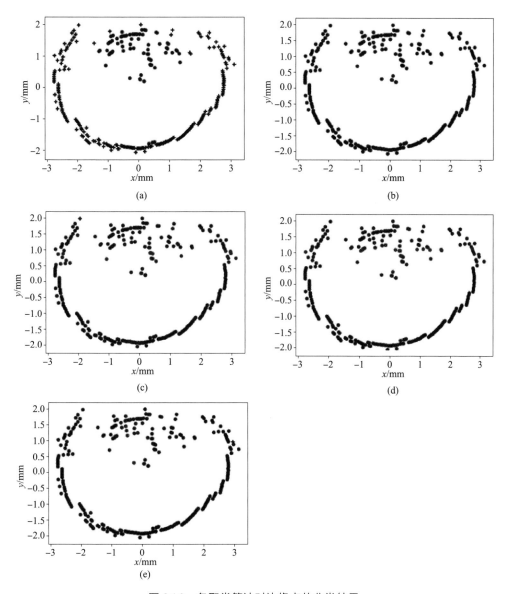

图 3.1.8　各聚类算法对边缘点的分类结果

分别代表基于 K-means 聚类算法、DBSCAN 聚类算法、凝聚聚类算法、Birch（一种优化的层次聚类算法）、谱聚类（spectral clustering）算法的结果。

聚类算法分类之后，排除干扰点，对剩下的边缘点位置进行椭圆拟合。通过加权最小二乘法得到椭圆圆心，计算偏心距离，其结果如图 3.1.9（a）～（e）所示。其中图 3.1.9（a）～（e）分别代表基于 K-means 聚类算法、DBSCAN 聚类算法、凝聚聚类算法、Birch、谱聚类算法后进行椭圆拟合的结果；图 3.1.9（f）为不排除干扰点，直接使用最小二乘法进行椭圆拟合的结果。从结果图中比较可以发现，图 3.1.9（a）的拟合椭圆与角膜地形图中的深色区域重合度最高，基于 K-means 聚类算法的评估方案效果最好。

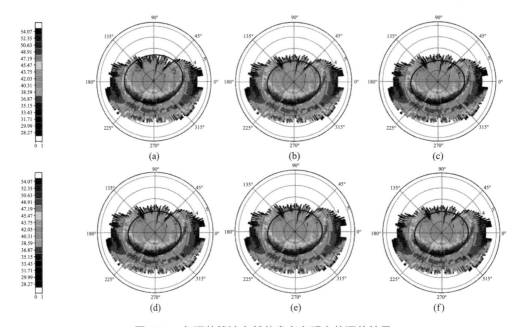

图 3.1.9　各评估算法在某位患者左眼上的评估结果

（2）评估方案结果

从医院中选取 75 名患者，使用每个人双眼数据，总共 150 只眼睛数据进行测试。基于不同聚类算法的评估方案得到的结果与医生传统的诊断评估结果，如表 3.1.2 所示。

表 3.1.2　不同算法对 150 例样本偏心程度评估结果

算法	轻度偏心样本数	中度偏心样本数	重度偏心样本数
基于 K-means 的评估方案	74	72	4
基于 DBSCAN 的评估方案	71	74	5
基于凝聚聚类的评估方案	78	67	5
基于 Birch 的评估方案	78	70	2
基于谱聚类的评估方案	74	72	4
最小二乘法	73	73	4
医生的评估	68	73	9

将医生的评估结果作为权威性的结果，那么可以比较基于不同聚类算法评估方案结果与医生评估结果的一致率，对评估方案的性能做出比较。表 3.1.3 为基于不同聚类算法评估方案与医

生评估结果的一致率以及 Kappa 一致性检验结果。

表 3.1.3　评估算法与传统方法在 150 例样本中的一致率与 Kappa 一致性检验结果

对比方案	一致率 /%	Kappa 一致性检验
K-means+ 最小二乘法与传统方法	88.67	0.791
DBSCAN+ 最小二乘法与传统方法	88.00	0.779
凝聚聚类 + 最小二乘法与传统方法	83.33	0.694
Birch+ 最小二乘法与传统方法	82.00	0.664
最小二乘法与传统方法	81.33	0.655
谱聚类 + 最小二乘法与传统方法	80.67	0.643

表 3.1.3 的结果显示，基于 K-means 聚类算法的评估方案，与传统的医生评估方法的一致率最高，说明 K-means 算法在排除干扰点上有很大的作用，比其他的聚类效果更好。Kappa 一致性检验的结果也显示，各个结果具有统计学意义。

（3）偏心分布结果与分析

研究表明，角膜塑形镜佩戴后，其治疗区域的中心位置往往会偏向于颞侧。这个结论可以用于验证所提出的评估方案的有效性，对 75 个患者的左眼进行测试，绘制拟合椭圆的中心，其结果如图 3.1.10 所示。结果显示，佩戴角膜塑形镜后，有 66 位患者的治疗区域中心偏向于颞侧，这个结果与 Hiraoka 等人的结论一致，从侧面证明了评估方案的有效性。

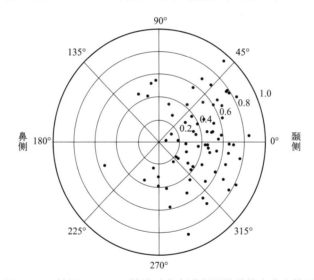

图 3.1.10　基于 K-means 算法对患者进行评估的偏心分布情况

3.2　视网膜眼底血管结构分割

3.2.1　视网膜眼底血管结构分割概述

（1）背景与意义

在眼科临床诊断中，眼底血管结构分析起着至关重要的作用。眼底血管是人体不可或缺的组成部分，甚至被很多人称为全身血管的缩影。血管的结构特征包括血管的弯曲程度和直径粗细等，很多时候可以直接反映出一些疾病，其中就包括白内障和糖尿病视网膜病变等一系列眼科等疾病。

所以如何提高医生阅读眼底图像的效率和准确度，帮助其进行临床诊断，节省出更多的时间与患者面对面沟通交流，是当下亟待解决的问题。人工智能技术的迅速发展为这一问题提供了一种解决方案。运用人工智能方法自动处理视网膜眼底图像并对血管结构进行分割，可以消除主观因素对阅片的影响，同时减少医生的阅片时间，使医生能有充分的时间来制订治疗方案。

（2）发展历史和研究现状

1989 年，Chaudhuri 等人[6]最早提出利用眼底血管的固有特征将高斯匹配滤波引入眼底血管分割，此后相当长的一段时间内，基于数字图像处理的分割方法都是主流的研究方向。这一方法通过编码眼底图像的特征以实现血管的自动分割[7]，其中包括基于形态学的分割[8-9]、基于匹配滤波的分割[10]和血管追踪分割[11]等非监督的分割方法。与非监督学习的方法相比，监督学习能够学习已标注的视网膜血管信息，具有更好的稳定性，传统的监督学习方法包括支持向量机[12]和 K 近邻算法[13]等。

近些年，随着深度学习的迅猛发展以及它在医学图像处理领域的优异表现，深度神经网络逐渐成了眼底血管分割领域的研究热点，其中主要包括卷积神经网络（CNN）、全卷积神经网络（FCN）[14]和 U-Net 等。U-Net 框架是在 FCN 的基础上进行改进的网络，由编码器和解码器两部分构成，采用了完全对称的网络结构，先下采样而后上采样。下采样会使网络对图像的感受野逐步扩大，即单位面积内的可感知区域扩大，图像的低频信息可以被充分地感知到。而上采样是一个恢复的过程，使图像的浅层特征和深层特征能够被充分地挖掘和利用。同时采用了跨越连接的技术，跨越连接有利于网络的各个层次间信息得到传递和保留，防止因为网络的深入而丢失部分特征信息。这些特点使得以 U-Net 为基础的网络能够很好地适用在医学图像处理中。李大湘等人[15]在 U-Net 网络的基础上引入了注意力机制、空洞卷积和 Inception 模块；徐光柱等人[16]将 Dense-net 的稠密连接机制与 U-Net 相融合，搭建了一个端到端的血管分割模型。类似的对 U-Net 的改进还有很多，都取得了不俗的效果。

接下来介绍两种眼底血管结构分割方法：基于数字图像处理的分割方法和基于深度神经网络的分割方法。

3.2.2 基于数字图像处理的眼底血管分割方法

本小节介绍基于数字图像处理的眼底血管分割方法，命名为 VFSeg 算法，具体流程如图 3.2.1 所示。

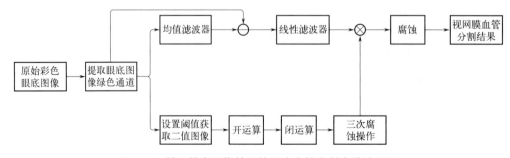

图 3.2.1 基于数字图像处理的眼底血管分割方法流程图

（1）提取眼底图像绿色通道

视网膜眼底图是用 RGB 颜色空间来表示的二维图像。R、G、B 分别表示 red、green 和 blue，即为红色、绿色和蓝色，是光的三基色，在自然界中所有肉眼可以看到的颜色都可以由这三种色彩通过混合叠加而形成。所以该图像可以表示为 $M \times N \times 3$ 的三维数组，即由 3 幅大小为 $M \times N$ 的二维灰度值图像叠加而成，而这三幅图分别代表 R、G、B 分量，每个分量的像素点取值范围为 $[0, 255]$。图 3.2.2 给出了将眼底图像拆分为三个通道的呈现结果。

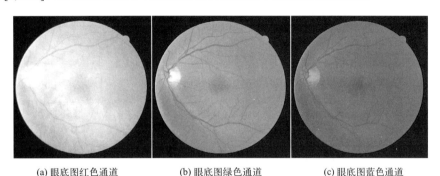

(a) 眼底图红色通道　　　　　(b) 眼底图绿色通道　　　　　(c) 眼底图蓝色通道

图 3.2.2　眼底图的 R、G、B 三通道图像

从图 3.2.2 中可以看出，眼底图的红色通道过于明亮，血管的细小分支结构在通道图中模糊不清晰；蓝色通道相对较暗，拥有许多噪点，大部分血管的结构不可见；而眼底图的绿色通道图血管整体呈现清晰，血管和背景有较高的对比度。因此选择从二维彩色视网膜眼底图像中提取绿色通道用于后续的血管结构检测。

（2）均值滤波器

在提取完图像的绿色通道后，本方法采用两个并行的操作步骤，如图 3.2.1 所示，下面首先介绍上支路处理。先了解一下什么是图像平滑技术。该技术的作用是平滑、弱化和抑制图像中的细节、边缘和噪声，这里的噪声可以简单地理解为图像内的杂质。均值滤波器就是其中一种常用的平滑方式，属于线性滤波器，其处理方式十分直观和高效，具体操作是将指定大小的窗口区域内所有像素求取平均值，然后将该值设置为锚点上的像素值，从而达到降噪的效果。

在本方法中，采用一个大小为 25×25 的均值滤波器对图像进行平滑滤波操作来消除图像的高频部分，即图像的噪声，从而分离出图像的低频分量，即图像的背景部分，如图 3.2.3（b）所示。然后用原始的绿色通道图像减去得到的低频分量，可以获得包含血管部分和噪声等的高频成分图像，如图 3.2.3（c）所示。该过程中的各部分结果图如图 3.2.3 所示。

（3）线性滤波器

可以观察到，通过上一步骤得到的高频成分图像仍然含有许多非线性的噪声，因此选择多方向的线性滤波器来过滤非线性噪声。因为血管的枝权结构没有固定的方向，所以同时选取了均匀分布的四个方向的线性滤波核，分别为 0°、45°、90°和 135°，其结构如图 3.2.4 所示，并选择滤波响应的最大值作为目标像素点的滤波结果。经过线性滤波器后的结果如图 3.2.3（d）所示。

（4）形态学处理

对比图 3.2.3（c）（d）可以看出，线性滤波器明显减少了图像中的噪声，此外还有一个待解决的问题，就是需要消除使用均值滤波器而产生的外围一圈圆环，这里需要用到框架中的下半支路。

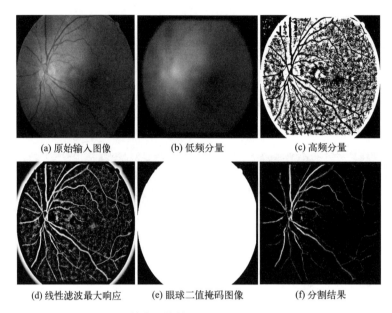

(a) 原始输入图像　　　　　(b) 低频分量　　　　　(c) 高频分量

(d) 线性滤波最大响应　　　(e) 眼球二值掩码图像　　(f) 分割结果

图 3.2.3　数字图像处理过程中的各部分结果图

$$\frac{1}{6}\begin{bmatrix} -1 & -1 & -1 \\ 2 & 2 & 2 \\ -1 & -1 & -1 \end{bmatrix} \quad \frac{1}{6}\begin{bmatrix} -1 & -1 & 2 \\ -1 & 2 & -1 \\ 2 & -1 & -1 \end{bmatrix} \quad \frac{1}{6}\begin{bmatrix} -1 & 2 & -1 \\ -1 & 2 & -1 \\ -1 & 2 & -1 \end{bmatrix} \quad \frac{1}{6}\begin{bmatrix} 2 & -1 & -1 \\ -1 & 2 & -1 \\ -1 & -1 & 2 \end{bmatrix}$$

图 3.2.4　线性滤波核结构

分别对应 0°、45°、90° 和 135°

在介绍下半支路的流程前，先介绍一下这些形态学处理的方法。形态学处理是图像处理中常见的一类技术，是指通过特定的结构元素提取和描述二值图像结构特征的过程。基本操作包括膨胀、腐蚀等，还有开运算、闭运算等组合操作。下面简要介绍这四种形态学处理方法。

借助集合论语言，可以定量描述具体操作，假设待处理的图像为 A，用于处理图像的结构元素为 B，结构元素一般为比较小的任意形状的图像，多数情况下为实心正方形，锚点一般定义在结构元素的中心。

膨胀简单来说可以理解为求取局部最大值的操作，对于待处理的二值图像 A，将结构元素 B 中值为 1 的区域内对应的像素最大值赋值给锚点位置的像素值，记为 A⊕B，这一操作扩大了二值图像的高亮区域。

腐蚀与膨胀操作相反，是求取局部最小值的操作，对于待处理的二值图像 A，将结构元素 B 中值为 1 的区域内对应的像素最小值赋值给锚点位置的像素值，记为 A⊖B，这一操作缩小和细化了图像的高亮区域，从视觉上看起来像是被"腐蚀"了一样，故而由此得名。

开运算对二值图像 A 用结构元素 B 先腐蚀再膨胀，可以消除细小的物体，平滑较大物体的轮廓边界，记为（A⊖B）⊕B。

闭运算对二值图像 A 用结构元素 B 先膨胀再腐蚀，能够填充窄小的间断，消去小型空洞，记为（A⊕B）⊖B。

下半支路首先通过设置阈值的方式对图像进行二值化处理；然后做开运算和闭运算的操作获得眼球部分二值掩码图像［图 3.2.3（e）］的大致边缘轮廓；再对图像做三次腐蚀操作，从而细化掩码图像的边缘；最终将上支路的图像与下支路生成的二值掩码图像进行掩码和腐蚀操作，就可以获得最终分割出的血管图像，如图 3.2.3（f）所示。

3.2.3　基于深度神经网络的眼底血管分割方法

本小节介绍基于深度神经网络的眼底血管分割方法，该方法采用深度可分离卷积的 U 形眼底血管分割网络 X-SegNet，网络为类似于 U-Net 的编译码结构，并加入注意力机制和多尺度约束等模块，取得了很好的效果。X-SegNet 的网络结构如图 3.2.5 所示。

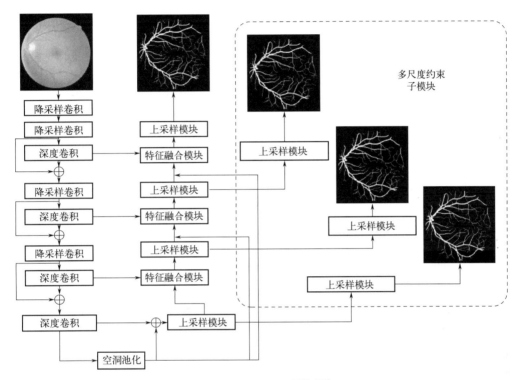

图 3.2.5　X-SegNet 网络框架

（1）X-SegNet 网络结构设计

图 3.2.5 中的 X-SegNet 网络可以分为编码器和解码器两部分，编码器端的网络首先用步长为 2 的卷积层对原始图像进行下采样，紧接着叠加了三个卷积模块，该模块由下采样卷积和残差单元组成，这里的残差单元可以有效地防止性能随着网络层数的增加而退化。解码器端通过卷积和双线性插值上采样逐步恢复图像分辨率。在每一阶段的上采样后，特征融合子模块（feature fusion module, FFM）都会将编码器端对应阶段的特征图与解码器的特征图进行融合，从而实现跨越连接的效果。其中 FFM 子模块的结构如图 3.2.6 所示，该模块首先通过 1×1 卷积对输入的特征图进行通道融合，同时降低特征图维度，再通过全局平均池化和 Sigmoid 函数学习不同通道的权重进行加权，从而区分不同通道的重要性。最终将经过加权的特征图和未加权的特征图叠加，获得融合后的特征图。

对于语义分割中存在的两个常见问题，这个网络模型都相应地提出了解决方法。第一个问题就是不同类别之间的相关性不足，第二个问题是多尺度物体解析困难。针对相关性不足的问题，卷积神经网络通常会用堆叠网络层数的方式来扩大感受野，从而使当前区域与全局图像区域相关联，而这种方法会大大增加模型复杂度，因此这里使用了另一种思路：ASPP 结构，即空

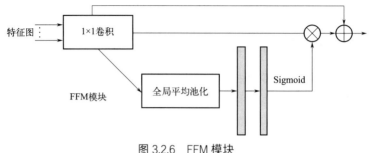

图 3.2.6　FFM 模块

洞空间卷积池化金字塔。该结构对给定的输入图像以不同采样率的空洞卷积并行采样，可以理解为以多个比例捕捉图像的上下文信息。而为了解决多尺度物体解析困难的问题，解码器端使用了多尺度约束子模块进行网络优化，该模块可以学习和矫正图像中不同尺度的物体，获得更加精细的分割效果。

此外，由于处理对象——医学图像的尺寸往往都比较大，这就使得在不做任何处理的情况下，模型的复杂度会很高。因此为了使模型能够有效地落地应用，需要对模型进行压缩，深度可分离卷积正是一种模型压缩的方法。常规的卷积同时考虑了通道域和空间域上的相关性，而深度可分离卷积认为二者是可分离的，即先在空间域上做卷积操作，再针对通道进行融合，从而缩小模型规模。因此本方法用深度可分离卷积替代了常规的卷积操作，有效地减少了模型的参数量和计算量。

（2）X-SegNet 网络损失函数的选择

本方法采用交叉熵损失、结构相似性损失 [17] 和 Dice 损失 [18] 的加权和作为网络的损失函数。交叉熵损失函数用于计算模型预测的概率分布与真实标签的概率分布之间的差异。它适用于二分类或多分类问题。在眼底图像分割任务中，每个像素都被当作一个独立的样本来处理，神经网络通过交叉熵损失函数学习预测像素属于血管还是背景的概率。结构相似性损失函数则是计算输出的血管分割掩码与实际血管标签之间的结构相似性，这一损失函数对局部结构的变化非常敏感。Dice 损失函数常用于处理数据类别比例不平衡的问题。在视网膜眼底图像中，血管和背景图的比例往往相差很大，血管只占图像的很小一部分，因此在分割时极有可能出现血管部分的分割精度远远低于背景区域的情况，这时就需要使用 Dice 损失函数。该损失函数通过鼓励网络增加血管预测区域与真实区域的重叠程度来缓解这一问题。

假设样本集合 $S=\{(x_1, y_1), (x_2, y_2), \cdots, (x_N, y_N)\}$，$N$ 为样本总数，y_i 是样本 x_i 的类别标签，p_i 为样本 x_i 预测为类别 y_i 的概率，网络输出图像为 x，实际标签图像为 y，图像的均值和方差分别用 μ 和 σ 表示，$|\cdot|$ 表示二值图像中 1 的数量，$\cap$ 表示两幅图中血管的重叠区域，则交叉熵损失函数 L_{ce}、结构相似性损失函数 L_{ssim}、Dice 损失函数 L_{dice} 和 X-SegNet 的总损失函数分别为

$$L_{ce} = -\sum_{i=1}^{N} y_i \log(p_i) \tag{3.2.1}$$

$$L_{ssim} = 1 - \frac{\left(2\mu_x\mu_y + c_1\right)\left(2\sigma_{xy} + c_2\right)}{\left(\mu_x^2 + \mu_y^2 + c_1\right)\left(\sigma_x^2 + \sigma_y^2 + c_2\right)} \tag{3.2.2}$$

$$L_{dice} = 1 - \frac{2|x \cap y|}{|x| + |y|} \tag{3.2.3}$$

$$L_{\text{X-SegNet}} = \sum_{k=1}^{m} \lambda^k \left(L_{\text{ce}}^k + L_{\text{ssim}}^k + L_{\text{dice}}^k \right) \tag{3.2.4}$$

其中，c_1、c_2 为常数；m 表示多尺度约束数量；λ^k 表示第 k 个尺度约束损失加权系数。

3.2.4 实验数据集及评估指标

（1）数据集

为了评估上述两种方法，选择三个用于视网膜血管分割研究的公开数据集，分别是 DRIVE、STARE 和 CHASE_DB1 数据集。DRIVE 数据集汇集了 40 张由两名专业医师人工分割的图片，其中 7 张有早期轻度糖尿病视网膜病变迹象，另外 33 张为没有病变的眼底图，图像分辨率为 565×584。STARE 数据集包括同样由两名专业医师人工分割的 20 张彩色眼底图像，其中存在病变和无病变的各 10 张，图像分辨率为 605×700。CHASE_DB1 数据集包含 28 张由两名专家人工分割的学龄儿童的左右眼底图，图像分辨率为 999×960。

（2）评估指标

在图像分割中，一般通过判断每个像素点是前景还是背景来实现区域的划分。在本视网膜血管分割任务中，前景就是血管结构的区域，为正类；背景是除血管外其他的部分，为负类。在介绍评估指标前，首先了解一下二分类的混淆矩阵，如表 3.2.1 所示。

表 3.2.1 二分类混淆矩阵

项目	真实	
	前景（血管区域）	背景（其他区域）
前景（正类）	TP（真阳性）	FP（假阳性）
背景（负类）	FN（假阴性）	TN（真阴性）

其中，T（true）表示预测是正确的，F（false）表示预测值与真实值不一致，P（positive）表示预测为正类即前景，N（negative）表示预测为负类即背景。将模型的预测输出与真实标签进行比较就可以获得评估模型性能的指标。

通常采用的评估指标有：特异性（specificity）、灵敏度（sensitivity）、准确率（accuracy）、精确率（precision）、召回率（recall）、F1-score、交并比（intersection over union, IoU）和 AUC（area under curve）。

其中，特异性是指预测为背景、实际也为背景的像素占所有真实为背景的像素的比例；灵敏度是指预测为前景、实际也为血管部分的像素占所有真实为前景的像素的比例；准确率是指预测正确的像素点占所有像素点数目的比例；精确率是指模型识别为前景的像素点中预测正确的比例；召回率是指真实的血管区域像素中确实被预测为前景的比例；F1-score 是精确率和召回率的调和平均，用于综合评估；交并比用于评判分割区域形状和真实标签的形状重叠差异；AUC 是 ROC 曲线下方的总面积，可以描述模型的分类性能。这些评估指标的表达式如下：

$$Specificity = \frac{TN}{TN + FP} \tag{3.2.5}$$

$$Sensitivity = \frac{TP}{TP + FN} \tag{3.2.6}$$

$$Accuracy = \frac{TP + TN}{TP + FN + TN + FP} \tag{3.2.7}$$

$$Precision = \frac{TP}{TP + FP} \tag{3.2.8}$$

$$Recall = \frac{TP}{TP + FN} \tag{3.2.9}$$

$$F1\text{-}score = \frac{2 \times Precision \times Recall}{Precision + Recall} \tag{3.2.10}$$

$$IoU = \frac{|R \cap R'|}{|R \cup R'|} \tag{3.2.11}$$

3.2.5 测试结果与分析

根据上述评价指标，基于数字图像处理的 VFSeg 算法和基于深度神经网络的 X-SegNet 算法在 DRIVE 数据集上的性能对比如表 3.2.2 所示，二者的分割结果图像如图 3.2.7 所示。

表 3.2.2 不同算法在 DRIVE 数据集上的性能对比

算法	特异性	灵敏度	交并比	准确率	运行时间 /ms
VFSeg	0.8397	0.7906	0.2639	0.7946	1.2402
X-SegNet	0.9842	0.8127	0.6958	0.9690	3.0794

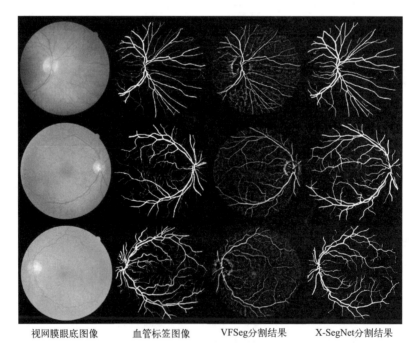

视网膜眼底图像　　血管标签图像　　VFSeg分割结果　　X-SegNet分割结果

图 3.2.7 可视化结果图

从表 3.2.2 和图 3.2.7 中可以看出，VFSeg 的运行时间比 X-SegNet 的一半还要少，但血管分割的能力相比较不是特别理想，远不如后者；X-SegNet 在视网膜血管结构分割任务中取得了十分可观的结果，血管结构清晰可见，无论是粗壮的血管和细小的分叉都能够很好地预测出来。总体来说两类算法各有不同的优势，可以根据实际情况进行选择使用。

3.3　白内障自动分级

在传统的白内障分级方式中，医生需要根据经验判断眼部影像所属的白内障级别。分级的效果受限于医生的经验、图片的质量，主观性相当强，因此分级的效果往往不够稳定，尤其是在基层医院，存在医生经验不足、医疗资源匮乏的问题。

结合人工智能用于白内障分级是一个可行的方法，通过计算机算法对医疗数据进行学习，能够自动、客观地对白内障影像进行分级，从而缓解医疗资源不足的压力。

3.3.1　白内障概述

（1）白内障病理

白内障指的是由各种原因引起的晶状体混浊的眼科疾病，是眼科中常见的疾病，也是致盲的主要原因之一。其主要症状是视物模糊，对于亮光会感到不适，对于色彩的感知会下降，看物体颜色较暗或者呈现黄色，在黑暗环境下会有视觉障碍。有时会伴随着其他的眼科疾病，严重时会引发其他的并发症。

白内障的发病原因有很多，最为常见的是老年性白内障，是伴随着年龄增加而出现的正常生理现象，年龄越大，发病概率越高。部分人可能因为遗传或者胎儿时期的感染而患病，称为先天性白内障。此外，因为撞击、化学物品等对眼睛造成了伤害，或者是身体的其他疾病，也可能导致白内障。

目前，中国的白内障患者越来越多，每年有近 50 万的新增患者，形势十分严峻。但是受限于医疗资源，目前对于白内障的诊断和治疗存在着巨大的缺口，尤其是偏远地区。

（2）白内障眼底图像

通常用眼底图像检查白内障情况。眼底图的结构包括视神经盘、黄斑区以及不同程度的静动脉。一般而言，正常的眼底图像，血管的纹理十分清晰，虽然可能因为拍摄的环境以及视网膜厚度不同，眼底图像的颜色不同，但仍然可以看到明显的纹路。如图 3.3.1 所示为四张正常的彩色眼底图像，其中图 3.3.1（a）（b）为右眼的眼底图像，图 3.3.1（c）（d）为左眼的彩色眼底图像。

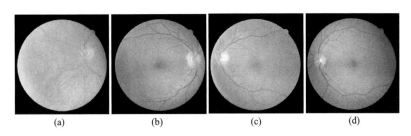

图 3.3.1　正常眼底图像（电子版）

白内障患者一般晶状体混浊，其眼底图像的结构不清晰，通常将白内障分为轻度、中度和重度三个等级，如果将正常图像作为一个等级，那么可以得到白内障的四级分级，如图 3.3.2 所示。

轻度白内障虽然眼底图模糊，但仍然可以看见眼底血管；中度白内障仅能看见视盘和非常模糊的厚血管；重度白内障则完全无法看见眼底图结构。

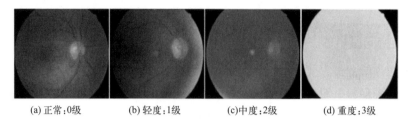

(a) 正常：0级　　(b) 轻度：1级　　(c) 中度：2级　　(d) 重度：3级

图 3.3.2　白内障四级分级示意图（电子版）

在一些研究中，为了对白内障的症状级别做出更精细的描述，六级分级模型也被提出来。六个等级为：正常、轻度、轻度稍重、中度、严重、非常严重。如图 3.3.3 所示为六级分级示意图。

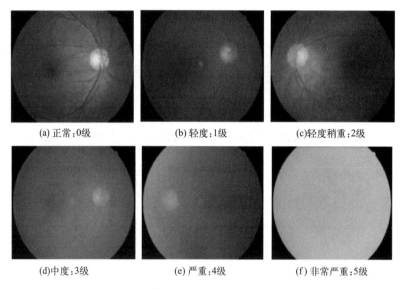

(a) 正常：0级　　　　(b) 轻度：1级　　　　(c)轻度稍重：2级

(d)中度：3级　　　　(e) 严重：4级　　　　(f)非常严重：5级

图 3.3.3　白内障六级分级示意图（电子版）

（3）白内障分级诊断研究现状

在医院中，对于白内障的分级诊断需要医生依靠自己的经验进行判断和操作。早期使用晶体裂隙灯图像进行分级诊断，例如美国威斯康星白内障分级系统[19]。而随着人工智能的发展，机器学习技术和深度学习技术深入图像医疗领域，通过算法对眼底图像进行自动诊断。

目前的研究中，主要采用传统的数字图像处理技术与机器学习技术结合的算法对白内障眼底图像进行分级诊断。数字图像处理技术一般用于图像的预处理以及特征提取，例如 Yang 等人[20]提出的白内障分级算法，通过一种改进的顶底帽变换算法和三边滤镜算法，进行对比度增强和降噪，完成图像预处理操作，然后提取图像的亮度信息和纹理信息，作为分类器的特征，完成特征提取的功能。机器学习技术，例如 SVM、神经网络，一般作为分类器完成分类任务。例如 V Harini 等人[21] 提出使用 SVM 进行白内障和非白内障分类，RBF 神经网络进行白内障分级。深度学习技术也常常用于特征提取中，这样做的好处是不用研究人员手动设计特征提取方案和设置参数。例如 Dong 等人[22] 使用了 5 层的深度卷积神经网络进行特征的提取，最后采用 SVM 进行分类；Xu 等人[23] 专门对 CNN 如何提取特征做出研究，提出全局 - 局部特征混合的 CNN 模型，用于更好地提取特征和分级；Cao 等人[24]通过改进的 Haar 小波变换提出图像特征，再通过三层二分类神经网络分类器实现白内障四级分类；Ran 等人[25]首次将白内障分为了六个等级，利用神经网络提取图像特征，最后通过随机森林进行白内障六级分级诊断。

3.3.2　基于支持向量机的分级算法

支持向量机（support vector machine, SVM）技术是机器学习领域中广泛应用的有监督学习模型，适合小样本数据集，常用于模式识别、分类以及回归分析。对于白内障眼底图像，SVM可以用于眼底图像的分级任务。先进行图像预处理，然后将数字图像处理技术提取到的图像纹理特征和神经网络自动提取得到的图像特征相结合，作为 SVM 的判断依据，最后进行 SVM 分类训练。图 3.3.4 为算法的流程图。

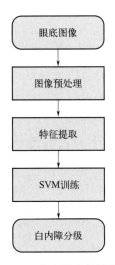

图 3.3.4　SVM 白内障分级算法流程图

（1）眼底图像预处理

在采集眼底图像的过程中，因为环境、仪器等问题，容易引入干扰噪声，使得眼底图像产生部分失真，可能会对特征的提取部分造成干扰，因此需要对图像进行预处理，降低噪声带来的影响。对于白内障分级任务而言，眼底图像中血管纹路等眼部结构的清晰程度，是分级的主要依据，可以尝试提取出眼底血管。这一步操作，可以通过 3.2.2 节中提到的基于数字图像处理的眼底血管分割方法得到。

（2）眼底图像特征提取

眼底图像预处理得到的眼底血管图和原始的眼底图，需要进行特征的提取，才能作为 SVM的输入。可以用两种方案：灰度共生矩阵方法和神经网络方法。

① 灰度共生矩阵提取纹理特征　眼底血管的纹理信息是白内障分级诊断的主要依据。它可以通过计算灰度共生矩阵（gray-level co-occurrence matrix, GLCM），将关注的信息用矩阵表示。灰度共生矩阵是一种纹理特征提取方法，它通过计算图像中一定距离和一定方向的两点灰度之间的相关性，获取图像在方向、间隔、变化幅度及快慢上的综合信息。

灰度共生矩阵，即从灰度为 m 的像素点 $a=(x, y)$ 出发，在与 a 距离为（d_x, d_y）的像素点 $b=(x+d_x, y+d_y)$ 处，其灰度为 n 的概率。其数学表达式如式（3.3.1）所示。

$$P(m,n\,|\,d,\theta)=\{(x,y)\,|\,f(x,y)=m,f(x+d_x,y+d_y)=n;x,y=0,1,2,\cdots,N-1\} \tag{3.3.1}$$

式中，d 表示用像素量表示的相对距离；θ 表示的是 b 相对 a 的位置方向，或者说是矢量 **ab** 的方向，假如 $d_x=1$，$d_y=0$，那么 $\theta=0°$；m，$n=0$，1，2，$\cdots$，$k-1$，k 表示图像灰度级的数目；$f(x,y)$ 表示的是在图像 (x,y) 处的像素值；N 表示图像的尺寸。可以将其简单理解为图上某个灰度值对的像素点对出现的概率。

在提取纹理特征的时候，使用灰度共生矩阵。在本章节中，主要采用六种纹理特征函数，分别是对比度（contrast，CON）、角二阶矩（angular second moment，ASM）、熵（entropy，ENT）、逆差矩（inverse differential moment，IDM）、能量（energy）、自相关性（correlation，COR），其计算公式如下：

$$CON=\sum_{i,j}G(i,j)(i-j)^2 \tag{3.3.2}$$

$$ASM=\sum_{i,j}G(i,j)^2 \tag{3.3.3}$$

$$ENT=\sum_{i,j}(G(i,j)\{-\ln[G(i,j)]\}) \tag{3.3.4}$$

$$IDM=\sum_{i,j}\frac{G(i,j)}{1+(i-j)^2} \tag{3.3.5}$$

$$energy=\sqrt{ASM} \tag{3.3.6}$$

$$COR=\sum_{i,j}\frac{(ij)G(i,j)-u_iu_j}{s_is_j} \tag{3.3.7}$$

其中，$G(i,j)$ 表示灰度共生矩阵 (i,j) 处的值；$u_i=\sum_{i,j}iG(i,j)$；$u_j=\sum_{i,j}jG(i,j)$；$s_i^2=\sum_{i,j}G(i,j)(i-u_i)^2$；$s_j^2=\sum_{i,j}G(i,j)(j-u_j)^2$。

如图 3.3.5 所示为纹理特征提取的流程图。

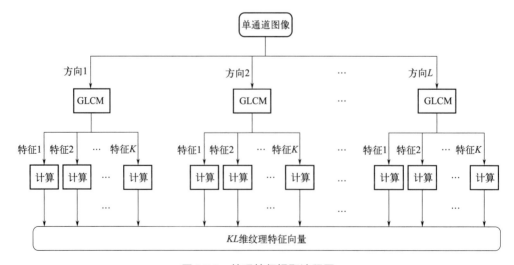

图 3.3.5　纹理特征提取流程图

需要注意的是，灰度共生矩阵是针对单通道图计算的，那么对于 RGB 图像而言，可以分别计算 3 个通道的灰度共生矩阵，然后取平均值作为最终输出的纹理特征。为了提取尽可能多的特征信息，将图像预处理得到的眼底血管图像和原始图像都提取纹理特征，最后得到眼底血管纹理特征和原始图像纹理特征。

② 神经网络自动提取特征　使用一个神经网络，例如 ResNet18，对眼底图像进行分类任务的训练。经过多轮训练之后，网络的分类正确率基本上不再上升，便可得到训练好的神经网络特征提取器。然后将神经网络最后的线性分类层去掉，便可以用于提取眼底图像的神经网络图像特征。

（3）支持向量机训练

SVM 多分类模型的基础是 SVM 二分类模型。对于一个样本集合 T，希望能够找到一个超平面，将正负样本分到平面的两侧。超平面的方程为 $y=\omega x+b$，如果样本集合是线性可分的，那么便可以得到无数个解。SVM 通过间隔最大化求得最优的超平面。对于给定的样本 (x_i, y_i) 以及超平面 (w, b)，SVM 的目标函数如式（3.3.8）所示。

$$\underset{\omega,b}{\arg\min}\left(\frac{\|\omega\|}{2}+C\sum_{i=1}^{n}\xi_i\right)$$
$$\text{s.t.}\ \ y_i(\omega x_i+b)\geqslant 1-\xi_i, i=1,2,\cdots,n \tag{3.3.8}$$
$$\xi_i\geqslant 0, i=1,2,\cdots,n$$

式中，C 表示线性不可分情况下对错误分类的惩罚；ξ_i 表示一个松弛变量；n 表示样本的数量。

对于白内障分级任务而言，需要使用特征提取步骤获得的眼底血管纹理特征、原始图像纹理特征、神经网络图像特征，将这三个特征拼接成为一个特征向量，作为 SVM 的输入数据 x_i。

3.3.3　基于深度神经网络迁移的联合分级算法

深度学习一般包括两个方面：数据与算法。想要获得良好的性能，大数据以及优良的模型结构往往是不可或缺的，但是某些问题注定数据集的质量和数量是不够的，这时候可以考虑使用迁移学习的方法，从大型的公开数据集中学习信息，从而改善小样本数据集分类与识别性能不佳的情况。

本章节将介绍基于迁移学习方案的深度神经网络联合随机森林（RF）的白内障分级诊断算法，其总体的框架结构如图 3.3.6 所示。算法实际上分为三个模块：眼底图像预处理模块、特征提取网络模块以及 RF 分类器模块。

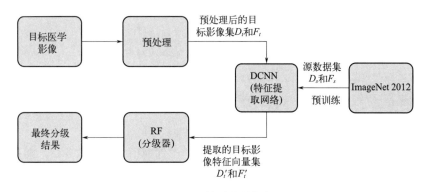

图 3.3.6　算法总体框架

（1）眼底图像预处理

因为环境、仪器等外部因素，所采集到的医学影像数据往往会存在有噪声点等问题，这些会对后续的特征提取部分造成干扰，因此需要对图像做一些预处理，降低干扰带来的影响。同时也要考虑到，预处理步骤应该尽可能增强白内障疾病的特征，这有利于后续的特征提取。

眼底图像中间的眼球部分是主要的信息，其周围的黑色区域则是无关信息，但是却有可能引入人眼无法察觉的噪声，因此需要将中间视网膜眼底区域与四周的黑色背景区域分开。具体的流程如图 3.3.7 所示。

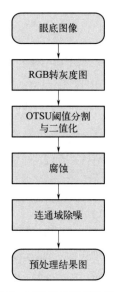

图 3.3.7　二值分割法除噪流程图

OTSU 阈值分割法，主要通过一个设定的阈值分割目标与背景。具体而言，对于尺寸为 $M \times N$ 的图像 $I(x, y)$，假设初始化的阈值为 T，那么根据阈值可以得到两个集合 I_1、I_2，元素个数分别为 N_1、N_2。

$$I_1 = \{(x, y) \mid I(x, y) < T, x < M, y < N\}$$
$$I_2 = \{(x, y) \mid I(x, y) \geq T, x < M, y < N\}$$

那么可以计算得到这两个集合的像素点占比，如式（3.3.9）所示。

$$w_1 = \frac{N_1}{M \times N}, w_2 = \frac{N_2}{M \times N} \tag{3.3.9}$$

然后计算各自的平均灰度值，如式（3.3.10）所示。

$$u_1 = \frac{\sum\limits_{(i,j) \in I_1} I(i,j)}{N_1}, u_2 = \frac{\sum\limits_{(i,j) \in I_2} I(i,j)}{N_2} \tag{3.3.10}$$

此时，两类像素之间的灰度值方差，如式（3.3.11）所示。

$$\sigma(I_1, I_2) = w_1 \times w_2 \times (u_1 - u_2)^2 \tag{3.3.11}$$

通过不同的阈值 T 得到最大方差 $\sigma(I_1, I_2)$，此时的 T 即为所求的阈值。然后通过这个阈值对图像进行二值化分割，其结果如图 3.3.8 所示。

从图 3.3.8 中可以发现，二值化的图中仍然有噪声点。希望得到的是中间的白色目标区域，因此可以采用 8×8 的矩阵进行腐蚀操作，最后将小于 5000 像素的连通域去除，即可得到白色目标区域，其结果如图 3.3.9 所示。

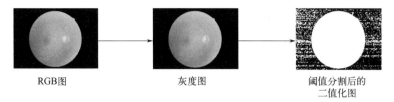

图 3.3.8　OTSU 阈值分割与二值化的眼底图（电子版）

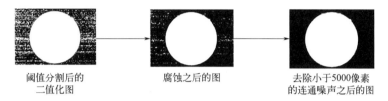

图 3.3.9　二值图的腐蚀与连通除噪

最后将连通域除噪的结果与原始的 RGB 图进行与操作，即得到最终的预处理图。

（2）基于深度卷积神经网络的特征提取

深度卷积神经网络（DCNN）在提取图像的特征进行分类时有着卓越的性能，可以用于提取眼底图像的特征，作为随机森林 RF 分类器的输入。其总体结构如图 3.3.10 所示。所使用的 DCNN 结构，是 ResNet 网络。

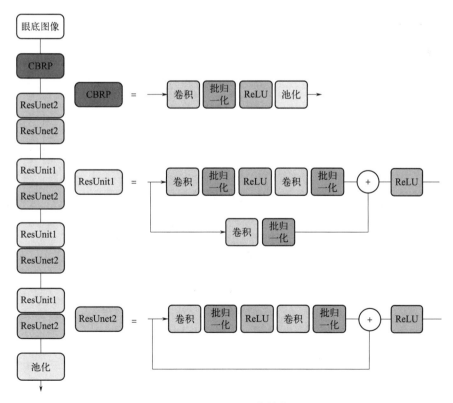

图 3.3.10　DCNN 网络结构图

其中，第一个卷积核采用7×7的大卷积核，提取浅层的纹理信息，然后使用8个残差结构提取深层次的图像信息，最后使用一个Pool层将特征融合，作为RF分类器的输入。

在进行特征训练的时候，考虑到白内障眼底图像数据集的数量并不多，因此使用迁移学习，学习大数据集上的内容。迁移学习的操作流程如图3.3.11所示。

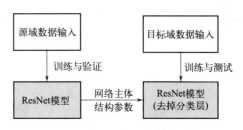

图3.3.11　DCNN上深度网络迁移操作流程图

源域数据使用ImageNet2012数据集。首先将DCNN（ResNet）模型在源域数据集上进行训练和验证，选择验证集上效果最好的模型，去除最后的分类层，作为目标域数据（白内障眼底影像数据集）的训练模型。该模型已经经过训练，因此网络在白内障眼底影像数据集上进行训练时，模型的参数会进行微调而不是大幅度调整，因为已经从源域数据中学习到了大量的信息。

（3）随机森林与深度卷积神经网络联合算法

深度卷积神经网络提取白内障眼底图像的特征，作为随机森林RF分类器的输入，模型的结构如图3.3.12所示。使用RF分类器的考虑是，尽管经过了迁移学习，但是白内障眼底数据集毕竟还是太小，小数据集上的噪声可能会影响模型的稳定性。使用RF分类器，可以提高小数据集上的分类性能，同时具有快的运行速度和更好的鲁棒性。

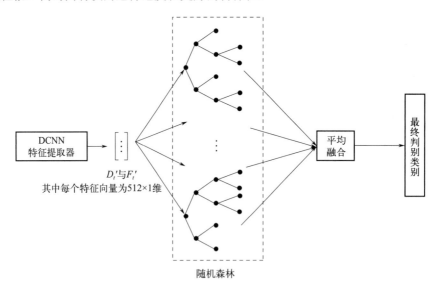

图3.3.12　RF与DCNN的结合图

3.3.4　实验数据集与评估指标

（1）数据集

白内障眼底图像的数据源自合作医院，采用的是六级分级模型，具体分级情况如表3.3.1所示。

表 3.3.1　白内障眼底图像分级情况统计表

项目	等级						总数
	0	1	2	3	4	5	
数量	487	317	124	154	134	135	1351

另外，用于 ResNet 迁移学习的数据集，选择公开数据集 ImageNet2012。

（2）评估指标

采用分级准确度作为实验评价指标，如式（3.3.12）所示。

$$s_{\mathrm{acc}} = \frac{T_p + T_n}{T_p + T_n + F_p + F_n} \times 100\%$$

（3.3.12）

式中，T_p、T_n、F_p、F_n 分别是正样例判为正、负样例判为负、负样例判为正以及正样例判为负的数量。

3.3.5　诊断结果与分析

（1）深度神经网络迁移效果分析

网络模型使用的是 ResNet 分类网络，对比未经过迁移学习的模型与经过迁移学习的模型的白内障分级结果。通过 T-SNE（T-distributed stochastic neighbor embedding）算法，对特征进行降维后将分级的结果绘制在二维图像上，如图 3.3.13 所示。

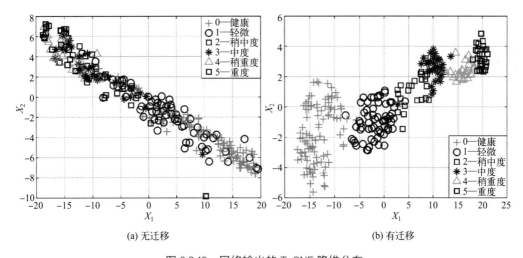

图 3.3.13　网络输出的 T-SNE 降维分布

同时，为了验证算法的稳定性，对两个模型进行了 20 次交叉验证，其结果如图 3.3.14 所示。

从图 3.3.14 中可以明显发现，经过迁移学习的网络模型，在准确度、收敛速度、稳定性上都有了提升，说明迁移学习的效果巨大，对于小样本数据集的分类能有极大的帮助。

（2）联合分级算法实验结果

将 RF 分类网络与 DCNN 网络联合的模型在白内障眼底图像数据集上进行训练和测试，同时使用 ResNet 分类网络进行性能对比。其中 ResNet 分类网络与 DCNN 网络在结构上的区别，仅是 ResNet 分类网络多了一个分类层。两个网络都经过迁移学习，其结果如图 3.3.15 所示。

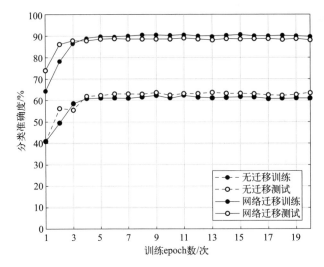

图 3.3.14 白内障六级分类准确度对比

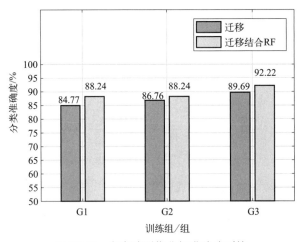

图 3.3.15 白内障影像分级准确度对比

从图 3.3.15 可以明显发现，使用 RF 分类器的模型，白内障分级的准确度提升了 2% ～ 4%，而且网络更加稳定，准确率的波动从 4.92% 降低到了 3.98%。这证明了 RF 分类器的作用：提升算法的性能和稳定性。

3.4 白内障糖尿病视网膜病变联合诊断

3.4.1 糖尿病视网膜病变概述

（1）糖尿病视网膜病

糖尿病是一种以高血糖为特征的代谢性疾病，世界卫生组织发布的报告中显示，全球成年人中患糖尿病的人数在最近 40 年内增加了 3 倍，我国成年人患病概率已经接近 10%，而糖尿病引发的眼部疾病，如糖尿病视网膜病变的发病率也在不断增长，这种病变已经成了导致视力损伤或失明的第二大因素。糖尿病视网膜病变是由糖尿病引起的视网膜微血管病变，由于胰岛素代谢异常而长期高血糖，损害了眼部血管等组织，视网膜毛细血管的内皮细胞与色素上皮细胞间的联合被破坏，造成视网膜血液渗漏、营养物质渗出等，会引起视力下降、视野模糊等症状，严重者会失明。

（2）糖尿病视网膜病眼底图像

图 3.4.1 是使用眼底照相机拍摄的眼底图像，展示了视网膜上视神经乳头（视盘）、动脉、静脉和黄斑区的组织结构。眼底的变化反映了很多疾病造成的影响，例如糖尿病、高血压、冠心病、肾病等，都会使眼底的组织结构发生改变，进而在眼底图片上留下痕迹。

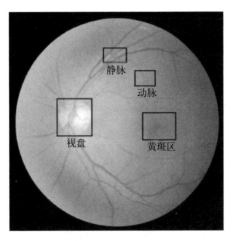

图 3.4.1　眼底图像与组织结构（电子版）

糖尿病视网膜病（以下简称"糖网病"）患者的眼底图像往往具有以下四类症状：微动脉瘤、出血点、软性渗出物和硬性渗出物。这四类症状在彩色眼底图中的呈现如图 3.4.2 所示。微血管瘤通常自糖网病初期开始显现，呈红色圆点的形式，边界清晰，主要是由视网膜毛细血管囊扩张和增生所导致的；出血点形状不具规律性，可能是点状和片状等，并且出血区域边界一般比较模糊；软性渗出物又可称为棉絮状斑，呈现形状不规则且边界模糊的灰白色渗出斑块；硬性渗出物呈黄白色颗粒或斑块状，边界一般比较清晰，主要是由血管内的脂蛋白等从视网膜血管中渗出而沉积的。

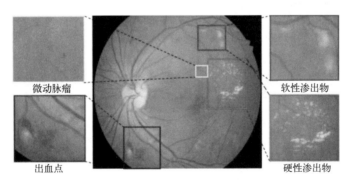

图 3.4.2　糖网病症状示意图（电子版）

根据病症的严重程度，可以将糖网病按照由轻到重的顺序从 0 级到 4 级进行分类。其中 0 级代表无明显视网膜病变症状，1 级代表轻度非增殖性糖尿病视网膜病变，2 级表示中度非增殖性糖尿病视网膜病变，3 级为严重非增殖性糖尿病视网膜病变，最严重的 4 级是重度增殖性糖尿病视网膜病变。五个评级的彩色眼底图样例如图 3.4.3 所示。

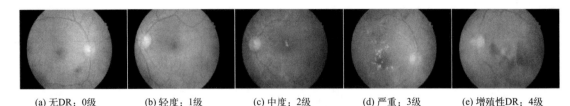

| (a) 无DR：0级 | (b) 轻度：1级 | (c) 中度：2级 | (d) 严重：3级 | (e) 增殖性DR：4级 |

图 3.4.3　糖网病五级分级示意图（电子版）

（3）糖尿病视网膜病诊断研究现状

目前，糖尿病视网膜病变诊断，主要由医生根据自身经验，阅读患者的彩色眼底图像进行病情的评估分析，但随着图像处理、人工智能等技术的飞速发展，人们开始探索计算机智能辅助糖网病诊断的方法。

Nguyen 等人[26] 在 1996 年提出了一种基于多层感知机的糖网病检测方法；2012 年，Narasimhan 等人[27] 设计了一套基于支持向量机和贝叶斯分类器的糖网病自动检测系统；2013 年，Gandhi 等人[28] 使用膨胀腐蚀等形态学图像处理技术提取病变部位，再提取其 GLCM 特征，而后利用 SVM 分类器对病情进行分级；Tamilarasi 等人[29] 在 2016 年运用小波算法提取视网膜眼底微结构进而检测糖网病。类似的使用传统机器学习方法辅助糖网病检测的案例还有很多，此类方法旨在寻找能够提取与学习糖网病的特征，工作量较大且难以获得非常好的检测效果。

近些年神经网络的使用进入大众的视野，逐渐成为医学影像处理领域的重要研究方向，Takahashi 等人[30] 使用 GoogLeNet 模型学习糖网病图像特征并进行了病情分级；Qomariah 等人[31] 使用 CNN 提取图像特征并将 softmax 分类器替换为支持向量机对图像进行了分类；邹北骥等人[32] 利用残差网络学习多类别训练数据，完成了糖网病的自动筛查；李晓刚[33] 将深度模型的迁移学习引入糖网病自动分类中，实现了小数据集的准确分类；唐奇伶等人[34] 设计了一种多层级联融合网络的算法模型用于糖网病检测，该模型对数据集进行多层采样后将每层的采样结果相融合，同时使用了空间金字塔结构进行多层特征图的归一化，取得了十分可观的效果。此类深度学习的糖网病分类算法主要构建有效的分类网络模型，实现针对糖网病的自动精准筛查。

3.4.2　基于多任务学习的联合诊断方案

在医学图像处理领域，白内障的分级诊断和糖网病的分级诊断一般都会被视作两个独立的任务进行处理，对两种疾病构建互不相关的两个网络模型分别进行级别诊断，比如在本章 3.2 节介绍的"白内障自动分级"就是针对白内障的单一分级诊断方法。然而受医疗临床数据稀缺的影响，单一任务的网络往往无法获得较高的诊断准确率，因此构建多任务诊断网络，实现多类疾病的联合诊断成为当下的研究热点。

本小节将介绍一种联合诊断方法，该方法利用多任务学习（multitask learning），设计单一网络实现两种不同疾病的联合分级诊断，将白内障数据集和糖网病数据集进行融合，实现数据规模的扩充，从而弥补因数据量不足所带来的影响，下面详细介绍这一方法。

（1）多任务学习模型结构

在讲述模型结构前，首先简述多任务学习。通常在面对多个任务时，机器学习算法会分别针对各个任务进行模型设计，然后通过增加数据集数量来增强模型的泛化能力，这种专注于单一任务的方法忽视了其他任务带来的有效信息，此时多任务学习便应运而生。多任务学习从字面上很好理解，即将多个相关的任务放在一起进行联合的建模和训练，只需要单一的流程，就可以同时实现多个任务的学习。

举一个生活化的例子，比如我们自幼开始学习的语文和英语两门语言类科目，两门学科的很多学习方法都可以相互借鉴，学习其中一门语言对另一门语言的学习有促进作用，因此大脑的学习过程实际上就是一个多任务学习过程。

在机器学习中，多任务学习机制主要通过共享表示（shared representation）的方法将多个相关的任务放在一起学习。共享表示有两种方式，即基于参数的共享（parameter based）和基于约束的共享（regularization based）。而基于参数的共享又可分为硬参数共享和软参数共享。

本小节采用的是硬参数共享的学习策略，如图 3.4.4 所示，即在所有任务中共享神经网络隐藏层参数，同时为特定任务保留输出层，这一共享方式能够降低过拟合风险。

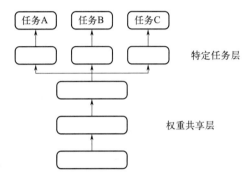

图 3.4.4　多任务学习硬参数共享

本方法的联合诊断流程如图 3.4.5 所示，具体内容见 2.3.1 节。在模型验证阶段，将待检测的眼底图像输入网络，在第一分支获得三种类别的概率，如果正常眼底的概率值最高，则直接判定为正常，如果白内障或糖网病的概率值最高，则进入分支二或分支三进行病情的分级判定。

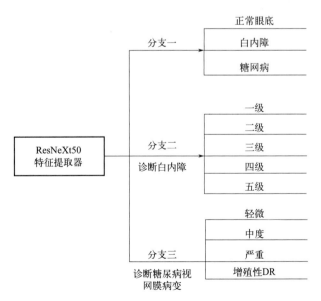

图 3.4.5　白内障与糖网病联合诊断流程图

本方法提出的白内障与糖网病联合诊断网络的结构框架如图 3.4.6 所示，其中间支路是

ResNeXt50 网络的结构，Conv 表示的卷积块包括多个卷积层、正则化层和激活函数。与流程图相对应，分支一的输出为正常眼底、白内障和糖网病的分类结果，分支二和分支三用于白内障和糖网病的分级诊断。

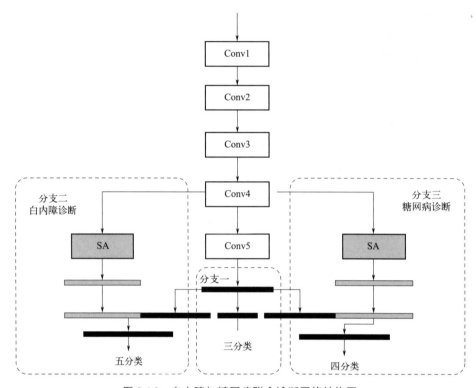

图 3.4.6　白内障与糖网病联合诊断网络结构图

白内障与糖网病分支结构图如图 3.4.7 所示。与分支一不同的是，分支二和分支三除了用 ResNeXt 全连接层提取的特征向量进行分类之外，还利用 SA 结构提取了 Conv4 卷积块的特征。SA 结构首先将特征图输入非局部模块（Non-Local module），然后接一个卷积层和全局平均池化做进一步的信息提取和转换。经过 SA 模块后，将提取的特征向量与 Conv5 的输出拼接成新的特征向量，再输入到一层全连接层中并获取最终的病情分级结果。非局部模块方法是 2018 年由 Wang 等人 [35] 在图像滤波任务中提出的，应用了非局部滤波的思想。它突破了传统卷积神经网络只考虑相邻位置相关性的局限性，在计算当前位置响应时会考虑其他位置特征的加权和，此操作可以扩大感受野，捕获特征中长距离的依赖关系，强调关注区域。

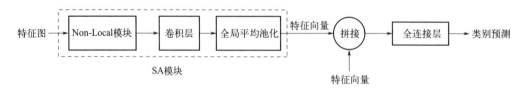

图 3.4.7　白内障与糖网病分支结构图

（2）损失函数

对于依据医学图像的分级诊断而言，希望诊断结果满足以下两点：一是检测准确率尽可能高；二是如果出现分级错误，希望错判跨度不要太大，尽可能错判在邻近的级别。举例子来说，比如某张 1 级白内障患者的眼底图像，不希望出现错判至第 5 级的情况，因为这会导致患者后续治疗出现极大偏差。

单独使用分类任务中常用的损失函数（如交叉熵损失和均方误差损失等）均不能很好地匹配上述要求，因此采用交叉熵损失和均方误差损失搭配使用的多损失监督策略。其中前者满足了分类准确度的要求，而后者进一步拉近了检测结果与真实标签的"距离"。

假设样本集合 $S=\{(x_1, y_1),(x_2, y_2), \cdots, (x_N, y_N)\}$，$N$ 为样本总数，y_i 是样本 x_i 的类别标签，p_i 为样本 x_i 预测为类别 y_i 的概率，则交叉熵损失函数 L_{ce} 和均方误差损失函数 L_{mse} 如式（3.4.1）和式（3.4.2）所示。

$$L_{ce} = -\sum_{i=1}^{N} y_i \log(p_i) \tag{3.4.1}$$

$$L_{mse} = \frac{1}{N}\sum_{i=1}^{N}\left(y_i - x_i\right)^2 \tag{3.4.2}$$

其中交叉熵损失函数用于第一个分支，均方误差损失函数用于分支二和分支三。

3.4.3　实验数据集

本实验使用的数据集包括白内障数据集和糖网病数据集两部分，每类数据集仅包含一种标签。其中，白内障数据集含有 1352 张由医院采集且已经过脱敏处理的白内障患者眼底图像，每张图像都由两位专业医生进行手动标注，并综合两位专家的意见判定每张图像的实际级别标签。对于每一级的图像集合，分别按照 4:1 的固定比例被划分为训练集和测试集，具体的样本分布见表 3.4.1。

表 3.4.1　白内障数据集样本分布　　　　　　　　　　单位：张

项目	白内障等级						总计
	0 级	1 级	2 级	3 级	4 级	5 级	
训练样本数	390	254	99	123	108	108	1082
测试样本数	97	63	25	31	27	27	270
总计	487	317	124	154	135	135	1352

而糖网病数据集选择了印度糖尿病视网膜病变图像数据库（Indian Diabetic Retinopathy Image Dataset, IDRiD），该数据库中的 516 张眼底图像是由印度马哈拉施特拉邦的一家眼科诊所的专家拍摄，是一套由典型糖尿病性视网膜病变和正常视网膜结构所组成的图像数据集，眼科专家根据国际临床糖尿病变量表标准将数据集的图像分为了 0 ～ 4 级这五个等级，同样按照 4:1 的固定比例将其划分为训练集和测试集，具体的样本分布见表 3.4.2。

表 3.4.2　糖网病数据集样本分布　　　　　　　　　　单位：张

项目	糖网病等级					总计
	0 级	1 级	2 级	3 级	4 级	
训练样本数	134	20	136	74	49	413
测试样本数	34	5	32	19	13	103
总计	168	25	168	93	62	516

3.4.4 诊断结果与分析

（1）算法性能评估分析

首先对比不同尺寸的图像输入对模型性能的影响，实验使用双线性插值的方法将原始图像分别缩减为 224×224 和 512×512 两种尺寸，再输入模型进行训练，诊断准确率见表 3.4.3。从表 3.4.3 中可以看出，输入图像尺寸的增大有助于检测准确率的提升，尤其在糖网病的检测中比较明显，这是因为糖网病病情分级往往需要通过细小的结构如出血点等进行判断，所以像素精度的提升对诊断有很大帮助，因此后续实验选用 512×512 的尺寸作为输入。

表 3.4.3　糖网病数据集样本分布

模型输入尺寸	准确率	
	白内障	糖网病
224×224	0.907	0.602
512×512	0.915	0.661

然后来分析正常眼底、白内障和糖网病三分类的检测结果，分支一中三分类的混淆矩阵如表 3.4.4 所示。从表格中可以看出，白内障和糖网病之间不存在误判，这与样本实际只包含其中一类疾病相吻合，但糖网病和正常眼底的错判时有发生，主要原因是糖网病的微动脉瘤等细微特征比较难被检测到，会造成一定混淆。

表 3.4.4　正常眼底、白内障和糖网病三分类混淆矩阵

项目	预测		
	正常眼底	白内障	糖网病
正常眼底	120	0	11
白内障	2	171	0
糖网病	8	0	61

接下来分析分支二和分支三的分级结果，白内障的分级混淆矩阵如表 3.4.5 所示，糖网病的分级混淆矩阵如表 3.4.6 所示，从结果中可以看出该模型整体上取得了较好的分级效果。在白内障的分级诊断中，出现误判的情况均发生在相邻级别的位置，避免了大跨度错判的情况发生，证实了多损失监督策略的有效性。而在糖网病的分级诊断中，相较于前者错判较频繁，且有少部分的错判误差较大，产生此现象的原因是模型对病灶的识别存在一定偏差，关于这一点将在后面的可视化分析中做出解释。

表 3.4.5　白内障分级混淆矩阵

项目	预测					
	0 级	1 级	2 级	3 级	4 级	5 级
0 级	97	0	0	0	0	0
1 级	2	57	4	0	0	0
2 级	0	0	22	3	0	0
3 级	0	0	7	22	2	0
4 级	0	0	0	1	22	4
5 级	0	0	0	0	0	27

表 3.4.6　糖网病分级混淆矩阵

项目	预测				
	0 级	1 级	2 级	3 级	4 级
0 级	23	11	0	0	0
1 级	2	3	0	0	0
2 级	6	0	26	3	0
3 级	0	0	9	10	0
4 级	0	0	5	2	6

前面的实验都是基于两种疾病的联合诊断方式,最后比较联合诊断和分开逐个诊断这两种情况的实验效果。为了控制其余变量,实验在逐个诊断时选择了和联合诊断相同的 ResNeXt50 结构,并使用相同的环境配置等变量,分别对上述两个数据集进行了分级检测,检测结果如表 3.4.7 所示。从表 3.4.7 的对比中可以看出,联合诊断在两类眼科疾病的诊断准确率上均高于单一检测,且联合诊断的计算量与单疾病诊断相近,网络参数量也接近于单疾病诊断的两倍,因此联合诊断策略相较于单疾病诊断而言具有一定的优势,验证了联合诊断的可行性。

表 3.4.7　联合诊断策略和逐个诊断方法的对比

项目	准确率		计算量 /GFLOPs	参数量 /MB
	白内障	糖网病		
联合诊断	0.915	0.661	5.311	54.349
单白内障诊断	0.889	—	4.286	22.992
单糖网病诊断	—	0.612		

(2) 可视化分析

使用可视化分析来探究模型进行病情判断的机制。用 Grad-CAM 可视化算法[36] 解释本节提出的联合诊断算法对白内障和糖网病进行分类和分级的依据。Grad-CAM 算法利用梯度的全局平均计算卷积层输出特征图的权重,从而区分不同卷积层的重要程度,并利用计算的权重对特征图进行加权求和,最终在输入图像中反映出对结果判断有正影响的像素区域。

白内障正确分类图像的 Non-Local 模块可视化结果如图 3.4.8 所示,其中每个样例的左侧是输入图像,右侧是可视化图像,右图中颜色越红的位置表示关注度越高。可以看出模型能够在白内障 0 级图像中检测到大范围的视盘和血管结构;在白内障 1 级和 2 级的图像中,模型逐渐无法检测到细微血管的存在,但仍可以发现视盘和主干血管;而到了白内障 3 级和 4 级图像,模型逐渐无法发现血管的存在,只能够检测到视盘结构;最后到白内障 5 级时,模型已无法检测到视盘结构。

同样的方式,图 3.4.9 展示了糖网病正确分类图像的 Non-Local 模块可视化结果。在糖网病的可视化图像中不仅能发现视盘和血管结构,还能重点关注到黄斑区和渗透点等病灶结构,根据这些结构对糖网病进行分级。图 3.4.10 展示了糖网病错误分类的几类情况。从图 3.4.10 中的对比不难发现对于错误分类的情况,模型没能非常准确地定位病灶位置,这是源于渗透点等病变区域往往较小,网络的学习能力有限,无法十分准确地定位,从而影响了糖网病的分级评估,导致糖网病的检测准确率在 68% 左右。因此通过 Grad-CAM 可视化算法,有效地解释了模型对疾病的分类和分级标准,证实了模型的可靠性。

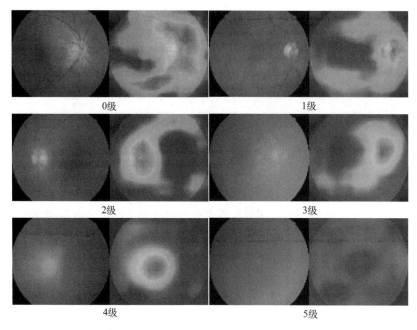

图 3.4.8 白内障正确分类图像的 Non-Local 模块可视化结果（电子版）

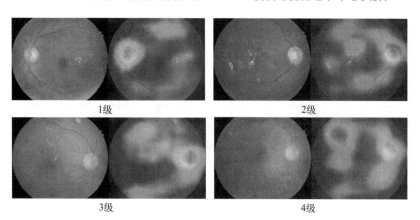

图 3.4.9 糖网病正确分类图像的 Non-Local 模块可视化结果（电子版）

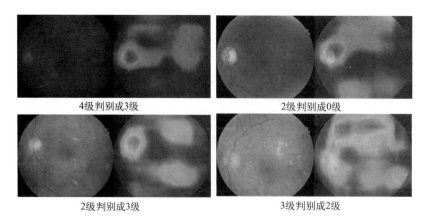

图 3.4.10 糖网病错误分类图像的 Non-Local 模块可视化结果（电子版）

本章小结

本章主要介绍了人工智能算法在眼部影像分析中的应用，包括角膜塑形镜适配状态评估、眼底血管结构分割、白内障分级和糖网病分级。在这些应用中，针对角膜影像和眼底图以及存在的噪声、小样本等问题，结合传统数字图像处理技术和机器学习、深度学习技术，缓解与改善问题，最终完成图像分类识别与图像分割任务，从而辅助医生对患者进行诊断。通过实验结果和对比分析表明，人工智能算法在分析与处理以角膜地形图、眼底图像为代表的眼部影像时表现良好，在眼科疾病的智能诊疗方面有重要的研究价值和广阔的应用前景。

参考文献

[1] Holden B A, Fricke T R, Wilson D A, et al. Global prevalence of myopia and high myopia and temporal trends from 2000 through 2050[J]. Ophthalmology, 2016, 123(5): 1036-1042.

[2] Mountford J, Cho P, Chui W S. Is fluorescein pattern analysis a valid method of assessing the accuracy of reverse geometry lenses for orthokeratology?[J]. Clinical and Experimental Optometry, 2005, 88(1): 33-38.

[3] Tummanapalli S S, Potluri H, Vaddavalli P K, et al. Efficacy of axial and tangential corneal topography maps in detecting subclinical keratoconus[J]. Journal of Cataract & Refractive Surgery, 2015, 41(10): 2205-2214.

[4] Montés-Micó R, Cervino A, Ferrer-Blasco T, et al. The tear film and the optical quality of the eye[J]. The ocular surface, 2010, 8(4): 185-192.

[5] Hiraoka T, Mihashi T, Okamoto C, et al. Influence of induced decentered orthokeratology lens on ocular higher-order wavefront aberrations and contrast sensitivity function[J]. Journal of Cataract & Refractive Surgery, 2009, 35(11): 1918-1926.

[6] Chaudhuri S, Chatterjee S, Katz N, et al. Detection of blood vessels in retinal images using two-dimensional matched filters[J]. IEEE Trans Med Imaging. 1989,8(3):263-269.

[7] 薛文渲，刘建霞，刘然，等. 改进 U 型网络的眼底视网膜血管分割方法 [J]. 光学学报，2020, 40(12): 1210001.

[8] Yang Y, Huang S Y, Rao N. An automatic hybrid method for retinal blood vessel extraction[J]. International Journal of Applied Mathematics and Computer Science, 2008, 18(3): 399-407.

[9] 王瑞雪. 视网膜图像血管分割算法的研究 [D]. 沈阳：东北大学，2014.

[10] Qin L, Jane Y, David Z. Vessel segmentation and width estimation in retinal images using multiscale production of matched filter responses[J]. Expert Systems with Applications, 2012, 39(9): 7600-7610.

[11] Yin Y, Adel M, Bourennane S. Retinal vessel segmentation using a probabilistic tracking method [J]. Pattern Recognition, 2012, 45(4): 1235-1244.

[12] Ricci E, Perfetti R. Retinal blood vessel segmentation using line operators and support vector classification[J]. IEEE Transactions on Medical Imaging, 2007, 26(10): 1357-1365.

[13] Staal J, Abràmoff M D, Niemeijer M, et al. Ridge-based vessel segmentation in color images of the retina[J]. IEEE Transactions on Medical Imaging, 2004, 23(4): 501-509.

[14] 张润谷. 基于多尺度多路径 FCN 的视网膜血管分割 [J]. 激光杂志，2020, 41(2): 194-198.

[15] 李大湘，张振. 基于改进 U-Net 视网膜血管图像分割算法 [J]. 光学学报，2020, 40(10): 64-72.

[16] 徐光柱，胡松，陈莎，等. U-net 与 Dense-net 相结合的视网膜血管提取 [J]. 中国图象图形学报，2019, 24(9): 1569-1580.

[17] Wang Z, Bovik A C, Sheikh H R, et al. Image quality assessment: from error visibility to structural similarity[J]. IEEE Transactions on Image Processing, 2004, 13(4): 600-612.

[18] Sudre C H, Li W, Vercauteren T, et al. Generalised dice overlap as a deep learning loss function for highly unbalanced segmentations[C]//Deep learning in medical image analysis and multimodal learning for clinical decision support: Springer, Cham, 2017: 240-248.

[19] Klein B E K, Klein R, Linton K L P, et al. Assessment of cataracts from photographs in the Beaver Dam Eye Study[J]. Ophthalmology, 1990, 97(11): 1428-1433.

[20] Yang M, Yang J J, Zhang Q, et al. Classification of retinal image for automatic cataract detection[C]//2013 IEEE 15th International Conference on e-Health Networking, Applications and Services (Healthcom 2013). IEEE, 2013: 674-679.

[21] Harini V, Bhanumathi V. Automatic cataract classification system[C]//2016 international conference on communication and

signal processing (ICCSP). IEEE, 2016: 815-819.

[22] Dong Y, Zhang Q, Qiao Z, et al. Classification of cataract fundus image based on deep learning[C]//2017 IEEE International Conference on Imaging Systems and Techniques (IST). IEEE, 2017: 1-5.

[23] Xu X, Zhang L, Li J, et al. A hybrid global-local representation CNN model for automatic cataract grading[J]. IEEE journal of biomedical and health informatics, 2019, 24(2): 556-567.

[24] Cao L A, Li H A, Zhang Y A, et al. Hierarchical method for cataract grading based on retinal images using improved Haar wavelet[J]. Information Fusion, 2020, 53:196-208.

[25] Ran J, Niu K, He Z, et al. Cataract detection and grading based on combination of deep convolutional neural network and random forests[C]//2018 International Conference on Network Infrastructure and Digital Content (ICNIDC). IEEE, 2018: 155-159.

[26] Nguyen H T, Butler M, Roychoudhry A, et al. Classification of diabetic retinopathy using neural networks[C]//Proceedings of 18th Annual International Conference of the IEEE Engineering in Medicine and Biology Society. IEEE, 1996, 4: 1548-1549.

[27] Narasimhan K, Neha V C, Vijayarekha K. An efficient automated system for detection of diabetic retinopathy from fundus images using support vector machine and bayesian classifiers[C]//International Conference on Computing, Electronics and Electrical Technologies (ICCEET 2012). IEEE, 2012: 964-969.

[28] Gandhi M, Dhanasekaran R. Diagnosis of diabetic retinopathy using morphological process and SVM classifier[C]//2013 International Conference on Communication and Signal Processing. IEEE, 2013: 873-877.

[29] Tamilarasi M, Duraiswamy K. Automatic detection of microaneurysms using microstructure and wavelet methods[J]. Sadhana-Academy Proceedings in Engineering Sciences, 2015, 40(4): 1185-1203.

[30] Takahashi H, Tampo H, Arai Y, et al. Applying artificial intelligence to disease staging: deep learning for improved staging of diabetic retinopathy[J]. PLoS ONE, 2017, 12(6): e0179790.

[31] Qomariah D U N, Tjandrasa H, Fatichah C. Classification of diabetic retinopathy and normal retinal images using CNN and SVM[C]//2019 12th International Conference on Information & Communication Technology and System (ICTS). IEEE, 2019: 152-157.

[32] 邹北骥, 张子谦, 朱承璋, 等. 基于残差网络的糖网病自动筛查 [J]. 计算机辅助设计与图形学学报, 2019, 31(4): 580-588.

[33] 李晓刚. 基于迁移学习的糖网病眼底图像自动分类研究 [D]. 深圳: 深圳大学, 2018.

[34] 唐奇伶, 刘志梅, 符玲玲, 等. 基于多层级联融合网络的糖网病检测 [J]. 中南民族大学学报（自然科学版）, 2020, 39(4): 383-389.

[35] Wang X, Girshick R, Gupta A, et al. Non-Local neural networks[C]//Proceedings of the IEEE Conference on Computer Vision and Pattern Recognition. 2018: 7794-7803.

[36] Selvaraju R R, Cogswell M, Das A, et al. Grad-cam: visual explanations from deep networks via gradient-based localization[C]// Proceedings of the IEEE International Conference on Computer Vision. 2017: 618-626.

习　题

3.1 查阅医学专业书籍, 了解眼睛的解剖结构及其功能。

3.2 了解眼部常用的影像检测方法, 以及各方法的基本原理和特点是什么。

3.3 了解角膜塑形镜控制近视增长的原理。

3.4 掌握 K-means 聚类算法的原理和流程。

3.5 基于 DRIVE 数据集, 采用本章介绍的 X-SegNet 网络进行眼底血管分割。

3.6 白内障发病的原因是什么? 是如何分级的? 眼底影像上有什么特征?

3.7 糖尿病患者的眼底视网膜有何症状? 在进行深度学习网络设计时提取眼底影像的哪些特征?

3.8 理解 SVM 算法的基本原理, 使用 SVM 对 DRIVE 数据集进行有无糖尿病视网膜病变的分类。

3.9 理解随机森林的算法基本原理, 使用随机森林算法对 DRIVE 数据集进行有无糖尿病视网膜病变的分类。

第 **4** 章

X 线影像分析

X 线片是最常见的医学影像，在许多病症的诊断过程中有着不可替代的作用。本章主要介绍人体三种部位：颅部、手部以及腿部 X 线片的智能影像分析方法。首先，针对颅骨 X 线片的影像分析，介绍基于深度神经网络的颅骨标记点自动识别方法。其次，针对大骨节病的手部 X 线片，描述基于卷积神经网络的特征提取与自动判别方法。最后，针对骨肿瘤 X 线片，设计基于神经网络的良恶性判决算法，并进一步设计 GAN 网络与 3D-CNN 网络，阐述骨肿瘤坏死率的预测方法。

4.1 颅部标记点自动识别

4.1.1 X 线头影测量概述

X 线头影测量是对人体头颅进行投影测量分析的过程，主要流程是首先拍摄 X 线头影测量片，然后对 X 线片中的颅面标记点进行定点标注，再对各标记点间的指定线角和距离进行测量，最后将其与正常指标进行比对，从而检测颅面结构和生长情况，对颅内压增高症、颅内病理性钙化和颅颈交界畸形等多种疾病有提示作用，是正畸临床观测及治疗设计的一种重要手段。

（1）头影测量发展历史

头影测量技术是物理学、人类学与正畸学研究相结合的产物，1931 年，Broadbent 等人和 Hofrath 等人[1] 先后提出了用于头影测量分析的正侧位 X 线片拍摄技术，并且将其引入临床应用中，为后期该技术的广泛使用奠定了基础。从 20 世纪 40 年代开始，X 线头影测量分析方法开始应用于口腔正畸领域，逐渐成为正畸诊断与治疗的重要辅助工具。而这一时期的 X 线头影测量技术主要采用硫酸纸手工临摹的方法，进行标记点构图测量，但此方法对测量人员的要求极高，且测量结果的稳定性比较差，因此十分需要开发出一套能够自动识别头影测量图像标记点的检测系统[2]。

随着计算机技术的快速兴起，1958 年，丹麦皇家牙科学院首次提出了计算机辅助 X 线头影测量的方法。我国傅民魁教授[3]于1964年首次将X线头影测量技术引入国内，随后他通过对头影测量图像的测量及分析，获得了我国各年龄段正常人群X线头影测量的参考值，这一研究成果极大地推动了正畸技术在国内的发展。1983年，曾祥龙等人[4]发表了关于计算机自动绘图系统应用于X线头影测量分析的文章。随着我国改革开放后相关技术水平的提升，计算机X线头影测量技术逐渐获得广泛的认可和应用。

近年来，人工智能的发展为头影测量技术提供了更多可能性。人工智能辅助头影测量的探索分为两个阶段：机器学习辅助测量阶段和深度神经网络辅助测量阶段。

2014年和2015年，IEEE国际生物医学图像研讨会连续举办了两届X线头影测量图像自动诊断分析挑战赛，Wang等人[5-6]对两届挑战赛中提出的医学图像数据集、标记点检测方法及结果进行了汇总。两届挑战赛中获得最高准确率的Ibragimov团队[7-8]和Lindner团队[9-10]均使用了基于随机森林的传统机器方法进行标记点的自动定位。秦臻等人[11]也通过结合图像中提取的上下文特征信息，使用双层回归森林模型检测各标记点的位置。

从2017年开始，深度神经网络辅助标记点标注成了研究的热点。2017年，Lee等人[12]针对标记点的每个坐标值分别独立训练卷积神经网络进行检测。2019年，Dai等人[13]和Qian等人[14]分别引入了生成对抗网络和Faster R-CNN定位各标记点；同年，Zhong等人[15]也提出了一种基于多通道热力图回归的U-Net检测系统。这些使用深度神经网络的检测方法同样取得了不俗的效果。

（2）常用头影测量标记点

下面列举一些常用的测量标记点[16]，它们的具体位置如图4.1.1所示。

① 蝶鞍点（S, sella turcica）：蝶鞍影像的中心点。

② 鼻根点（N, nasion）：额鼻缝和正中矢状面的交点。

③ 眶点（Or, orbitale）：眶下缘的最低点。

④ 耳点（P, porion）：机械耳点，外耳道外缘最上点，常以头颅定位仪耳塞的最上点来代表。

⑤ 上齿槽座点（A, subspinale）：前鼻棘与上齿槽嵴点间的骨部最凹点。

⑥ 下齿槽座点（B, supramentale）：下齿槽突缘点与颏前点间的骨部最凹点。

⑦ 颏前点（Pg, pogonion）：骨颏部最前点。

⑧ 颏下点（Me, menton）：下颌联合轮廓的最下点。

⑨ 颏顶点（Gn, gnathion）：颏前点与颏下点的中点。

⑩ 下颌角点（Go, gonion）：下颌支平面与下颌角平面交角的分角线与下颌角的交点。

⑪ 下切牙点（LI, lower incisal incision）：下中切牙切缘的最前点。

⑫ 上切牙点（UI, upper incisal incision）：上中切牙切缘的最前点。

⑬ 上唇突点（UL, upper lip）：上唇之最突点。

⑭ 下唇突点（LL, lower lip）：下唇之最突点。

⑮ 鼻下点（Sn, subnasale）：鼻小柱与上唇的连接点。

⑯ 软组织颏前点（Pos, soft tissue pogonion）：颏部软组织的最前点，代表软组织颏部的位置。

⑰ 后鼻棘点（PNS, posterior nasal spine）：硬腭后部骨棘之尖。

⑱ 前鼻棘点（ANS, anterior nasal spine）：前鼻棘之尖。

⑲ 关节点（Ar, articulare）：颅底外侧与下颌髁突颈后缘的交点。

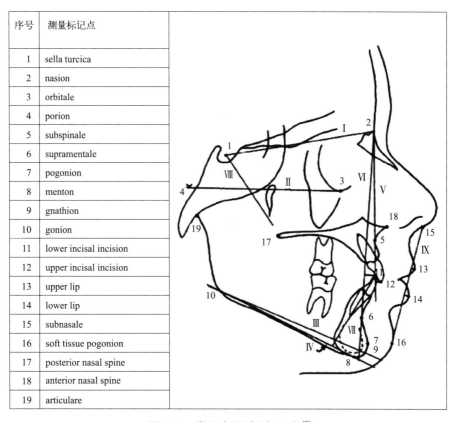

序号	测量标记点
1	sella turcica
2	nasion
3	orbitale
4	porion
5	subspinale
6	supramentale
7	pogonion
8	menton
9	gnathion
10	gonion
11	lower incisal incision
12	upper incisal incision
13	upper lip
14	lower lip
15	subnasale
16	soft tissue pogonion
17	posterior nasal spine
18	anterior nasal spine
19	articulare

图 4.1.1　常用头影测量标记点[5]

4.1.2　基于深度神经网络的自动标注

本小节介绍深度神经网络辅助标记方法。神经网络模型的训练过程如图 4.1.2 所示，主要包括三个步骤。首先，为了使原始头影测量图像转换为适合神经网络训练输入的尺寸和形状，对原始图像进行预处理；然后将经过预处理的图像送入初步预测模型，此模型可以提取图像的特征，并粗略地预测各类标记点的位置，分别截取各类标记点的初步预测区域；最后针对每一类标记点训练五次迭代检测模型，每轮迭代都拥有独立的基于 U-Net++[17] 的检测网络，实现逐轮缩小标记点预测范围的效果。

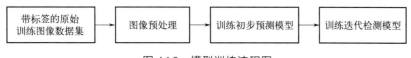

图 4.1.2　模型训练流程图

测试阶段流程如图 4.1.3 所示。对于待标注的 X 线头影测量图像，首先将其进行预处理后送入初步预测模型，再将各类标记点依次输入对应的迭代检测过程，最后将预测坐标值逐级返回到原图中的位置，即为整个系统的标记点预测坐标。

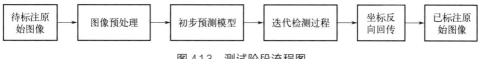

图 4.1.3　测试阶段流程图

（1）初步预测模型

在模型训练阶段，训练初步预测模型是关键步骤，其目的是为每一类标记点构建大致的预测区域，从而能够逐个分解，进行位置识别，其具体流程如图4.1.4所示。

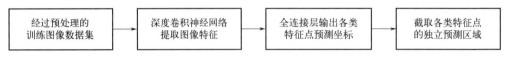

图4.1.4 初步预测模型流程图

初步预测模型中的神经网络选择常用的 ResNeXt[18] 网络作为图像特征提取网络，然后依据提取的特征来判断标志点的坐标，因此在网络的最后插入了一层全连接层作为网络的输出层，整个网络以点回归的方式进行训练。最后，以网络输出的预测坐标点为中心，为各类标记点按照指定的尺寸截取方形区域，此处指定的区域边长约为原始头影测量图像的五分之一，其尺寸记为 $d_0 \times d_0$，该截取图像就作为各类标记点对应的初步预测区域。

通过构建上述卷积神经网络，初步预测模型把经过预处理后的图像与标签送入网络进行有监督的训练，提取头影测量图像特征并初步定位标记点坐标，为各类标记点选取预测区域。在检测方式上，将原来的所有类型标记点一起检测，转化为独立的区域预测，使标记点的预测聚焦在各自最可能出现的局部范围内，大幅降低定位的难度。

（2）迭代检测模型

在上一阶段中实验已经得到了各类标记点的初步预测区域，接下来就是逐个检测的过程。本方法构建了迭代检测过程，将各类标记点逐类进行迭代定点标注预测，流程如图4.1.5所示。迭代检测过程将在上一阶段中截取的预测区域图像和标签送入迭代检测模型，该模型将经过数据增强后的初步预测区域图像送入 U-Net++ 网络提取图像特征，再通过坐标定位器定位标记点。在迭代检测中，以本轮模型的输出预测坐标点为中心，继续按照下一轮的指定尺寸截取方形预测区域，将该区域作为输入图像送入下一轮的迭代检测模型进行训练，直到达到指定迭代次数为止，再进行预测坐标值的反向回传。

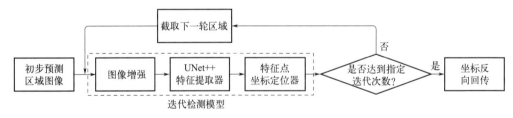

图4.1.5 迭代检测过程流程图

下面详细介绍迭代检测的各个步骤。

① 图像增强 为了使迭代检测模型能够在不同轮次间继承训练，实验需要保持检测网络的输入尺寸不变，因此固定输入图像的尺寸，记为 $a \times a$，考虑到保证在不丢失过多像素信息的前提下尽可能降低训练网络的计算压力，最终设置 $a=144$。

此外和原始数据集一样，迭代检测模型的输入图像集合依旧存在规模不足的缺陷，所以对输入图像进行数据增强，在边长为 a 的图像内的不同位置处截取9张边长为 ηa 的训练图像，η 代表截取比例系数。记图像的左上顶点为坐标轴原点，截取的训练图像用 $[y, x]$ 表示，其中 y 表示截取图像的左上顶点在垂直方向的坐标，x 表示训练图像的左上顶点在水平方向的坐标，则训练

图像可以表示为

$$\begin{bmatrix} 0 & 0 & 0 & 1 & 1 & 1 & 2 & 2 & 2 \\ 0 & 1 & 2 & 0 & 1 & 2 & 0 & 1 & 2 \end{bmatrix}^{\mathrm{T}} \begin{bmatrix} \dfrac{(1-\eta)a}{2} & 0 \\ 0 & \dfrac{(1-\eta)a}{2} \end{bmatrix} \tag{4.1.1}$$

这种操作可以将训练图像数量扩充为原来的 9 倍。

② 特征提取器　模型中的迭代检测网络可以分为特征提取器和坐标定位器两个部分，作用是在各类标记点的预测区域图像中学习并检测标记点的具体位置。网络框架如图 4.1.6 所示，在选择具体的网络结构前，首先需要分析待检测图像的特点，医学图像往往边界模糊、梯度复杂，因此在进行图像分割时需要较多的高分辨率信息。与此同时颅部骨骼结构和标记点位置相对固定且有一定规律性，而低分辨率特征正好可以提供一些与之匹配的语义明确的信息。

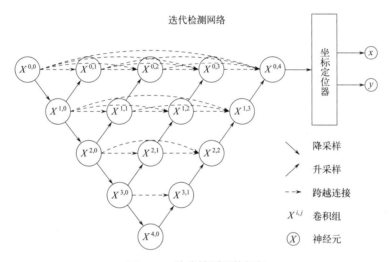

图 4.1.6　迭代检测网络框架

综合考虑上述图像特性，实验选择了 U-Net++ 网络来提取图像特征，此类网络可以巧妙地将高分辨率和低分辨率信息相融合。不同于 U-Net 网络，U-Net++ 在跨越连接的部分采用了短连接和长连接相结合的拓扑结构，使得网络可以通过叠加的方式抓取并整合不同深度的特征，进一步保证最后恢复出的特征图能够同时融合高 / 低分辨率信息，这一检测特点正好与头影测量图像的特征相匹配。

③ 坐标定位器　在提取了图像特征后，接下来就是对标记点坐标值进行预测。由于 U-Net++ 网络的对称结构决定了特征输出层和输入的训练图像尺寸一致，所以特征提取器的输出是双通道的二维特征图，为了匹配坐标点回归的方式，考虑将二维特征图转换为二元输出，这里用到带 Dropout 机制的全连接层和全局自适应平均池化两种转换方法，如图 4.1.7 所示。

其中，全局自适应平均池化的方法分别将每个通道二维特征图的所有像素点值累加并求均值，即可转换为二元输出。该方法赋予了每个通道实际的意义，使两个通道分别对应一个坐标轴方向的坐标值，在特征图与最终的分类间转换比较自然且稳定，网络参数量和计算量相对较小，训练速度快且具有很好的抗拟合效果，因此在模型的前四次迭代中使用全局自适应平均池化。

四次迭代训练后的模型已经获得不错的性能，为进一步提高标记性能，考虑第五次迭代时在各类标志点模型间进行小范围的迁移学习，为模型赋予触类旁通的"功能"。

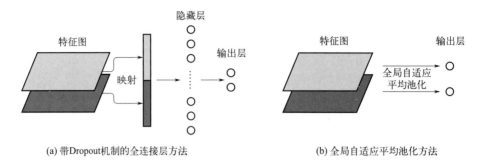

(a) 带Dropout机制的全连接层方法　　　　　　　　(b) 全局自适应平均池化方法

图 4.1.7　二维特征图转换方式

带 Dropout 机制的全连接方法可以匹配迁移学习，首先将二维特征图对应地映射到一维空间，并将两个通道拼接在一起，然后放入一个隐藏层和包含两个神经元的输出层。同时为全连接层配置 Dropout 机制，在每轮训练中都会随机停止部分神经元运算，即不更新神经元权重，有效防止网络过拟合，同时减少神经元之间的相关性，增强网络泛化能力。

迭代轮数以及每轮迭代中截取图像的尺寸是模型的关键参数。迭代次数设置过多会导致无意义地提升模型复杂度，设置过少又无法达到足够好的训练效果。而截取图像时也面临类似的问题，前后两轮迭代间截取区域的尺寸变化过小会无法起到缩小预测范围的效果，尺寸变化过大又会由于标记点尚未拟合好而被裁剪出预测部分。因此综合考虑以上因素，实验将迭代输入图像的边长 d 设置为 $d=72(7-n)$，其中 n 表示迭代的轮数，这样刚好在第 5 轮迭代时图像边长减少到 144 个像素，达到图像内包含所有实际标记点的极限，同时可以获得良好的训练结果。

通过引入迭代的思想，本方法针对单坐标点检测完成从大范围预测一步步筛检到小范围预测，再到最终坐标点位置定位的过程，将无关的像素逐步移除，充分聚焦和利用图像中相关的有效信息。同时迭代的思想也可在一定程度上修复检测过程中出现的偶然误差，因此即使模型在某一轮迭代中出现偏差，仍可以在下一轮迭代中予以纠正，这样给了网络训练更大的容错空间。

（3）预测坐标点反向回传

在检测阶段，将待标注的 X 线头影测量片送入训练好的系统中，可以得到最后一轮输入图像中的预测位置，现在将这个位置还原到原始待标注图像中，就需要对坐标点进行反向回传。

对于其中一类标记点，假设初步预测模型中网络的输出为 (x_0, y_0)，随后截取的区域边长为 d_0，第 n 次迭代的检测网络输出坐标为 (x_n, y_n)，随后截取的区域边长为 d_n，则此类标记点的最终预测坐标 (x_p, y_p) 满足

$$x_p = \sum_{i=0}^{5} x_i - \frac{1}{2} \sum_{j=0}^{4} d_j \tag{4.1.2}$$

$$y_p = \sum_{i=0}^{5} y_i - \frac{1}{2} \sum_{j=0}^{4} d_j \tag{4.1.3}$$

（4）损失函数

对于初步预测模型而言，希望检测结果满足如下两点：一是在下一步输入的截取图像包含定位点的前提下尽可能提高检测准确率；二是避免出现个别标记点检测偏差过大的情况。而对于迭代检测模型，因为是针对单类标记点的检测，因此只需要追求检测准确率越高越好。

针对两个阶段的不同诉求，本方法引入均方误差损失和 Focal loss[19] 两类损失函数。均方误差损失在 3.4 节中已经介绍过，从函数公式中不难理解，其物理意义是预测坐标和真实坐标在欧

几里得空间中的直线距离。Focal loss 的计算公式如式（4.1.4）所示。

$$L_\mathrm{f} = \sum \left(1 - \frac{1}{\mathrm{e}^{\alpha \|u - u'\|_2}}\right)^\gamma \cdot \|u - u'\|_2 \tag{4.1.4}$$

式中，u 和 u' 分别表示各类标记点的实际坐标及预测坐标；α 和 γ 为调整系数。Focal loss 可以控制难易样本的学习比重，使训练过程整体注重于那些难分类的样本。

初步预测模型的损失函数搭配使用了均方误差损失和 Focal loss，记为 L_t，如式（4.1.5）所示。

$$L_t = L_\mathrm{e} + \lambda \cdot L_\mathrm{f} \tag{4.1.5}$$

式中，λ 为两种损失函数结合的比例系数。这样可以有效避免某类标志点出现严重失误引入的大误差。而迭代检测模型直接使用均方误差损失。

4.1.3 实验数据集及预处理

（1）实验数据集

实验选择了 2015 年 IEEE 国际生物医学图像研讨会举办的挑战赛中的公开数据集[6]，其中包含了 150 张尺寸为 1935×2400 像素的训练图像和 150 张相同尺寸的测试图像。图像中两个相邻像素之间代表 0.1mm 的实际距离，每张图像包含下颌角点、鼻下点、上齿槽座点等 19 对头颅标记点，标记点的坐标位置已由两位医学专家进行了专业标注，标注坐标值将作为训练标签用于本检测系统的模型网络训练。

（2）原始图像预处理

原始头影测量图像在拍摄时拥有相对较为固定的拍摄位置和角度，但直接将其送入神经网络进行训练仍会因为尺寸偏大、区域冗余、训练集数量不足等问题而增加模型学习的难度，因此需要对原始图像进行一系列预处理操作，其主要分为图像重塑和图像扩充两部分。

图像的重塑是将原始图像缩放为原来的五分之一，这样做的目的是提高运算效率，同时不明显影响学习效果。图像的扩充是为了弥补数据集不充足的缺陷，包括直接裁剪、对比度调整、变窄压缩和填充压缩等四种扩充操作，如图 4.1.8 所示。

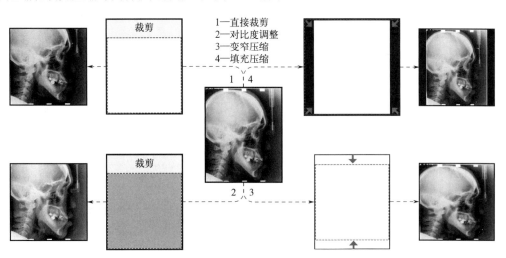

图 4.1.8 原始图像数量扩充过程示意

如图 4.1.8 所示，操作 1 直接裁剪是以图像底部为裁剪框底边、图像的宽为裁剪框的边长截取的正方形区域，即直接删除了图像顶部的浅灰色冗余区域，保留虚线框的部分，删除的部分不包含标记点信息；操作2对比度调整是随机地调整直接裁剪后的图像即深灰色区域的对比度；操作3变窄压缩是将原始图像的长边压缩至虚线方框的区域；操作4填充压缩是用黑色区域将原始图像填充为正方形再整体压缩至指定大小。图像标签也需要同比例地调整以匹配"改造"后图像中标记点的真实坐标。

预处理操作既完成了训练图像尺寸的统一，同时通过将原始数据集的图像数量扩充4倍，解决了训练图像数量不充足的问题，有利于提升模型鲁棒性及泛化能力，为下一步模型训练高效生成各类标记点局部预测区域提供了必要条件。

4.1.4 测试结果与分析

临床观测中，一般认定标注坐标和真实坐标的欧氏距离在2mm以内是可接受的精度范围，因此实验结果以2mm内的准确率为量化指标进行结果统计，同时实验对比了不同迭代轮次的标注准确率，用于观察迭代检测对实验结果的影响。在测试集上的实验结果如表4.1.1和表4.1.2所示。

表 4.1.1　各类标志点的 2mm 允许误差检测结果

项目	检测准确率 /%	项目	检测准确率 /%
L1	98.7	L11	92.0
L2	80.7	L12	93.3
L3	82.0	L13	89.3
L4	85.3	L14	92.7
L5	70.7	L15	93.3
L6	86.0	L16	84.7
L7	89.3	L17	94.0
L8	94.7	L18	79.3
L9	94.0	L19	88.0
L10	74.7	平均准确率	87.51

表 4.1.2　各类标志点在每轮迭代的平均检测准确率

迭代轮数	检测准确率 /%			
	2.0mm	2.5mm	3.0mm	4.0mm
一次迭代	75.08	84.24	90.31	95.46
二次迭代	81.46	88.46	93.25	97.02
三次迭代	83.61	90.32	93.93	97.31
四次迭代	86.04	91.23	94.28	97.68
五次迭代	87.51	91.83	94.74	98.01

实验结果表明，随着迭代次数的增加，标注准确率也逐步提升，最终的2mm迭代标注平均准确率达到了87.51%，可以有效辅助医生进行头影测量图像标记点的定位。

该检测方法使用深度神经网络批量处理医学影像，为各类标记点构建局部预测区域，使检测网络聚焦于关键的位置，避免其他无关区域对标注的干扰；随后通过迭代的检测方式实现标记点的准确定位，提升标注准确性，具有较好的鲁棒性，可以为医生提供及时可信的标注结果，辅助医生进行分析和诊断，减少人为主观因素对标注结果的影响，有助于缓解医生的标注压力，提高医生的工作效率，具有良好的应用前景。

4.2 大骨节病自动判别

大骨节病（Kashin-Beck disease, KBD）是一种地方性骨关节病，多发于我国的偏远山区。患者典型表现为侏儒和关节畸变，危害极大。目前该病无有效治愈方案，以预防为主。该病筛查主要基于右手 X 线影像，但目前国内缺乏对大骨节病有经验的专业阅片医生。本节介绍一种智能大骨节病自动判别算法，采用影像全局特征与局部特征融合的细粒度图像识别方法。全局特征表示手骨对比度、纹理和空间分布等整体特征，局部特征表示手骨关键区域干骺端的凹陷和硬化程度等特征，利用该方法可以快速精准地检测大骨节病，适用于在人群中大规模筛查早期大骨节病。

4.2.1 大骨节病概述

大骨节病是一种病因不明的地方性、多发性骨关节病，多发于青少年儿童，目前无有效的治愈方案，重在早诊断、早预防和早治疗。手部 X 线影像检测是方便有效的检测方法，应用人工智能可实现大骨节病的大规模人群检测。

（1）大骨节病基本概况

大骨节病主要侵犯青少年发育期（7～12 岁）软骨内化骨型的骺软骨、骺板软骨和关节软骨，其病理学变化的本质为软骨的营养不良性变化。临床表现为四肢关节疼痛、增粗、变形、活动受限、肌肉萎缩，严重者身材矮小畸形、终身残疾。该病对患者危害性极大，是一种严重危害健康的致残性骨关节病。

大骨节病主要分布在我国从东北到西南的狭长地带，集中在偏远地区，国外主要涉及俄罗斯和朝鲜的少数地区。据不完全统计，我国仍有约 40 万名成年大骨节病患者需要救治，同时，病区的儿童需要定期筛查。

大骨节病至今发病原因不明。国内外学者对大骨节病病因及发病机制进行了长期研究，从生物地球化学学说[20]、粮食真菌毒素污染[21]和饮水有机物中毒学说[22]等多种环境病因假说，上升到由中国学者主导提出的病区人群硒缺乏[23]、粮食 T-2 毒素污染中毒[24]、环境因素与环境反应基因相互作用[25-26]的认识上。近年来，对大骨节病的研究逐步深入到细胞[27]、基因[28]水平中，对其临床表征、病因与发病机制以及发病特点等方面展开进一步探索。一些研究[29-30]致力于大骨节病的防治，建立早期诊断和疾病监测技术，以提高大骨节病的防治水平。

随着我国几十年来综合防治政策的实施，人民生活水平不断提高、饮食结构发生改变，大部分病区控制和消除了大骨节病，该病防治工作已经取得了阶段性成果，但仍有西藏、青海的部分地区未达到消除标准。龚弘强、尼玛仓决等人[31]对西藏昌都地区的大骨节病病情监测报告指出，大骨节病病情较前几年明显下降，但尚未达到国家控制标准。2017 年 7 月至 2018 年 2 月，北京大学人民医院骨关节科主任林剑浩教授团队与西藏自治区疾控中心共同开展了西藏昌都地区大骨节病病情调查（见图 4.2.1），多次入藏实地采样，与既往数据对比，建立纵向队列研究，取得了一定进展。

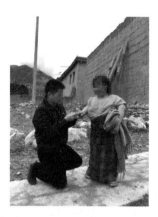

图 4.2.1　课题组成员在西藏昌都地区进行大骨节病病情调查

大骨节病防治的关键是针对大骨节病高发地区的青少年儿童进行大规模的筛查。检测手部 X 线影像是方便而有效的检测方法，可以对早期患者制订后续治疗以及防控方案。目前国内专业大骨节病医生稀缺，偏远地区医疗资源不足，人工识别大骨节病 X 线影像速度慢，主观性强，效率低，不适用于大规模人群筛查。

针对当前国内人工识别大骨节病 X 线影像特征现状，本节介绍基于深度神经网络的大骨节病 X 线影像检测方法。区别于医生人工阅片，该方法自动、快速、细粒度地提取反映大骨节病 X 线影像的干骺端先期钙化带凹陷与硬化的局部特征，再结合影像对比度、纹理和空间分布等全局特征，利用此特征准确诊断大骨节病，有助于医生大规模筛查大骨节病。

（2）大骨节病特点与判别方法

手部 X 线影像特征客观反映大骨节患者病情发展程度。儿童掌指骨骨端改变是大骨节病的特异度标志，干骺端改变是灵敏度标志[32]。手部 X 线影像及关键部位结构如图 4.2.2 所示，通过观察儿童手部 X 线影像特征，发现典型病变，包括患者掌指骨骨骺等径期前，干骺端先期钙化带中断、不整并伴有局部骨小梁紊乱，干骺端先期钙化带各种形态的凹陷并伴有硬化，从而判别大骨节病。此外，大骨节病患者掌指骨骨端的关节面通常出现不整、凹陷、硬化，腕骨出现变形和拥挤等，这些特征可辅助判别大骨节病。

典型的 KBD 阳性手部 X 线影像如图 4.2.3 所示，这是一个有 KBD 阳性体征的 10 岁男孩的右手：干骺端（包括食指，中指和无名指）出现硬化、间断以及凹陷特征，先期钙化带有波纹或锯齿状变化（白色箭头处）；此外，腕骨区域比较拥挤。相比之下，图 4.2.2 表示的是一个健康儿童的手部 X 线影像图，该手骨的干骺端比较光滑。

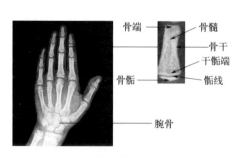

图 4.2.2　手部 X 线影像及关键部位结构图

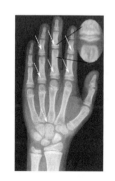

图 4.2.3　典型的大骨节病阳性手部 X 线影像

大骨节病影像数据具有鲜明的细粒度图像特性。从图 4.2.2、图 4.2.3 可以看出，同种类别由于手骨影像的大小、姿态和角度等原因差异较大，而不同类别的手骨影像差异仅仅在于干骺端等局部区域的不同，变化较小。即使是人工阅片诊断，也需要有经验的专业医生仔细辨别这些细微的结构差异。这是大骨节病诊断的难点所在。快速诊断大骨节病的关键在于提取局部关键结构，即干骺端，以及运用细粒度图像识别方法。

（3）大骨节病自动判别流程

基于深度神经网络识别大骨节病 X 线影像的整体流程如图 4.2.4 所示。首先将原始手部 X 线影像预处理，得到有标注的手骨图。然后一方面使用卷积神经网络提取全局特征；另一方面提取手骨关键局部区域，使用卷积神经网络提取对应的局部特征。将全局和局部特征融合，得到联合特征，使用神经网络特征分类器衡量提取特征的准确性，即将每张手部 X 线影像的特征匹配已标注的分类标签，进行神经网络模型训练，从而反馈优化卷积神经网络。最终利用已训练好的深度神经网络模型判别大骨节病的阴阳性。

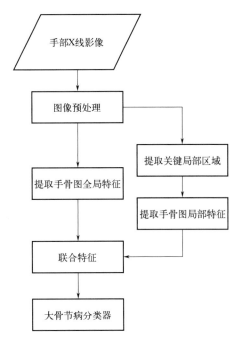

图 4.2.4 大骨节病自动判别流程图

该方法的核心是定位关键局部区域。根据上述的大骨节病先验病理特征（domain knowledge），可以大致定位干骺端区域。首先需要对大骨节影像进行图像处理，以便更准确地定位。图像处理的操作包括图像增强、校准和归一化。获得关键区域后就可以使用卷积神经网络提取局部特征，再融合全局特征达到细粒度识别大骨节病的目的。

4.2.2 手部 X 线影像图像预处理

手部 X 线影像进行预处理可以更好地定位关键区域和提取图像特征。数字图像处理技术通过对图像进行增强、分割、提取特征等处理，帮助人们更客观、准确地认识数字图像。通过数字图像处理方法（增强、校准和归一化），可实现大骨节病医学影像的图像增强和病灶定位。依照前述的大骨节病诊断标准，对关键区域进行重点分析处理，为大骨节病的智能诊断提供基础。

（1）图像增强

图像阈值分割算法的目的是去除手部的软组织和背景噪声。大骨节病检测主要分析手部 X 线影像中清晰的掌指骨等手部结构，为了避免干扰，去除手部影像的背景和软组织，使神经网络只关注于手部骨组织。由于手部骨组织和软组织的密度差别，X 线穿过手部形成黑白对比不同的灰度图影像。手骨 X 线影像特征是：骨组织灰度值偏高，亮度高，占全图面积小；而软组织和背景噪声灰度值偏低，亮度低，占全图面积多。根据此特征可以使用图像阈值分割算法去除软组织和背景噪声。

对每张手部 X 线影像样本统计灰度直方图。依据手部影像特征，灰度直方图有且仅有一个波峰，见图 4.2.5；极大值点附近的灰度值表示软组织和背景，随着灰度值的增加，直方图变得平坦，这部分灰度值表示骨组织。波峰下降到最低点出现极小值点，如图 4.2.5 中箭头指示，为灰度极小值，可以将其设置为用于分割的灰度阈值 T。

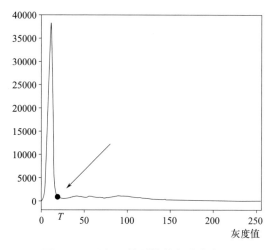

图 4.2.5　手部 X 线影像的灰度直方图

对手部影像的像素点灰度值，记为 $f(i, j)$，i, j 表示像素点的位置。阈值分割后对应的灰度值记为 $f'(i, j)$，由下述公式定义，即

$$f'(i, j) = \begin{cases} 0, & f(i, j) < T \\ f(i, j), & f(i, j) \geqslant T \end{cases} \tag{4.2.1}$$

（2）手骨校准

手部 X 线影像的手骨校准有利于关键区域的定位。由于拍摄手掌放置不规范，手骨在 X 线影像中并不都是垂直居中。根据手骨特点，可以使用霍夫直线检测算法确定手骨的中轴线，调整手骨角度使其在图像中垂直居中。霍夫直线检测算法是图像变换中的常用算法，主要用来从图像中提取出具有某种相同特征的几何形状（如直线、圆等）。

如图 4.2.6 所示，呈倾斜状态的实线线条 l 表示所检测到的直线；呈竖直状态的实线线条 l^* 表示预设直线；θ^* 表示目标旋转角度；呈倾斜状态的虚线 $\overline{l}$ 与预设直线 l^* 之间的夹角为目标旋转角度。

具体做法如下。对每张手部 X 线图像灰度化，提取边缘。根据手骨特点，指骨与掌骨可以形成直线，直线方向大体与手骨中轴线 $\overline{l}$ 方向相同，使用霍夫直线检测算法找出所有可能的直线。以 l^* 的方向为标准方向，令 θ 表示该直线 l 与垂直方向的偏离程度，θ 取值范围为（-90°，

90°），θ 为正，直线向右偏离，反之向左。统计所有可能 θ 的中位数 θ_1 和平均数 θ_2，再由式（4.2.2）求出手骨中轴线与图像偏离角度 $\bar{\theta}$ 。

$$\bar{\theta}=0.5\times\left(\theta_1+\theta_2\right) \tag{4.2.2}$$

将图像逆方向旋转 $\bar{\theta}$ 即可校准手骨在图像的位置。

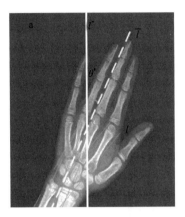

图 4.2.6　手骨校准示意

此外，原始的手部影像样本数据集中不包含患病信息，需按照大骨节诊断标准对数据集中手部影像进行标注，此标注信息将作为手部影像的标签，参与后续神经网络的学习与训练。在本节中，大骨节病阴性的手部 X 线影像标签为 0，而阳性的影像标签为 1。

为适应网络输入，将上述处理过的样本数据集中所有的手部图像进行尺寸变换，得到大小统一的手部图像。每一张原图都统一为两种样式，即 G 与 P。图像 G 大小为 $L\times L$，RGB 模式，用于提取全局特征；图像 P 大小为 $2L\times2L$，RGB 模式，用于提取关键局部区域。两种不同尺寸的图像可以提供多尺度图像特征信息。

4.2.3　基于卷积神经网络的特征提取

针对大骨节病 X 线医学影像的细粒度识别，需要有效定位关键局部结构，提取特异性特征，结合全局特征识别与分析。

特征提取模型参见图 4.2.7。首先针对预处理得到的手骨图，采用卷积神经网络提取全局特征。其次根据大骨节先验知识提取手骨关键局部图，使用卷积神经网络提取对应的局部特征。最后，将全局特征和局部特征融合得到联合特征，使用神经网络特征识别器衡量提取特征的准确性，即将每张手部 X 线影像的特征匹配已标注的分类标签，进行神经网络模型训练，通过反馈优化卷积神经网络。

（1）全局特征提取

这个步骤使用卷积神经网络提取手部 X 线影像的全局特征，该信息包括：全局对比度特征信息、全局纹理特征信息、全局形状特征信息以及全局空间结构特征信息。由于手骨发生硬化时，X 线影像中对应图像的对比度会发生变化，因此，提取的全局对比度特征信息可以表征手骨是否发生硬化的特征信息。全局纹理特征信息表征手骨骨质是否均匀的特征信息；全局形状特征信息表征手骨表面是否出现凹陷或凸起的特征信息；全局空间结构特征信息则表征手骨是否出现扭曲的特征信息。

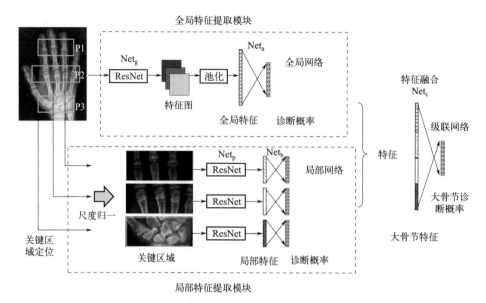

图 4.2.7　基于卷积神经网络的手骨 X 线特征提取模型

在本小节中，选择 ResNet[32] 作为手骨图像特征提取的主干网络 Net$_g$。现有的卷积神经网络模型包括 ResNet、VggNet、AlexNet 等网络模型，其中 ResNet 在复杂度和特征提取能力上适合大骨节特征提取。主干网络的底层提取手骨图像高分辨率、低语义信息的特征，高层提取手骨图像低分辨率、高语义信息的特征。手骨图像经过提取网络得到特征图，使用池化层对上述手骨图像全局特征图进行聚合统计，减少冗余信息，防止网络过拟合。网络输入为图 4.2.7 中尺寸统一的图像 G，最终输出手骨全局特征向量 V_g，其维度为 $T \times 1$，包含手骨图的全局特征信息。

网络优化中全局特征向量识别神经网络 Net$_a$ 由一层全连接神经网络构成。全连接层可以从手骨图像特征向量得到类别信息，表示手骨图像最高层语义信息即手骨图的阴阳性，同时衡量卷积神经网络模型精准提取手骨图全局特征向量的能力，结合手骨图标签计算网络损失，优化 Net$_g$。

在本小节中，若全连接层的输入为特征向量 V，全连接层权重参数矩阵为 W，偏置项为 b，则全连接层输出 O 表示为

$$O = \sigma\left(W^{\mathrm{T}}V + b\right)$$
$$o_n = \sigma\left(\sum_{m=1}^{T} w_{m,n}v_n + b_n\right) \tag{4.2.3}$$

式中，$w_{m,n}$ 是 W 中的元素；v_n 是 V 中的元素；$\sigma(\cdot)$ 表示激活函数，采用 ReLU 函数；O 为二维的概率向量，分别表示特征向量位于大骨节病阴性和阳性特征空间的概率，衡量特征提取网络提取特征的准确性。本节中用于检测特征的全连接神经网络均采用此结构。

（2）关键区域定位与局部特征提取

大骨节病 X 线影像特征提取的关键，是针对手部 X 线影像的掌指骨关键区域，提取干骺端各种形态的凹陷与硬化等特征。为了提取这些特征，同样采用 ResNet 网络。如图 4.2.7 所示，由于校准后的手骨图像关键区域，掌指骨干骺端出现在图中的位置大致固定，使用 Net$_p$ 网络提取特征，最后使用关键区域检测神经网络 Net$_b$ 检测提取区域的重要性，从而反馈优化 Net$_p$ 网络。

提取手骨图的局部区域使用尺寸统一的图像 P，大小为 $2L \times 2L$，根据手骨图特点，提取 3 个关键局部区域，分别为中指骨干骺端区域 P1，掌指骨干骺端区域 P2，腕骨区域 P3。

以图像左上顶点为原点 $(0, 0)$，局部区域在图像中的位置表示为 (y, x, h, w)。其中 (y, x) 表示局部区域的中心点为图像的位置；y 为垂直方向；x 为水平方向；(h, w) 表示局部区域的大小，即高度和宽度。

根据手骨图特点，中指骨干骺端区域 P1 在图像中的位置为 $\left(\dfrac{L}{2}, L, \dfrac{L}{2}, L\right)$，掌指骨干骺端区域 P2 在图像中的位置为 $\left(L, L, \dfrac{L}{2}, \dfrac{3L}{2}\right)$，腕骨区域 P3 在图像中的位置为 $\left(\dfrac{3L}{2}, L, \dfrac{L}{2}, L\right)$。根据上述位置可以提取出手骨图关键局部区域图像。

为适应网络 $\mathrm{Net_p}$ 的输入，将上述步骤获得的关键区域分别归一化，得到大小为 $L \times L$ 的图像。将 3 个关键局部区域输入特征提取网络，得到 3 个 $T \times 1$ 关键区域的局部特征向量。

构建局部特征向量识别神经网络 $\mathrm{Net_b}$ 检测提取区域的重要性和衡量特征提取的准确性。如图 4.2.7 所示，检测模型 $\mathrm{Net_b}$ 同样由一层全连接神经网络组成，对关键区域的特征向量整合，识别所选取的关键区域的重要性，用于反馈优化卷积神经网络 $\mathrm{Net_p}$。

（3）多尺度特征融合

这一步骤将手骨图全局特征与关键局部特征融合得到多尺度特征，既包含全图整体的特征信息，也包含局部关键区域的细粒度特征信息，从而更准确地表示大骨节病 X 线影像特征。

将手骨图全局特征向量和 3 个关键区域的局部特征向量组合，得到维度为 $(T+T \times 3) \times 1$ 的联合特征向量 V_c。相应的特征识别模型 $\mathrm{Net_c}$ 同样由一层全连接神经网络组成，对联合特征向量整合，识别大骨节病特征，最终输出识别结果。

（4）大骨节特征提取网络优化

神经网络训练前需要初始化参数，卷积神经网络 $\mathrm{Net_g}$ 和 $\mathrm{Net_p}$ 使用迁移学习预置主干网络参数，减少训练成本，提高模型性能。其他神经网络 $\mathrm{Net_a}$、$\mathrm{Net_b}$、$\mathrm{Net_c}$ 结构相对简单，随机初始化网络参数。

将预处理后的手部 X 影像样本数据集输入到上述神经网络中，得到特征识别结果。使用损失函数计算特征识别结果和标签之间的误差。使用随机梯度下降算法更新网络的参数，直至网络收敛，确定网络参数，得到训练好的网络。通过训练，可以使网络学习大骨节病 X 线影像特征提取的专业知识，学习专业医生的经验。

每张手部 X 线影像的标注信息作为标签 y_i，训练深度神经网络时，使用损失函数计算神经网络的特征识别结果与标签之间的误差 L，即

$$L = J\left(y_i, f\left(x_i; \boldsymbol{W}\right)\right) \tag{4.2.4}$$

式中，x_i 表示网络的输入，如手骨影像；$\boldsymbol{W}$ 表示神经网络参数；$f(x_i; \boldsymbol{W})$ 表示网络参数为 $\boldsymbol{W}$ 时，神经网络的检测结果；$J(\cdot)$ 表示损失函数，计算神经网络手部 X 线影像特征识别结果与标签之间的误差。

在本节中，全连接神经网络 $\mathrm{Net_a}$、$\mathrm{Net_b}$、$\mathrm{Net_c}$ 作为整体网络模型的最后一层，输出网络结果信息，直接与标签计算网络误差。使用交叉熵损失函数，误差计算公式如下：

$$L = -\ln \frac{\mathrm{e}^{f[\mathrm{class}]}}{\sum_i \mathrm{e}^{f_i}} \tag{4.2.5}$$

式中，f 为网络输出特征识别结果的概率向量；class 为样本标签，阳性样本标记为 0，阴性

样本标记为 1，作为概率向量索引值。

按上述损失函数计算得到全连接神经网络损失 L_a、L_b、L_c。其中 L_b 为 3 个关键区域手骨图网络损失的均值。网络总损失 L 由式（4.2.6）求出。

$$L=L_a+L_b+L_c \tag{4.2.6}$$

卷积神经网络 Net_g 和 Net_p 作为整体网络模型的中间层，提取手骨影像的特征，不直接与标签计算网络损失，而是间接影响网络识别结果，从而影响网络损失 L。

4.2.4 测试与分析

建立大骨节病数据库，并划分训练集和测试集。使用训练集训练大骨节自动识别模型，未参与训练的手部 X 线影像可以使用训练好的网络提取大骨节病，得到神经网络特征识别器测试的准确性，用以评价网络性能。

（1）大骨节病数据集

已收集的 KBD 数据集包含 960 张手部 X 线图像，其中有 219 张 KBD 阳性图像、741 张 KBD 阴性图像。每一张图像都由两位 KBD 骨科医生诊断和标记，并经由两位经验丰富的助理核验。

将数据集分为用于训练模型的训练数据集和用于评估模型性能的测试数据集。由于大骨节病发病率较低，阳性样本数量有限，因此从数据集中随机抽取一些阴性图像进行实验，正反样本数约为 1:1，有利于模型的平衡。平衡的 KBD 数据集详细信息如表 4.2.1 所示。剩下的 440 张影像只用于测试模型的性能。

表 4.2.1 大骨节病数据集

数据样本	训练集	测试集
阳性	169	50
阴性	241	60
总计	410	110

（2）大骨节病模型测试结果

所有的模型和算法使用 Pytorch 实现。ResNet 使用迁移学习初始化参数，而分类器的权重是用随机数初始化的。初始学习率设为 0.001，每 500 次迭代后衰减 0.1。训练在大约 2000 次迭代后收敛。在每一次迭代中，将 8 个样本作为一批输入到模型中进行训练。

常用的评价模型性能的指标，为准确度（ACC）、敏感性（SEN）和特异性（SPE）。交叉验证[33] 一般用于消除数据分布结果的波动。这里设计了 5 个交叉验证实验，对包含 50 张阳性和 60 张阴性手部 X 线影像测试集进行测试，测试的平均结果如图 4.2.8 所示。

基准模型仅利用 ResNet 提取的全局特征进行识别大骨节病，其结果 ACC 为 94.5%，SEN 为 90.0%，SPE 为 98.3%。通过引入局部细粒度特征，KBD 模型能够捕获全局特征忽略的细微信息。因此，它更稳定，并且明显比基准模型表现好，ACC、SEN 和 SPE 分别提升 4.0%、7.6% 和 0.9%。

为了深入了解卷积神经网络提取的特征并理解 KBD 模型的诊断策略，使用注意力机制，将最后一层卷积层的反向传播梯度进行特征可视化。如图 4.2.9 所示，a 为原始手部 X 线 KBD 阳性影像，b 为特征激活热图，c 为特征图，而 d、e、f 是对应于 KBD 阴性影像的可视化。特征激活热图显示卷积神经网络更关注深色区域，而不是浅色区域，即关注手部骨骼的局部结构，包括干骺端和关节。对于具有全局特征的特征图的可视化，其表明卷积神经网络对手部图像的纹理和边缘信息高度敏感。此外，与阴性图像相比，阳性图像表现特征为干骺硬化、干骺端呈现波状和锯齿状改变，以及腕关节更拥挤等。

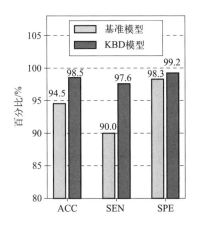

图 4.2.8 基准模型与 KBD 模型测试结果

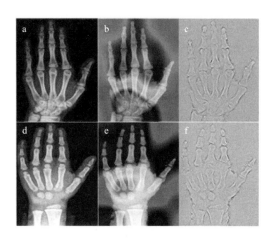

图 4.2.9 KBD 模型的特征可视化

（3）分析与讨论

本节针对手部 X 线图像的全局特征和局部特征，提出了一种大规模 KBD 筛选的自动算法。实验结果表明，结合全局特征和局部特征的 KBD 模型是有效的，对 KBD 的诊断有很好的效果，其中 ACC 为 98.5%，SEN 为 97.6%，如图 4.2.8 所示。与基准模型相比，全局特征可能关注最显著的差异部分，而忽略了 KBD 诊断中起重要作用的其他有用区域。局部特征可以对细粒度 KBD 诊断产生互补作用，相比单一全局特征，KBD 模型的 ACC 和 SEN 均分别高于基准模型 94.5% 和 90.0%。由于采用了深度学习方法自动精确地诊断 KBD，所以对于早期发现 KBD，降低筛查成本具有重要意义。

大骨节病识别的工作仍存在许多不足，具体而言：①在测试数据集上取得了很好的结果，但是由于 KBD 图像的数量不足，很难在具有真实 KBD 分布（阳性远低于阴性）的数据集上测试模型。② KBD 诊断方法能有效地检测出大部分阳性图像，但该模型不能保证零漏诊率。这种方法不能代替专业的骨科医生来做最终诊断，仅可以用于初步筛查。③受限于手部图像的质量，模型学习会丢失某些信息。

在未来的工作中，需要建立更完善的数据库，改进模型结构，使其更精准识别大骨节病的细粒度特征，更好地帮助医生诊断 KBD，并降低漏诊率。

4.3 骨肿瘤智能诊断

由于骨肿瘤是罕见病症，若是不完全具备准确诊断和判断的能力，骨肿瘤的漏诊误诊率较高。较高比例的原发恶性骨肿瘤患者，会因诊断延误，错过最佳的治疗时机，增加肿瘤肺转移发生的概率，给患者的生存预后带来负面影响。早期发现和明确诊断是有效治疗骨肉瘤等其他原发恶性骨肿瘤的关键。

本节主要介绍一种原发恶性骨肿瘤的人工智能诊断算法，该算法具备实时快速诊断和鉴别诊断骨肿瘤的能力，并且能够给检查和治疗方案提出基本的指导性建议。

4.3.1 骨肿瘤概况

（1）骨肿瘤病理

原发恶性骨肿瘤是一类恶性程度很高的间叶来源肿瘤，以骨肉瘤、尤文肉瘤和未分化肉瘤（恶性纤维组织细胞瘤）为代表。其中，最常见的骨肉瘤（osteosarcoma, OS）发病隐匿、生长迅速，并与神经血管关系密切［图4.3.1（a）］，容易早期发生远处转移，是儿童和青少年中致死率仅次于白血病的恶性肿瘤[34]［图4.3.1（b）］。骨肉瘤患者就诊时的肿瘤分期与其生存预后直接相关[35-36]。至少50%的患者会在确诊1年内发生肺转移[37]。发生肺转移的患者预后极差，5年生存率不足20%[38]［图4.3.1（c）］。

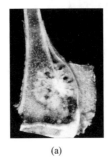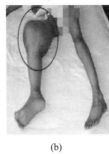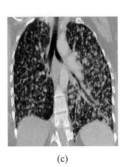

| (a) | (b) | (c) |

图4.3.1　骨肿瘤症状示例

X线检查目前仍然是基层医疗机构早期筛查和诊断该类疾病的主要方法，且膝关节周围（股骨远端和胫骨近端）是原发恶性骨肿瘤的频发部位[39]。因此针对膝关节部位X线片的影像学特征，设计训练人工智能模型，快速区分和学习正常与异常影像学特征，可实现对于不同类型肿瘤的快速诊断。同时利用医学骨肿瘤诊断指标与人工智能模型稳定性指标作为诊断模型的综合评价体系，保证结果的稳定性与可靠性。

目前，在基于医疗影像的膝关节疾病领域与肿瘤研究领域，影像组学结合人工智能技术在膝关节疾病的诊断[40]、分级分期[41]、肿瘤患者的生存预后评价[42]等方向均取得了显著进展。这些研究成果不但有助于基层医院实现对膝关节周围原发恶性骨肿瘤的筛查和鉴别诊断，而且有望促进人工智能技术在骨肿瘤患者生存预测、疗效评估、药物选择等其他领域的研究和应用。

（2）小样本数据量的挑战

在医学成像中使用人工智能模型面临的最大问题是缺乏大型的标记数据集，由于疾病的罕见性、患者的隐私问题、获取注释的高昂成本制约，可用的医学成像数据有限。表4.3.1给出了

表4.3.1　用于深度学习任务中的小样本医疗影像数据示例

数据集	解剖学部位	图像格式	主要任务	患者数或图像数
ILD	肺部	CT	分类	120位患者
ACDC 2017	脑部	MRI	分类	150位患者
DRIVE	眼部	SLO	分割	400位患者
STARE	眼部	SLO	分割	400张图像
CHASE_DB1	眼部	SLO	分割	28张图像
ISLES 2018	脑部	MRI	分割	103位患者
HVSMR 2018	心脏	CMR	分割	4位患者

流行的深度学习医学图像数据库示例[43]，可见数据样本量大部分很小。本节使用的骨肿瘤影像数据同样属于小样本数据集。

有限的训练数据量可能会降低监督型机器学习算法的性能，数据增强，如改变光照、视野和空间刚性变换等，是解决小样本问题的一种广泛使用的方法。此外，还可以采用样本信息量衡量算法和多特征融合算法进行数据增强。本节演示了将 GAN 衍生的合成数据引入训练数据集的可行性，通过生成具有真实图像外观的合成样本，来提取数据集中的丰富信息，从而完成分类等任务[44]。

4.3.2　骨肿瘤良恶性判别算法

当只有小样本数据标注时，本节提出结合传统机器学习与深度卷积神经网络的集成学习算法，总体方案如图 4.3.2 所示，包括多特征融合与多级分类两部分。通过提取骨肿瘤影像的表层特征和模糊特征，提高基于影像组学的骨肿瘤诊断准确率，通过多级分类算法的设计，在骨肿瘤有无检测的基础上进行骨肿瘤良恶性判别。

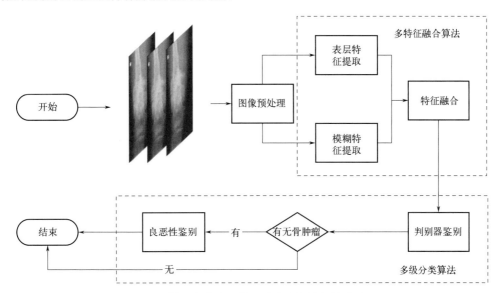

图 4.3.2　基于集成学习的骨肿瘤多级诊断算法流程图

（1）图像预处理

① 腐蚀去噪处理。首先采用腐蚀去噪操作，去除 X 线骨肿瘤影像中的干扰信息，如图 4.3.3 所示，将干扰部分 B 进行腐蚀操作［图 4.3.3（b）］，再与原图对应部分 A［图 4.3.3（a）］进行结合，最后得到去除干扰部分的图像［图 4.3.3（c）］。腐蚀操作定义如下：

$$A \otimes B = \left\{ z \mid (B)_z \subseteq A \right\} \tag{4.3.1}$$

若 z 坐标为 (x_0, y_0)，则 $(B)_z$ 表示 B 中所有元素进行平移，横坐标增加 x_0，纵坐标增加 y_0。这个公式表明，B 对 A 的腐蚀是 B 平移 z 之后包含在 A 中的点 z 的集合。通过调整结构块 B 的大小，可以将图像中较小的噪点去除，使后一步特征提取的结果更加准确。

② 图像标准化。图像来源保存格式不统一会导致图片尺寸不一，因此，需要在预处理阶段对图像进行标准化操作，将图像等比例缩放为大小一致的图像，方便后续满足模型的标准化输入条件。

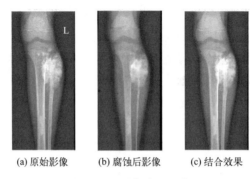

(a) 原始影像　　　(b) 腐蚀后影像　　　(c) 结合效果

图 4.3.3　图像去噪示意

（2）表层特征处理

特征提取是建立 SVM 模型的关键一步，本节基于骨关节医学影像的特点，提取骨肿瘤影像表层特征，使后续模型对膝关节原发性骨肿瘤实现精准定位与诊断。表层特征提取具体流程如图 4.3.4 所示。首先从多个不同的角度 $\theta_i(i=0,1,\cdots,n)$ 提取每张骨肿瘤影像的灰度共生矩阵 $\boldsymbol{P}_i(i=0,1,2,\cdots,n)$；然后在此基础上，提取反映骨肿瘤表层特征的角二阶矩（angular second moment, ASM）、对比度 / 反差（contrast, CON）、熵（entropy, ENT）、逆差矩（inverse differential moment, IDM）、自相关性（correlation, COR）、能量（energy）等六种特征。每一张骨肿瘤影像的整体表层特征由这些特征的集合表示。

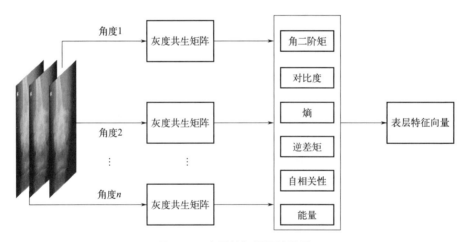

图 4.3.4　表层特征提取流程图

对图像上保持某距离的两像素分别统计灰度状况，可以得到灰度共生矩阵。给定 $M \times N$ 维度图像中任意一点 (x, y) 及偏离它的另一点 $(x+x_0, y+y_0)$，设这一对点的灰度值为 (g_1, g_2)。令 (x, y) 在图像上移动，得到各种 (g_1, g_2)。对于整个图像，统计每种 (g_1, g_2) 出现的次数，将它们归一化为概率，即可得到灰度共生矩阵 $\boldsymbol{P}$。距离差分值 (x_0, y_0) 取不同的数值组合，可以得到不同情况下的联合概率矩阵。(x_0, y_0) 取值要根据纹理周期分布的特性来选择。骨肿瘤图像纹理较细，本节从 18 个角度提取了图像的灰度共生矩阵。

用于表征灰度共生矩阵的具体特征定义如下：

① 角二阶矩。

$$ASM = \sum_i \sum_j \left[P(i,j) \right]^2 \tag{4.3.2}$$

式中，$P(i,j)$ 为灰度共生矩阵中的元素值。角二阶矩表示灰度共生矩阵中各元素的平方和，反映图像的一致性。由于有骨肿瘤组织的图像部分形态与正常组织不相同，其可能会出现较大面积蔓延，导致图像一致性较差，因此角二阶矩值通常小于正常影像。

② 对比度。

$$CON = \sum_i \sum_j (i-j)^2 P(i,j) \tag{4.3.3}$$

对比度反映的是图像梯度，对比度越大，图像局部变化越快。对于某些特定类型的骨肿瘤，比如良性的骨肿瘤，肿瘤范围往往只局限于骨的某一小片范围内，外围有着包络覆盖。对于这种骨肿瘤影像，在包络的分界线上位置的对比度会比正常的骨科影像大。

③ 熵。

$$ENT = -\sum_i \sum_j P(i,j) \log P(i,j) \tag{4.3.4}$$

熵反映的是图像中整体信息量的多少，图像中信息量越大，则该图像的熵越大。熵越小，说明图像的纹理越平滑。这也是反映影像全局变化的指标之一。影像形态呈弥散状的骨肿瘤信息熵通常比正常的骨肿瘤影像的熵更大。

④ 逆差矩。

$$IDM = \sum_i \sum_j P(i,j) \frac{1}{1+(i-j)^2} \tag{4.3.5}$$

逆差矩反映的是图像的局部一致性，图像的局部一致性越高，则逆差矩越大。通常，有骨肿瘤的影像局部一致性更小。

⑤ 自相关性。

$$COR = \sum_{i,j} \frac{(ij)P(i,j) - u_i u_j}{s_i s_j} \tag{4.3.6}$$

$$\begin{cases} u_i = \sum_{i,j} iP(i,j), \ u_j = \sum_{i,j} jP(i,j) \\ s_i = \sqrt{\sum_{i,j} P(i,j)(i-u_i)^2}, \ s_j = \sqrt{\sum_{i,j} P(i,j)(j-u_j)^2} \end{cases} \tag{4.3.7}$$

其中，u_i、u_j 分别表示矩阵 i、j 方向的期望值；s_i、s_j 分别表示矩阵 i、j 方向的标准差。相关性反映的是图像的像素相关性，骨肿瘤影像通常在局部的相关性更低。

⑥ 能量。

$$energy = \sqrt{\sum_i \sum_j P(i,j)^2} \tag{4.3.8}$$

能量 energy 是角二阶矩 ASM 的平方根。与 ASM 相似，其反映的是图像的能量，对于高度钙化的骨肿瘤图像，往往呈现高密度的白色。因此，对于某些特定的骨肿瘤类型，其能量值通常比正常影像更高。

本节从 18 个角度提取了这 6 个特征，每个图像提取的特征数为 108 个。提取表层特征之后的训练集 T_r 和测试集 T_e 表示如下：

$$T_r = \{(\boldsymbol{x}_1, y_1), (\boldsymbol{x}_2, y_2), \cdots, (\boldsymbol{x}_n, y_n)\} \tag{4.3.9}$$

$$T_e = \{(\boldsymbol{z}_1, y_1), (\boldsymbol{z}_2, y_2), \cdots, (\boldsymbol{z}_m, y_m)\} \tag{4.3.10}$$

其中，$\boldsymbol{x}_i = [a_1, a_2, \cdots, a_{108}]^T$ 表示训练集中每一个样本的 108 维表层特征向量，a_i 是第 i 维的特征值，T 为矩阵的转置；$\boldsymbol{z}_i = [b_1, b_2, \cdots, b_{108}]^T$ 则表示测试集中每一个样本的表层特征向量；n 和 m 分别为训练集和测试集样本的数量；$y_i = \{1, 2, 3\}$ 是图像标签，其中正常的骨影像标记为 1，良性的骨肿瘤影像标记为 2，恶性的骨肿瘤影像标记为 3。

（3）模糊特征处理

模糊特征是指通过深度学习模型提取的人眼无法直接判定但却对分类器有增益的特征。本节中模糊特征是利用预训练的 18 层残差网络（ResNet 18）提取的全连接层输出的 512 维特征。模糊特征提取网络结构如图 4.3.5 所示。

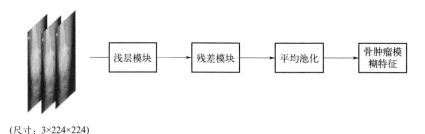

（尺寸：3×224×224）

图 4.3.5　模糊特征提取流程图

模糊特征提取包含浅层模块、残差模块以及平均池化三个部分，浅层模块的作用是提取影像的初级特征，残差模块是提取更深层次的特征，最后通过池化降维输出最终的模糊特征。

浅层模块包括卷积层、批归一化、ReLU 激活函数、池化层。首先经过一个卷积层，卷积层的作用主要是初步提取影像的特征图；然后经过批归一化，批归一化的目的是归一化同一批次数据的分布；激活函数采用的是 ReLU 函数；最后经过最大池化得到浅层模块的特征输出。

残差模块包括四个残差网络级联。每个残差网络的结构均如图 4.3.6 所示。此处卷积层的具体参数如下：卷积核大小 $k=3$，步长（stride）$s=2$，填充值（padding）$p=1$。批归一化和激活函数操作与前述相同。此模块是将浅层特征叠加到更深层，输出 y 为

$$y = F(x, W_i) + x \tag{4.3.11}$$

式中，x 为模块的基本输入；W_i 为中间层的网络参数；F 表示中间层的函数变换。

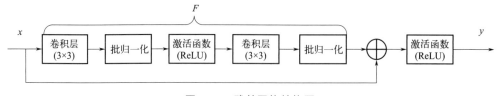

图 4.3.6　残差网络结构图

模糊特征提取原始影像及输出特征图如图 4.3.7 所示。

将提取出的表层特征和模糊特征进行融合，具体方法是将这两种向量进行拼接，形成一个新的特征向量，作为分类器的输入。定义训练集中每个样本的特征向量为 $\boldsymbol{X}$，测试集中每个样本的特征向量为 $\boldsymbol{Z}$。

（4）基于融合特征的支持向量机多级分类算法

支持向量机是基于统计学习理论提出的有监督模式识别方法，在解决小样本、非线性及高维模式识别中表现出许多优势。在判断患者是否罹患原发恶性骨肿瘤时，可将患病与否的诊断

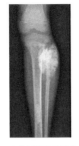
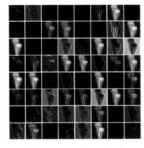
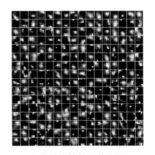

(a) 原始骨肿瘤影像　　　(b) 浅层模块输出特征图　　　(c) 残差模块输出特征图

图 4.3.7　模糊特征提取

问题等价为二分类问题，支持向量机可根据上一步提取的融合特征，实现对患病与否及良恶的多级分类。图 4.3.8 给出了分类器结构，其中，第一个分类器是有无骨肿瘤判别器（以下简称判别器一），第二个分类器是良恶性骨肿瘤判别器（以下简称判别器二）。

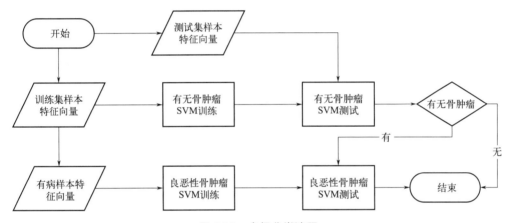

图 4.3.8　多级分类流程

SVM 的基本运算流程如图 4.3.8 所示。给定一个集合 $D = \left\{ (x_i, y_i) \middle| x_i \in \mathbf{R}^p, y_i \in \{-1, 1\} \right\}_{i=1}^{n}$，其中每个 x_i 是一个 p 维实向量，需要找到一个超平面把属于 $y_i=1$ 和 $y_i=-1$ 的点尽量分开，其中任意的超平面可表示为

$$wx-b=1 \tag{4.3.12}$$

式（4.3.12）中，$\dfrac{b}{\|w\|}$ 确定了超平面与 w 的偏离程度。当训练数据可分时就可以找到两个超平面，这样问题简化为让这两个超平面间距最远。其中这两个超平面可表示为

$$wx-b=1 \tag{4.3.13}$$

$$wx-b=-1 \tag{4.3.14}$$

这两者之间距离为 $\dfrac{2}{\|w\|}$，如图 4.3.9 所示。

希望最小化这里的 $\|w\|$，同时要防止数据落入这两个超平面之间，于是得到一个最优化问题，引入拉格朗日算子 α 后，该问题可表示为

$$\min_{w,b} \max_{\alpha \geq 0} \left\{ \frac{1}{2} \|w\|^2 - \sum_{i=1}^{n} \alpha_i \left[y_i (wx-b) - 1 \right] \right\} \tag{4.3.15}$$

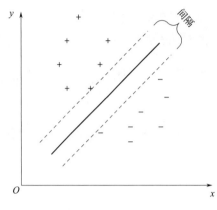

图 4.3.9　超平面间距示例

从医学角度出发，训练好的支持向量机模型实际上就是一名"骨科医生"。通过学习提取到的骨肿瘤患者的医学影像与正常人骨关节医学影像的特征与标签（是否患病）的对应关系，判定输入的测试影像是否患病。

支持向量机的关键点之一在于核函数的选择，不同的数据集适用的核函数各不相同，通常采用如下三类核函数。

$$\kappa_1\left(\boldsymbol{x}_i, \boldsymbol{x}_j\right) = \boldsymbol{x}_i^{\mathrm{T}} \boldsymbol{x}_j \tag{4.3.16}$$

$$\kappa_2\left(\boldsymbol{x}_i, \boldsymbol{x}_j\right) = \exp\left(-\frac{\left\|\boldsymbol{x}_i - \boldsymbol{x}_j\right\|^2}{2\sigma^2}\right) \tag{4.3.17}$$

$$\kappa_3\left(\boldsymbol{x}_i, \boldsymbol{x}_j\right) = \left(\boldsymbol{x}_i^{\mathrm{T}} \boldsymbol{x}_j\right)^k \tag{4.3.18}$$

其中，κ_1、κ_2 和 κ_3 分别是线性核函数、高斯核函数以及多项式核函数；$\boldsymbol{x}_i$ 和 $\boldsymbol{x}_j$ 是特征向量；σ 和 k 是核函数的参数项。本节对比了不同的核函数，以便选取最适用于该数据集的核函数。同时，为保证模型稳定性，将训练集和测试集的比例设定为 1:4 进行交叉验证，以得到最终平均结果。

4.3.3　实验结果与分析

（1）数据集介绍

实验数据来自专业医院获取的具有标注信息的 520 张骨肿瘤影像，其中正常影像 260 张，骨肿瘤影像 260 张。在骨肿瘤影像中，包含 180 张恶性骨肿瘤影像，80 张良性骨肿瘤影像。

（2）判别器一"骨肿瘤有无"分类结果

使用不同核函数分类骨肿瘤有无的效果比较，如图 4.3.10 所示。通过比较可以得出，在判断骨肿瘤有无的二分类诊断任务中，线性核函数有着较好的准确率。此外，为对比特征融合的效果，还比较了相同核函数条件下，表层特征、模糊特征与融合特征三者之间的分类效果，结果如图 4.3.11 所示。特征融合后的平均诊断准确率达到了 99%，其中漏检率可以达到 0。这说明特征融合能够有效提高分类器的分类效果。

（3）判别器二"骨肿瘤良恶"分类结果

医学上对于骨肿瘤的良恶性判断需要活检确认，一般专业医生也很难从影像上对骨肿瘤的良恶性进行分类，因此在影像上进行骨肿瘤的良恶性区分是一项辅助性的工作。通过图 4.3.12 可

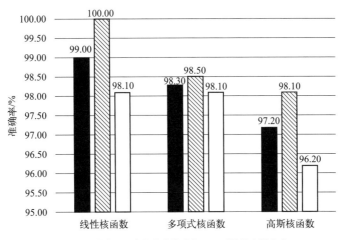

图 4.3.10　不同核函数条件下骨肿瘤有无判断准确率对比

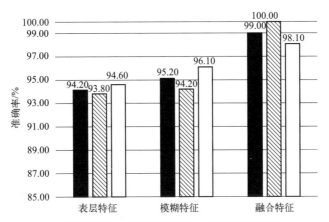

图 4.3.11　不同特征提取方式下骨肿瘤有无判断准确率对比

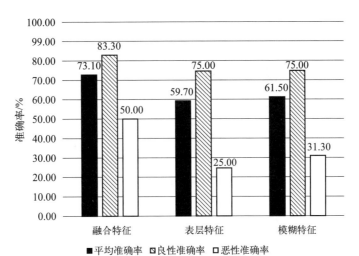

图 4.3.12　骨肿瘤良恶性判别准确率

以看出，使用特征融合判别骨肿瘤良恶性时的平均准确率最高，为 73.1%。相对于仅提供表层特征和模糊特征来说，也可以有效地提升分类器检测骨肿瘤良恶性的性能。

4.4 骨肿瘤坏死率预测

尽管骨肿瘤研究已经取得了很大进展[35,37]，但在临床实践中一定比例的患者对化疗具有原发性或继发性耐药，这些患者的预后很差[38,40]。因此，准确及时地诊断化疗效果是提高骨肿瘤生存率和预后的关键。坏死率是衡量骨肉瘤对化疗敏感性和预测肿瘤预后广泛采用的标准[41]。尽管进行活检以测量坏死率非常有效，但这种侵入性手术可能带来风险[42]。本节介绍了用于时间序列图像分类的 3D- 卷积神经网络（CNN）网络[45]，以获得与活检相似的坏死率结果。且考虑到坏死率的值与化疗效果的时序指标相对应，实验用于分类的图像是由不同化疗阶段的 X 线图像组成的时间序列图。

由于骨肿瘤病种罕见，导致用于分类的时间序列 X 线图像的数量非常有限。笔者设计的坏死率预测整体网络结构如图 4.4.1 所示，包括三个模块：单张图像生成模块、时间序列图像生成模块以及坏死率分类模块。其中，单张图像生成模块由两个生成对抗网络构成，生成肿瘤时间序列的首张图像，即化疗前肿瘤图像；时间序列图像生成模块基于给定初始图像生成后续化疗过程中的时间序列图像；而坏死率分类模块采用 3D-CNN 网络，预测病人的骨肿瘤坏死率。上述网络模型，从两方面扩充了稀有的肿瘤数据集，为小样本肿瘤研究提供了新思路。

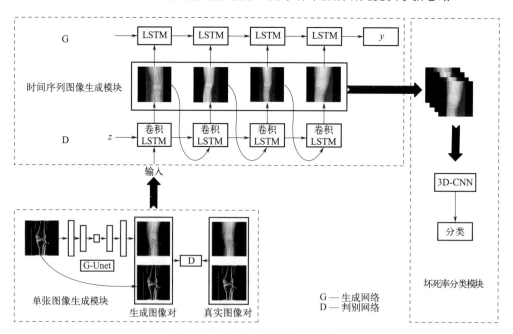

图 4.4.1　坏死率预测网络结构图

4.4.1　基于 Pix2Pix 网络的单张样本生成

（1）图像预处理

由于 Pix2Pix 模型的输入是待叠加风格轮廓图与目标细节风格图的成对图像，将正常骨关节图像作为待叠加风格图，将肿瘤病变图作为目标细节风格图，因此需在正常骨关节图像上进行轮廓提取。

① 使用 Sobel 算子计算横向及纵向梯度。使用预置的 Sobel 横向卷积因子、纵向 Sobel 卷积因子分别与正常骨图像做平面卷积，即可分别得到图像的横向及纵向亮度差分近似值。如果以 A 代表原始图像，G_x 及 G_y 分别代表经横向及纵向边缘检测的图像灰度值，定义如下：

$$G_x = \begin{bmatrix} -1 & 0 & 1 \\ -2 & 0 & 2 \\ -1 & 0 & 1 \end{bmatrix} * A, \ G_y = \begin{bmatrix} 1 & 2 & 1 \\ 0 & 0 & 0 \\ -1 & -2 & -1 \end{bmatrix} * A \tag{4.4.1}$$

② 综合计算像素点灰度。通过式（4.4.2）将图像的每一个像素的横向及纵向灰度值相结合，计算出该点灰度的大小，即

$$G = \sqrt{G_x^2 + G_y^2} \tag{4.4.2}$$

③ 判断是否为边缘。判断是否为边缘的灰度值阈值大小设定为 50，若步骤②中得到的梯度 G 大于此阈值，则认为该点为边缘点。至此可得到正常骨轮廓样本数据集。

④ 尺寸统一。为适应网络输入，将正常骨轮廓图与肿瘤病变图进行尺寸变换，得到大小为 $L \times L$ 的灰度图。

⑤ 拼接成对输入图像。待叠加风格图为正常骨关节图像，目标细节风格图为肿瘤病变图，将正常骨轮廓图与肿瘤病变图进行横向拼接，正常骨轮廓图在左，肿瘤病变图在右。

（2）模型训练

Pix2Pix 模型的生成网络训练过程，如图 4.4.2 所示，具体流程如下。

① 取经过预处理后的输入图像左半部分正常骨轮廓图输入生成网络。生成网络结构是由卷积层和反卷积层组成的对称编码 - 解码结构，输出为与输入正常骨轮廓图相同大小的生成肿瘤病变图。

② 判别网络的预设结构是由卷积层组成的二分类器。将生成图与对应的输入进行拼接后输入判别网络，输出此成对图像为"真"还是"假"的概率。其中"真"为 1，"假"为 0。误差函数计算如下：

$$-\frac{1}{m} \sum_{i=1}^{m} \log D(x_i^*) \tag{4.4.3}$$

式中，$\{x_1^*, x_2^*, \cdots, x_m^*\}$ 表示从生成网络输出的生成图像得到的样本；$D(x)$ 为判别网络。以此训练生成网络。

Pix2Pix 模型中的判别网络训练过程，也如图 4.4.2 所示，具体流程如下。

① 判别网络的输入包括两部分，分别是输入的正常骨轮廓图训练集与肿瘤病变图拼接训练数据集、生成网络部分输入的正常骨轮廓图与输出的生成肿瘤病变图进行拼接后的图像对。

② 经过判别网络后，分别输出判断两部分输入数据集属于"真""假"类别的概率。误差函数计算如下：

$$-\frac{1}{m} \sum_{i=1}^{m} \log D(x_i) - \frac{1}{m} \sum_{i=1}^{m} \log \left[1 - D(x_i^*) \right] \tag{4.4.4}$$

式中，$\{x_1, x_2, \cdots, x_m\}$ 表示从真实训练数据中获得的样本，$\{x_1^*, x_2^*, \cdots, x_m^*\}$ 表示从生成网络输出的生成图像中得到的样本。误差计算公式的第一部分表示真实成对训练数据集的判别损失；第

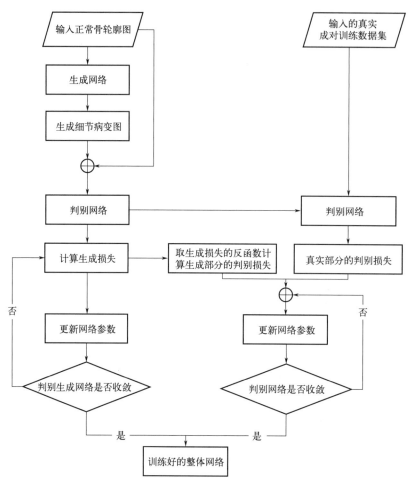

图 4.4.2　Pix2Pix 网络训练过程

二部分表示生成网络生成的病变图与轮廓图拼接好的成对图像判别损失，此部分损失计算与其在生成网络中的计算方式是反函数的关系。计算两部分输入的损失之和反馈给判别网络，以此训练判别网络。

对于 Pix2Pix 模型的整体训练，若生成网络和判别网络均收敛，则整个网络模型收敛，表示模型训练结束；若其中任意一个网络不收敛，则继续优化网络参数直至两个网络均收敛。

（3）生成图像结果

如图 4.4.3 所示，将正常骨轮廓图测试集与带有坏死率类别标签的化疗前肿瘤图像进行拼接；输入已训练好的 Pix2Pix 模型中的生成网络；输出生成的带有坏死率类别标签的化疗前肿瘤图像。

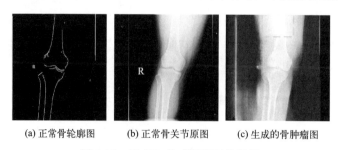

(a) 正常骨轮廓图　　　(b) 正常骨关节原图　　　(c) 生成的骨肿瘤图

图 4.4.3　Pix2Pix 生成单张图像结果

4.4.2　基于 LSTM-GAN 网络的时序样本生成

基于笔者提出的坏死率预测网络（图 4.4.1），训练过程中使用真实的化疗前图像与 Pix2Pix 模型生成的化疗前图像，作为首张图像输入已训练好的网络，生成化疗过程中的时间序列图像。下面介绍网络的具体结构。

① 构建生成网络　生成网络的基本卷积长短期记忆生成单元的输入为 (C_{t-1}, h_{t-1}, x_t)。其中 C_{t-1} 表示 LSTM 中的细胞状态；h_{t-1} 表示上一个时间序列传递的隐状态，二者共同组成 LSTM 状态元组；x_t 输入为图像数据。本小节中 LSTM 网络的输入门、遗忘门和输出门的状态更新方式如下：

$$\begin{cases} i_t = \sigma\left(W_{xi} * x_t + W_{hi} * h_{t-1} + W_{ci} \odot C_{t-1} + b_i\right) \\ f_t = \sigma\left(W_{xf} * x_t + W_{hf} * h_{t-1} + W_{cf} \odot C_{t-1} + b_f\right) \\ C_t = f_t \odot C_{t-1} + i_t \odot \tanh\left(W_{xc} * x_t + W_{hc} * h_{t-1} + b_c\right) \\ o_t = \sigma\left(W_{xo} * x_t + W_{ho} * h_{t-1} + W_{co} \odot C_t + b_o\right) \\ h_t = o_t \odot \tanh\left(C_t\right) \end{cases} \tag{4.4.5}$$

式中，i_t 为输入门；f_t 为遗忘门；o_t 为输出门；* 代表卷积操作；$\odot$ 代表 Hadamard 乘积；σ 代表激活函数为 Sigmoid 函数；tanh 代表双曲正切激活函数；W_{xi}、W_{hi}、W_{ci} 分别是输入图像数据和上一个时间阶段的隐状态进行卷积操作的权重项；b_i 为对应的偏置项；f_t、o_t 的更新方法同上。

具有两层卷积长短期记忆生成单元的生成器，其基本组成如图 4.4.4 所示，通过不断重复迭代此基本模块，在时间维度上实现对骨肿瘤图像时间序列的特征提取。其中生成器基本单元的初始状态参量为 $\left(h_{t_0}^1, C_{t_0}^1\right)$，将一维噪声变量 z 经过线性变换后，得到符合此两层卷积 LSTM 单元的状态参量 $h_{t_1}^2$、$h_{t_2}^2$、$h_{t_3}^2$、$h_{t_4}^2$，分别对应长度为 4 的时间序列图像的每个阶段输出，共同组成生成的时间序列图像。

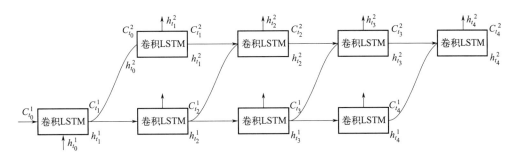

图 4.4.4　基本卷积长短期记忆生成单元结构图

② 构建判别网络　判别网络的基本组成是全连接 LSTM 单元，按照时间维度扩展组成两层网络。状态更新方式与全连接 LSTM 一致。与生成网络不同，判别网络充当"真假"分类器，因此无须得到每一个时间阶段的输出特征图。只须将最后一个阶段输出 $h_{t_4}^2$ 进行线性变换后经过 Softmax 层，得到代表"真假"二分类结果的二维特征。

③ 模型训练　上述为该模块的整体网络结构。生成网络和判别网络均为 LSTM 长短期记忆结构。其中，生成网络是由两层卷积 LSTM 组成，判别网络是由两层普通 LSTM 网络组成。生成网络的输入包括两部分，分别是记忆状态和时间序列图像中的第一阶段图像。此模型中初始记忆状态为生成对抗网络的输入噪声向量 z，时间序列第一阶段输入为待生成后续时间序列的首

张图像。将输入经过线性变换后输入到生成网络，得到时间序列图像的每个阶段输出。将生成网络生成的时间序列图像输入判别网络，输出对于生成时间序列图像的"真假"二分类结果向量，得到生成网络的损失，以此调整生成网络参数实现生成网络的优化。同时，计算真实时间序列图像，经过判别网络的损失，将生成损失的反函数与真实图像的损失相加作为判别网络的损失，以此调整判别网络的参数实现判别网络的优化。

由此得到的生成图像结果如图 4.4.5 所示，最左侧第一张图是参考图，后续三张图是生成图。

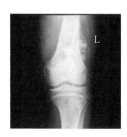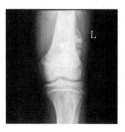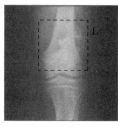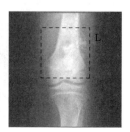

图 4.4.5　生成时间序列结果图

4.4.3　基于 3D-CNN 网络的坏死率分类预测

（1）构建分类网络

深度卷积神经网络包括 3D 卷积层、3D 池化层和全连接层。其输入为长短期记忆生成对抗网络模型生成的时间序列图像。将图像时间序列的维度作为网络深度，基于坏死率类别标签，使用卷积层、池化层提取时间序列肿瘤图像的病变特征，实现对于时间序列肿瘤图像的坏死率分类。

其中第一个卷积层参数设置卷积核边长为 5，步长为 1，输出 32 张特征图，即经过第一个卷积层后得到维度为 [h, w, seq_len, $feature\_num$] 的特征，其中 h、w 为每张图像的高和宽，seq_len 为时间序列图像序列长度，$feature\_num$ 为特征图数量。第一个池化层参数设置步长为 2，经过第一个池化层后得到维度为 [$h/2$, $w/2$, $seq\_len/2$, $feature\_num$] 的特征。第二个卷积层参数设置同上，输出 64 张特征图，经过第二个卷积层后得到维度为 [$h/2$, $w/2$, $seq\_len/2$, $feature\_num \times 2$] 的特征。第二个池化层的参数设置步长为 2，经过第二个池化层后得到维度为 [$h/4$, $w/4$, $seq\_len/4$, $feature\_num \times 2$] 的特征。将特征依次经过两个全连接层后得到二分类结果概率值。

（2）分类结果分析

将真实化疗前后骨肿瘤时间序列长度为 2 的图像，以及时间序列长度为 4 的生成图均送入 3D-CNN 网络，对比其分类准确度相关指标。两个数据集中训练集与测试集的比例均为 2：1。将所有数据集进行 3 倍交叉验证，每个指标的平均值作为最终结果，如表 4.4.1 所示。

表 4.4.1　3D-CNN 网络分类结果

数据来源	数量	ACC	REC	PRE	AUC
LSTM -GAN	376×4	0.903	0.814	0.979	0.97
真实化疗前后数据	119×2	1.000	1.000	1.000	0.99

如表 4.4.1 所示，生成数据的最终测试精度为 0.903，召回率为 0.814，精准率为 0.979，足以表明生成的数据已经学习到了原始数据的分布。且平均 ROC 的面积值 AUC 为 0.97，证明了

这一方法具有可靠的诊断价值。同时，表中的 PRE 值为 0.979。这表明最终测试结果的假阳性率非常低，进一步证明了 AUC 值的有效性。在时间序列骨肿瘤图像中采用 3D-CNN 模型的预测结果与活检结果接近，验证了该方法坏死检测的有效性。此外，它有效地验证了使用时序医学图像而不是活检操作的可靠性。实验获得的坏死率分类结果可以帮助医生诊断化疗的效果，从而有助于提高医院骨肿瘤疾病的整体诊断水平，使患者可以获得更好的生存预后和生活质量。

另外，从表 4.4.1 也可以看出，生成图像的分类性能不如真实图像。原因可能是生成图像的特征不如真实图像丰富。但是生成图像每个样本的时间长度为 4，是真实图像序列长度的 2 倍。这种生成时间序列骨肿瘤图像的方法有效地揭示了骨肿瘤图像的时间相关性，可以预测病变随时间的发展趋势，这对于评估化疗效果具有重要的参考价值。

本章小结

本章介绍了人工智能算法在 X 线影像分析中的应用，包括颅部标记点自动识别、大骨节病自动判别、骨肿瘤智能诊断以及骨肿瘤坏死率预测。此外，还介绍了支持向量机、卷积神经网络、U-Net 模型、Pix2Pix 模型、LSTM-GAN 网络、3D-CNN 网络等典型的机器学习与深度学习方法在 X 线影像分析中的应用案例，详细阐述了人工智能模型的设计思路与测试结果。测试验证表明，人工智能算法能够准确地从 X 线影像中提取与目标任务有关的信息，在依据 X 线影像进行特征点定位、病情分类诊断、病情发展预测等各类 X 线影像分析任务中获得了良好的实验效果，能够准确且高效地为医生提供有效信息和指导性建议，辅助医生及时准确地诊断患者病情、制订治疗方案。因此人工智能辅助 X 线影像分析研究具有重要的实际意义和广阔的应用前景。

参考文献

[1] 马育霞 . X 线头影测量技术发展与现状 [J]. 口腔正畸学，1996 (1): 31-32.

[2] 谢伟，徐卫华，黎治红 . X 线头影测量的历史与前景 [J]. 影像研究与医学应用，2018, 2(10): 7-8.

[3] 傅民魁 . 口腔正畸专科教程 [M]. 北京：人民卫生出版社，2007.

[4] 曾祥龙，林久祥，黄金芳，等 . 计算机自动绘图系统在 X 线头影测量分析中的应用 [J]. 中华口腔科杂志，1983, 18(4): 234-236.

[5] Wang C W, Huang C T, et al. Evaluation and comparison of anatomical landmark detection methods for cephalometric X-ray images: a grand challenge[J]. IEEE Transactions on Medical Imaging, 2015, 34(9): 1890-1900.

[6] Wang C W, Huang C T, Lee J H, et al. A benchmark for comparison of dental radiography analysis algorithms[J]. Medical Image Analysis, 2016, 31:63-76.

[7] Ibragimov B, Likar B, Pernuš F, et al. Automatic cephalometric X-ray landmark detection by applying game theory and random forests[C]//IEEE International Symposium on Biomedical Imaging, 2014: 1-8.

[8] Ibragimov B, Likar B, Pernuš F, et al. Computerized cephalometry by game theory with shape- and appearance-based landmark refinement[C]//IEEE International Symposium on Biomedical Imaging, 2015: 1-8.

[9] Lindner C, Cootes T F. Fully automatic cephalometric evaluation using random forest regressionvoting[C]//IEEE International Symposium on Biomedical Imaging, 2015: 1-8.

[10] Lindner C, Wang C W, Huang C T, et al. Fully automatic system for accurate localisation and analysis of cephalometric landmarks in lateral cephalograms[J]. Scientific Reports, 2016, 6(1): 1-10.

[11] 秦臻，戴修斌，谢理哲 . 基于双层回归森林模型的头影测量图像结构特征点自动定位 [J]. 应用科学学报，2019, 37(4): 481-489.

[12] Lee H, Park M, Kim J. Cephalometric landmark detection in dental x-ray images using convolutional neural networks[C]// Society of Photo-Optical Instrumentation Engineers (SPIE) Conference Series, 2017, 10134:101341W.

[13] Dai X, Zhao H, Liu T, et al. Locating anatomical landmarks on 2d lateral cephalograms through adversarial encoder-decoder

networks[J]. IEEE Access, 2019, 7:132738-132747.

[14] Qian J,Cheng M, Tao Y, et al. CephaNet: an improved faster r-cNN for cephalometric landmark detection[C] //2019 IEEE 16th International Symposium on Biomedical Imaging (ISBI), 2019:868-871.

[15] Zhong Z, Li J, Zhang Z, et al. An attention-guided deep regression model for landmark detection in cephalograms[C]// International Conference on Medical Image Computing and Computer-Assisted Intervention，2019: 540-548.

[16] 傅民魁. X 线头影测量 [J]. 国外医学. 口腔医学分册，1980, 3.

[17] Zhou Z, Siddiquee M M R, Tajbakhsh N, et al. Unet++: a nested u-net architecture for medical image segmentation[C]//Deep learning in medical image analysis and multimodal learning for clinical decision support. Springer, Cham, 2018: 3-11.

[18] Xie S, Girshick R, Dollár P, et al. Aggregated residual transformations for deep neural networks[C]//Proceedings of the IEEE conference on computer vision and pattern recognition，2017: 1492-1500.

[19] Lin T Y, Goyal P, Girshick R, et al. Focal loss for dense object detection[C]//Proceedings of the IEEE international conference on computer vision，2017: 2980-2988.

[20] Organization W H. Proceedings of the international, workshop on kashin-beck disease and non-communicable diseases[J]. Smith College Studies in Social Work, 1990, 74(74):359-375.

[21] 张矢远，郭雄，于志道，等. 大骨节病区粮及患者血清中镰刀菌毒素的检测 [J]. 中国地方病防治杂志，1996, 11(2): 88-90.

[22] 李志斌，陶明. 大骨节病病区饮水有机物调查研究 [J]. 西安交通大学学报（医学版），1999, 20(3): 392-395.

[23] 莫东旭，丁德修，王治伦，等. 硒与大骨节病关系研究 20 年 [J]. 中国地方病防治杂志，1997, 12(1): 18-21.

[24] 杨建伯. 大骨节病病因研究 [J]. 中华地方病学杂志，1995, 20(4): 68-70.

[25] 杨林生，吕瑶，李海蓉，等. 西藏大骨节病区的地理环境特征 [J]. 地理科学，2006, 26(4): 466-471.

[26] 领兄，任海娟，李添添，等. 大骨节病易感基因及环境应答基因研究新进展 [J]. 中华地方病学杂志，2018, 37(3): 254-258.

[27] 王世捷，郭雄，左弘，等. 大骨节病关节软骨细胞凋亡及其相关调控因子的表达 [J]. 南方医科大学学报，2005, 25(6):643-646.

[28] 韩莉欣，张荣强，王慧敏，等. 血清白细胞介素 -1β、肿瘤坏死因子 -α 与大骨节病关系的 Meta 分析 [J]. 西安交通大学学报 (医学版), 2016, 37(6):878-881.

[29] 杨建伯. 中国大骨节病防治策略 [J]. 中华地方病学杂志，1997, 16(3): 129-131.

[30] 郭雄. 关注大骨节病疾病模型的建立及其应用研究 [J]. 中华地方病学杂志，2017, 36(7): 469-471.

[31] 王婧，李海蓉，杨林生，等. 西藏昌都地区环境硒分布特征及其与大骨节病的关系 [J]. 地理研究，2017, 36(2): 383-390.

[32] He K, Zhang X, Ren S, et al. Deep residual learning for image recognition[C]//Proceedings of the IEEE conference on computer vision and pattern recognition，2016: 770-778.

[33] Kohavi R. A study of cross-validation and bootstrap for accuracy estimation and model selection[C]//Ijcai. 1995, 14(2): 1137-1145.

[34] Ottaviani G, Jaffe N. The epidemiology of osteosarcoma[J]//Pediatric and adolescent osteosarcoma, 2009, 152: 3-13.

[35] Milne T, Solomon M J, Lee P, et al. Assessing the impact of a sacral resection on morbidity and survival after extended radical surgery for locally recurrent rectal cancer[J]. Annals of surgery, 2013, 258(6): 1007-1013.

[36] Song W S, Cho W H, Jeon D G, et al. Pelvis and extremity osteosarcoma with similar tumor volume have an equivalent survival[J]. Journal of Surgical Oncology, 2010, 101(7): 611-617.

[37] Luetke A, Meyers P A, Lewis I, et al. Osteosarcoma treatment-where do we stand? A state of the art review[J]. Cancer treatment reviews, 2014, 40(4): 523-532.

[38] Duchman K R, Gao Y, Miller B J. Prognostic factors for survival in patients with high-grade osteosarcoma using the Surveillance, Epidemiology, and End Results (SEER) program database[J]. Cancer epidemiology, 2015, 39(4): 593-599.

[39] Fuchs B, Hoekzema N, Larson D R, et al. Osteosarcoma of the pelvis: outcome analysis of surgical treatment[J]. Clinical orthopaedics and related research, 2009, 467(2): 510-518.

[40] Tiulpin A, Thevenot J, Rahtu E, et al. Automatic knee osteoarthritis diagnosis from plain radiographs: a deep learning-based approach[J]. Scientific reports, 2018, 8(1): 1-10.

[41] Bien N, Rajpurkar P, Ball R L, et al. Deep-learning-assisted diagnosis for knee magnetic resonance imaging: development and

retrospective validation of MRNet[J]. PLoS medicine, 2018, 15(11): e1002699.

[42] Huang Y, Liu Z, He L, et al. Radiomics signature: a potential biomarker for the prediction of disease-free survival in early-stage（Ⅰ or Ⅱ）non-small cell lung cancer[J]. Radiology, 2016, 281(3): 947-957.

[43] Altaf F, Islam S M S, Akhtar N, et al. Going deep in medical image analysis: concepts, methods, challenges, and future directions[J]. IEEE Access, 2019, 7: 99540-99572.

[44] Frid-Adar M, Diamant I, Klang E, et al. GAN-based synthetic medical image augmentation for increased CNN performance in liver lesion classification[J]. Neurocomputing, 2018, 321: 321-331.

[45] Goodfellow I, Pouget-Abadie J, Mirza M, et al. Generative adversarial nets[C]//Proceedings of the 27th International Conference on Neural Information Processing Systems (NIPS'14), 2014: 2672-2680.

习　题

4.1 查阅医学专业书籍，了解 X 线头影测量的基本流程。

4.2 采用 IEEE 国际生物医学图像研讨会挑战赛的公开数据集，采用 U-Net 网络模型，对颅部标记点进行训练与测试，并评估网络预测的准确率。

4.3 查阅医学专业书籍与论文，了解大骨节病的症状与发病机理。

4.4 查阅专业医学论文，了解手部 X 线影像处理的基本原理。

4.5 与人工识别方法对比，简述基于卷积神经网络的大骨节病自动识别方法的优势。

4.6 查阅医学专业论文，了解骨肿瘤的病理与研究现状。

4.7 检索机器学习与深度学习论文，总结小样本学习的基本方法。

4.8 归纳 X 线影像中常用的骨肿瘤表层特征度量。

4.9 采用 SVM 算法，对骨肿瘤 X 线影像进行训练与分类。

4.10 了解 GAN 网络的基本原理，采用 LSTM-GAN 网络，生成骨肿瘤 X 线影像。

第 **5** 章

内脏 CT 影像分析

计算机断层扫描（computed tomography, CT）技术是疾病筛查诊断等相关工作的重要医学影像方法，应用广泛。然而，每例患者有上百幅 CT 扫描影像，医生需要依靠个人经验，通过读片进行诊断和相关分析，必要时进行器官勾画，因此工作量巨大。人工智能技术近年来获得了突飞猛进的发展，在计算机视觉、机器翻译、语音识别等领域取得了巨大成功，基于深度学习的 CT 影像智能分析能够辅助医生进行相关工作。本章以主动脉夹层智能诊断、肝脏/肾脏智能分割、结肠/小肠/十二指肠智能分割为典型案例，首先介绍人体内脏各器官的 CT 影像特征，然后详细描述基于深度学习的智能分析网络模型，最后以实验结果进行总结分析。

5.1 主动脉夹层智能诊断

本节旨在设计一种应用于 CT 影像的主动脉夹层智能诊断方法，首先介绍 CT 影像中的主动脉特征，进而阐述主动脉夹层智能诊断的技术路线，最后通过实验结果分析进行讨论得出结论。

5.1.1 主动脉 CT 影像概述

（1）主动脉 CT 成像特点

由于主动脉中流动血液的 CT 值较小，因此需要从被检者的静脉中快速注入一种对比剂，通过人体血液循环，在血管中对比剂浓度达到最高峰值的时间内进行扫描，这种 CT 血管造影（CT angiography, CTA）是一种 CT 增强技术。CTA 技术可以同时显示血管腔内、血管腔外和血管壁病变，既可实现大范围血管成像，又可实现小血管小分支的精细显像，清晰显示包括心血管在内的全身各部位血管细节，辅助医生和人工智能识别主动脉。

主动脉是人体内最粗大的动脉管，从心脏的左心室发出，向上向右再向下略呈弓状，再沿脊柱向下行，分为升主动脉、主动脉弓和降主动脉三部分。因此横断面 CT 扫描的主动脉成像会出现三种形态。升主动脉与降主动脉如图 5.1.1（a）所示，亮度较高的白色圆形区域即主动脉，其中左上方为升主动脉，右下方为降主动脉，另一种主动脉弓如图 5.1.1（b）所示，是升主动脉

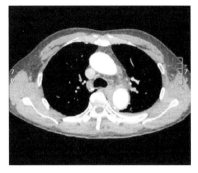
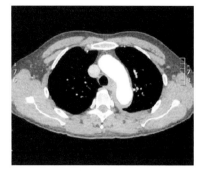

(a) 升主动脉与降主动脉　　　　　　　　　(b) 主动脉弓

图 5.1.1　主动脉 CT 影像

与降主动脉的转折部位。

（2）主动脉夹层 CT 影像特征

主动脉夹层（aortic dissection, AD）指主动脉腔内的血液从主动脉内膜撕裂处进入主动脉中膜，使中膜分离，沿主动脉长轴方向扩展形成主动脉壁的真假两腔分离状态。该病较为罕见，每年每十万人中发生急性主动脉夹层约 3～6 例，未经治疗的主动脉夹层患者在第一天的死亡概率为每小时增加 1%～2%[1]，因此早期诊断和治疗是非常有必要的。

在 CT 影像上，主动脉夹层患者的主动脉存在分离真假腔的夹层膜，如图 5.1.2 所示。由于主动脉夹层的患病位置可以出现在升主动脉、主动脉弓和降主动脉的任意位置，因此患者的升主动脉、主动脉弓和降主动脉均需要被检测。图 5.1.2（a）中，患者的升主动脉和降主动脉出现夹层，而图 5.1.2（b）中，患者的主动脉弓部位出现夹层。

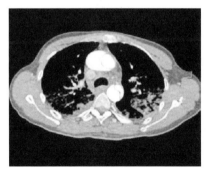
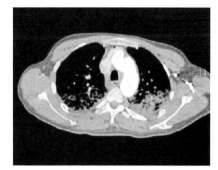

(a) 升主动脉与降主动脉　　　　　　　　　(b) 主动脉弓

图 5.1.2　主动脉夹层患者 CT 影像

（3）主动脉夹层智能诊断的意义

主动脉夹层传统的诊断方式为医生通过阅片，判断病情并制订相应治疗方案。传统诊断方式存在以下两种问题：一方面，超负荷工作的医生在阅片时会出现诊断准确度下降的情况；另一方面，由于主动脉夹层发病急，如果不能得到及时的诊断和治疗，将对生命产生极大威胁。

基于深度学习的主动脉夹层智能诊断方案可准确识别关键区域，迅速检测主动脉夹层，为患者提供及时可信的检查结果，减轻医生工作任务，同时为治疗方案的制订提供参考。通过构建主动脉分割模型和主动脉夹层分类模型，提供快速有效的检测判断结果，具有较好的准确性和鲁棒性。使用卷积神经网络批量处理医学影像，辅助医生对主动脉夹层患者进行初步判断，减少人为主观分析的影响，具有良好的推广前景。

目前的研究主要集中在主动脉生理结构的分割上，少有主动脉夹层检测的相关工作。本节设计的主动脉夹层智能诊断方案，旨在提供计算机辅助主动脉疾病检测的方法，通过自动处理分析胸腔主动脉影像，实现切片级、患者级、部位级的主动脉夹层检测，为临床患者的病理特征初步检测提供有效辅助。

5.1.2　主动脉夹层智能诊断方案

（1）基于 DCNN 的智能诊断总体框架

自从何恺明团队提出的残差网络（residual network, ResNet）[2]解决了退化问题以来，深度卷积神经网络（deep convolutional neural networks, DCNN）在图像分类、图像分割等各个领域表现出出良好的性能。

本小节提出的主动脉夹层智能检测方法，总体方案流程如图 5.1.3 所示。以患者的 CTA 影像为依据，首先采用 Mask R-CNN[3] 深度卷积神经网络，用于提取诊断主动脉夹层的关键区域，获取主动脉区域分割模型，提取胸腔 CTA 影像序列；经过一系列数字图像处理，训练 ResNet 得到检测模型，对主动脉区域影像进行分类，检测是否存在主动脉夹层。

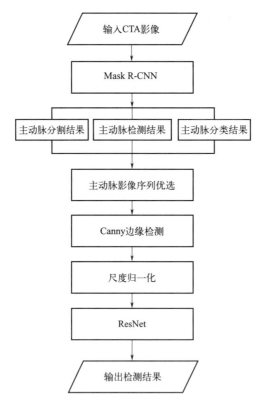

图 5.1.3　基于 DCNN 的主动脉夹层智能诊断总体流程

主动脉夹层智能诊断方法的具体步骤描述如下。

首先，对原始数据进行预处理。原始采集数据中存在影响主动脉夹层诊断的干扰，为了消除图像噪声等因素带来的影响，以获取精确的图像特征，需要去除图像中的孤立噪声点，减少非人体组织结构对检测任务的影响；分离连接紧密的组织结构，减少其他生理组织结构对目标主动脉区域分割的影响；进行强度分布偏差校正，提升强度分布不均匀图像边缘提取的鲁棒性。通过预处理提高图像质量，确保人体胸腔影像中主动脉区域分割提取高效、准确、可信，从而对目标区域是否存在主动脉夹层进行检测识别。

其次，使用迁移学习预置卷积神经网络参数，将原始 CTA 影像、标注图像和标签信息送入卷积神经网络进行训练，获取主动脉区域分割模型。经过多轮迭代后得到分割性能最佳的模型作为已训练模型，最后将测试集送入已训练的主动脉区域分割网络模型，得到升主动脉、降主动脉和主动脉弓的各区域分割结果、各区域检测框结果和各区域分类结果，经过分割模型后处理获得精准的关键区域分割结果，即主动脉区域影像。

然后，对升主动脉、降主动脉和主动脉弓的区域图像序列进行处理，提高数据的一致性、连续性和可解释性。对于患者级的主动脉夹层检测任务，由于相邻 CTA 影像之间的空间连续性和高度相似性，本方案提出了一种图像优选方法，基于相邻主动脉区域图像面积差异的先验分布，从图像序列中筛选出分割效果较佳的主动脉影像进行下一步主动脉夹层检测，提高检测的运算速度和判断精度；鉴于主动脉夹层诊断相关信息主要包含于边缘轮廓等纹理信息中，将图像序列转换为灰度图像，利用 Canny 边缘检测提取纹理特征，获得主动脉边缘影像；由于后续主动脉夹层诊断模型的输入需要统一尺寸，因此对不同类别的主动脉区域影像序列进行尺寸变换，得到尺寸统一的图像序列。

最后，ResNet 分类网络获得检测结果。由于升主动脉和降主动脉的大小较为相近且形状相似，因此可以通过同一分类网络进行二分类，主动脉弓通过另一分类网络进行二分类，使用迁移学习预置分类网络参数，将主动脉影像和标签信息送入 ResNet 进行训练，获取分类结果。经过多轮迭代后得到分类性能最佳的模型作为已训练模型，最后将测试集送入已训练的主动脉夹层智能诊断网络模型，根据 ResNet 输出的切片级结果进行判决，可以获得切片级检测结果、患者级检测结果和部位级检测结果，完成多级别主动脉夹层智能诊断。

综上所述，本方案属于端到端模型，从输入到输出不需要人为调控，能够精准地分割主动脉区域，并基于主动脉形态进行主动脉夹层智能诊断，具有良好的准确性和鲁棒性；同时快速地批量处理医学影像，减少人为主观分析对诊断结果的影响，提高医生的工作效率，为患者提供及时的病情分析。

（2）基于 Mask R-CNN 网络的主动脉分割

在胸腔 CT 影像上，能看到升主动脉、降主动脉和主动脉弓，且升主动脉和降主动脉一般同时出现，主动脉弓单独出现。鉴于关键区域的数量和位置较为固定，且区域内的灰度值相近，因此适合基于区域的分割网络。本方案提出的基于 Mask R-CNN 的主动脉区域分割流程如图 5.1.4 所示。首先经过骨干网络提取特征，随后经过候选区域网络选取初步的候选目标区域，最后经过类别分类、边框回归、区域掩码三个分支。其中类别分类根据候选目标区域判定其所属主动脉类别，即升主动脉、降主动脉、主动脉弓之一；边框回归任务对初选的候选目标区域进行精细调节，保证最终的矩形边界框尽量少地包含多余部分；区域掩码任务针对候选目标区域进行像素级别的分类，区分像素属于背景或主动脉，完成主动脉区域分割任务。

Mask R-CNN 经过候选区域网络（region proposal network, RPN）获取具有高可能性的潜在目标区域，属于基于区域的分割网络，其模型结构如图 5.1.5 所示。

在 Mask R-CNN 网络中，将原始 CT 影像、标注图像和类别标签送入模型，选择 ResNet-50 作为 CT 影像特征提取的主干网络。低层用于提取 CT 影像高分辨率、低语义信息的特征，高层

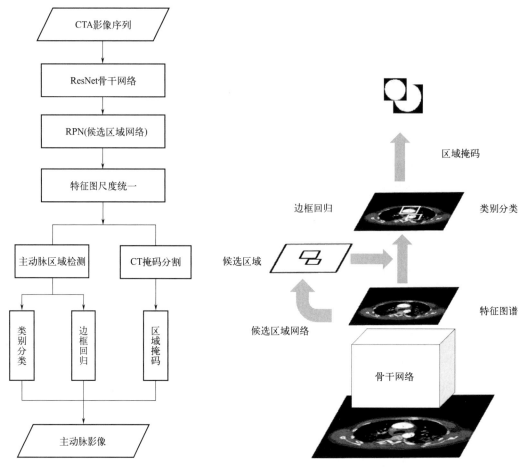

图 5.1.4　基于 Mask R-CNN 的主动脉区域分割流程图　　　图 5.1.5　Mask R-CNN 网络结构

用于提取人体胸腔影像低分辨率、高语义信息的特征。通过自上而下的路径，对高层 CT 影像特征图进行上采样，将其与前一层特征图进行合并，迭代得到融合特征图。通过上述操作将高层主动脉标注区域的位置语义信息传递给低层特征图，使得多层级特征可以相互融合，有效提取主动脉结构特征和位置信息。在实际网络训练中，利用迁移学习预置主干网络参数，减少训练成本，提高模型性能。

当骨干网络提取充足特征后，将其作为依据进行候选区域的提取，即通过 RPN 进行初步的候选目标区域提取。使用尺寸固定的滑动窗口在各层滑动，分层动态选取 CT 影像区域特征图，所选的每个区域均送入 RPN，包括分类分支和回归分支。其中，分类分支判断各个候选区域是否属于目标区域，即属于主动脉或是背景。在网络训练时，将候选区域 A 与主动脉标注区域 G 的交并比 IoU 进行判断，$IoU > 0.7$ 则认为当前候选区域为主动脉，$IoU < 0.3$ 则认为当前候选区域为背景，IoU 计算公式如下所示。

$$IoU = \frac{A \bigcap G}{A \bigcup G} \tag{5.1.1}$$

RPN 的回归分支用于计算候选区域 A 和主动脉标注区域 G 的像素偏移量。使用向量 $[x, y, w, h]$ 表征当前候选区域窗口的大小，其中 x, y 分别表示候选区域中心锚点的横、纵坐标，w、h 分别表示候选区域窗口的宽、高，通过计算得到偏移量参数 d_x、d_y、d_w、d_h。在网络训练中，候选区域

A 通过锚点平移和尺寸放缩进行调整，得到与主动脉标注区域 G 相似的主动脉预选区域 G，映射关系如下：

$$\begin{cases} G_x = A_w d_x(\boldsymbol{A}) + A_x \\ G_y = A_h d_y(\boldsymbol{A}) + A_y \\ G_w = A_w e^{d_w(A)} \\ G_h = A_h e^{d_h(A)} \end{cases} \tag{5.1.2}$$

RPN 的多目标损失计算公式如下所示。

$$L = \frac{1}{N_{\text{cls}}} \sum_i L_{\text{cls}}(p_i, p_i^*) + \lambda \frac{1}{N_{\text{reg}}} \sum_i p_i^* L_{\text{reg}}(t_i, t_i^*) \tag{5.1.3}$$

式中，p_i 表示候选区域为主动脉的概率；p_i^* 表示标注区域类别标签，即升主动脉、降主动脉和主动脉弓之一；$t_i=[t_x, t_y, t_w, t_h]$ 表示候选区域矩形框四个参数构成的坐标向量；t_i^* 表示主动脉标注区域的坐标向量；L_{cls} 表示分类的损失函数，候选区域为主动脉时类别标签 p_i^*=1，区域为背景时 p_i^*=0，L_{cls} 计算公式如下所示。

$$L_{\text{cls}}(p_i, p_i^*) = -\log\left[p_i^* p_i + (1 - p_i^*)(1 - p_i) \right] \tag{5.1.4}$$

L_{reg} 表示预选区域边框回归的损失函数，使用 smooth_{L_1} 函数进行计算。smooth_{L_1} 函数对异常值不敏感，可有效避免过拟合，提高网络的鲁棒性，计算公式如下所示。

$$L_{\text{reg}}(t_i, t_i^*) = \sum_{i=1}^{4} \text{smooth}_{L_1}(t_i - t_i^*) \tag{5.1.5}$$

$$\text{smooth}_{L_1}(x) = \begin{cases} 0.5x^2 & |x| < 1 \\ |x| - 0.5 & \text{其他} \end{cases} \tag{5.1.6}$$

在得到初步候选区域后，使用极大值抑制对重叠的候选区域进行筛选，得到主动脉候选区域矩形框。考虑到上述操作得到的候选特征图尺寸不一致，将候选区域分割为 $k \times k$ 个单元，在每个单元内选择 n 个浮点坐标采样点，通过双线性内插方法计算各采样点的值，再进行最大池化操作得到尺寸统一的主动脉候选特征图。相较于量化采样的方法，双线性内插可解决量化取整导致的位置偏差问题，提高小目标检测任务的性能。

最后，将统一尺寸的主动脉候选特征图分别送入主动脉区域检测分支和主动脉区域掩码分割分支。主动脉区域检测分支包括主动脉分类和主动脉目标区域边框回归。其中主动脉分类网络对候选区域进行分类，区分其为升主动脉、降主动脉或者主动脉弓；主动脉目标区域边框回归网络对主动脉分割提取的边框位置和尺寸大小进一步精细调整。主动脉区域掩码分割分支对每个候选区域进行语义分割，生成轻量级低分辨率的主动脉区域二值掩码，检测过程再将掩码放大至区域边框尺寸以输出最终结果。Mask R-CNN 模型的总体损失函数如下：

$$L = L_{\text{cls}} + L_{\text{box}} + L_{\text{mask}} \tag{5.1.7}$$

式中，L_{cls} 为主动脉分类分支损失函数；L_{box} 为主动脉边框提取回归损失函数；L_{mask} 为主动脉区域掩码分割损失函数。

(3) 基于 CT 影像空间连续性的主动脉影像处理

针对患者诊断需求，利用 CT 影像的空间连续性，本方案提出一种基于面积的优选方法。具体流程如图 5.1.6 所示。对于同一患者已分割的主动脉序列影像，计算每幅主动脉影像的非零像素数目作为面积，若当前主动脉影像与前后相邻主动脉影像的平均面积差小于阈值 ε，则保留当前主动脉影像，否则判定当前主动脉影像分割效果不理想，将其舍弃，精简测试样本集，提高运算处理速度。

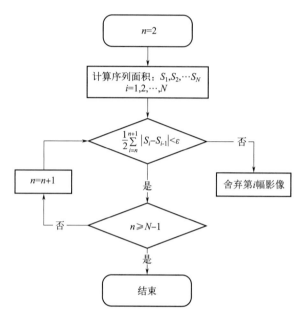

图 5.1.6　基于面积的主动脉序列优选流程图

为了合理选取上述阈值 ε，统计训练集的主动脉影像序列的面积分布作为先验知识。实验中统计 500 幅相邻的主动脉影像序列的面积差值作为数据，制成箱形图如图 5.1.7 所示。根据箱形图概念，大于上边缘的数值为异常值，应该舍弃，因此取上边缘 420 作为筛选阈值 ε。

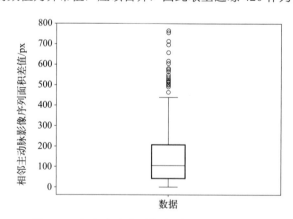

图 5.1.7　相邻主动脉影像序列面积差值箱形图

由于主动脉的颜色、形状和大小属于与诊断无关的信息，应抑制其影响检测结果，同时增强边界信息，因此本方案选用 Canny 边缘检测来提取主动脉影像的纹理信息。首先，采用高斯滤波器对主动脉影像进行平滑处理，核大小为 $(2k+1)\times(2k+1)$ 的高斯滤波器核如下式所示。

$$H(i,j)=\frac{1}{2\pi\sigma^2}\mathrm{e}^{-\frac{\left[i-(k+1)\right]^2+\left[j-(k+1)\right]^2}{2\sigma^2}};1\leqslant i,j\leqslant(2k+1) \tag{5.1.8}$$

式中，(i, j) 表示核函数的二维坐标；σ 为标准差。本方案选择 3×3 的核进行高斯滤波。随后使用四个运算符检测主动脉影像中的水平、垂直和对角线边缘，计算梯度幅度 G 和梯度方向 θ 如下：

$$G = \sqrt{G_x^2 + G_y^2} \tag{5.1.9}$$

$$\theta = \arctan\left(\frac{G_x}{G_y}\right) \tag{5.1.10}$$

其中，G_x 和 G_y 分别代表水平分量和垂直分量的灰度值一阶导数。根据梯度幅度和梯度方向，与线性插值构造的两个相邻像素相比，若当前像素强度不比二者大，则进行抑制，即抑制非极大值来去除杂散响应。最后进行双阈值检测，保留对诊断有用的边缘，并尽可能地消除无用的边缘。

（4）基于 ResNet 网络的主动脉夹层诊断

在主动脉夹层智能诊断之前，需要将处理后的主动脉影像归一化为固定大小。本方案根据原始大小将升主动脉影像和降主动脉影像的大小调整为 40×40 像素，同时将主动脉弓影像的大小调整为 100×100 像素。相应地，本方案分别训练了两个分类网络，一个用于检测升主动脉是否存在夹层，另一个用于检测主动脉弓是否存在夹层。

采用 ResNet 18[2] 作为分类网络模型。将已处理的主动脉影像按是否存在夹层分为正常和病变两类，由心血管专家进行标注。训练模型前进行预训练，经过多轮迭代，得到准确率高的分类模型作为已训练模型，训练过程如图 5.1.8 所示。

ResNet 采用了残差块结构，如图 5.1.9 所示，其中残差连接通过融合多层级特征来解决网络退化问题。残差块包含两个权重层以及残差连接，对输出进行批量归一化来减小过拟合，并使

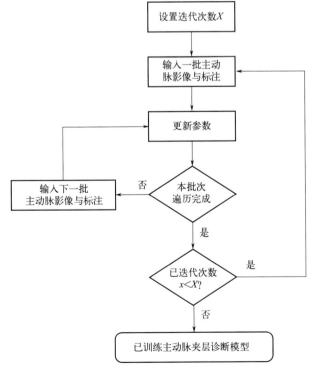

图 5.1.8　主动脉夹层诊断模型训练流程图

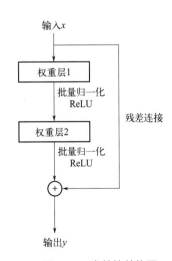

图 5.1.9　残差块结构图

用 ReLU 函数作为激活函数，因此残差块可表示为

$$y = F(x, \{W_i\}) + x; i = 1, 2 \tag{5.1.11}$$

式中，x 代表输入；W_i 代表残差块中第 i 权重层的参数矩阵；$F(x, \{W_i\})$ 是残差函数。

本方案提出多级别的主动脉夹层智能诊断方法，从多层面进行诊断分析。在切片级检测中，将经过处理的主动脉影像输入已训练的 ResNet 网络，以 CT 影像为单位输出诊断结果。在患者级检测中，如果序列中被分类为病变的 CT 影像数量多于判决阈值，则该患者诊断为患有主动脉夹层，否则为正常，实验中将判决阈值设置为 5。此外，为了更准确地判断病灶部位，本方案也进行部位级检测，确定患者的升主动脉、降主动脉和主动脉弓是否存在夹层。

5.1.3　实验数据及结果分析

为保证数据的可靠性和结果的有效性，实验数据中的所有标注均由多位心血管科医学专家完成。共有超过 3500 幅尺寸为 512×512 的 CT 影像，训练集与测试集的比例为 4:1。实验使用 NVIDIA GeForce GT 730 显卡加速神经网络训练过程。

（1）主动脉分割效果

在基于 Mask R-CNN 的主动脉智能分割实验中，图 5.1.10 展示了 CT 影像和分割后的图像。测试数据中包含正常人的 CT 影像，也包含了主动脉夹层患者的 CT 影像，此外，由于主动脉夹层的患病部位可能存在于升主动脉、降主动脉和主动脉弓的任意部位，因此 Mask R-CNN 实现了多目标分割，即将患者的升主动脉、降主动脉和主动脉弓均分割出来，为后续主动脉夹层智能诊断做准备。在实验中，已训练主动脉智能分割模型对于输入的每幅 CT 影像会输出若干区域，其中每个区域会标有所属类别和类别概率，由于同一幅 CT 影像中的升主动脉、降主动脉和主动脉弓均最多只能存在一个，因此将概率最大的作为该类最终结果。

为了客观地进行评估，在医学图像分割任务中，常使用形状相似性系数（dice similarity

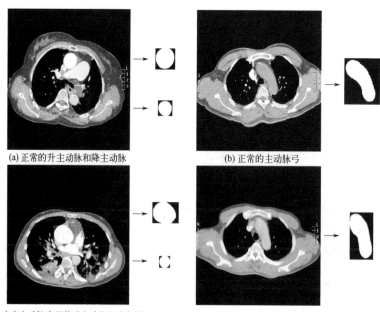

(a) 正常的升主动脉和降主动脉　　　　　　　　(b) 正常的主动脉弓

(c) 患有主动脉夹层的升主动脉和降主动脉　　　(d) 患有主动脉夹层的主动脉弓

图 5.1.10　基于 Mask R-CNN 的主动脉智能分割效果图

coefficient, DSC）作为分割效果评估指标，其计算公式为

$$DSC = \frac{2|A \cap B|}{|A| + |B|}$$ (5.1.12)

式中，A 和 B 分别表示预测的掩码中的像素集合和对应的真实标注的像素集合。DSC 通过模型输出结果与标注的相似性评估分割效果，该值越大，证明已训练主动脉分割模型的输出掩码与标注越接近，分割效果越好。

由表 5.1.1 可知，在不考虑数据集差异的情况下，本方案分割方法的 DSC 指标高于文献 [4] 中的方法。同时，文献 [4] 基于 GVF Snake 模型仅能够分割降主动脉，而在实际中，升主动脉和主动脉弓也是主动脉的重要组成部分，也属于主动脉夹层的发病部位。本方案不仅能够分割降主动脉，还能够分割升主动脉和主动脉弓，比大多数其他主动脉分割方法更加全面地解决主动脉智能分割的任务，更加符合医学中的分割需求，能够更全面地辅助医生进行主动脉定位，为部分地区经验不足的医生提供参考，因此在医学上的应用价值更大。

表 5.1.1　基于 Mask R-CNN 的主动脉智能分割 DSC 指标

方法	DSC		
	升主动脉	降主动脉	主动脉弓
本方案	0.9600	0.9594	0.9428
文献 [4] 方法	—	0.9331	—

（2）主动脉影像处理

基于 Mask R-CNN 的主动脉智能分割网络存在少量效果不理想的分割结果，为了减小该部分对最终主动脉夹层诊断的影响，本方案提出一种基于面积的主动脉影像优选方法，根据相邻的主动脉影像序列之间的连续性，一方面舍弃分割效果差的主动脉影像，一方面加速患者级诊断。在主动脉夹层智能诊断实验中进行消融实验，更加有说服力地展示基于面积的主动脉影像优选方法的有效性。

优选后的主动脉影像包含多种信息，其中颜色、大小等信息与主动脉夹层诊断无关，所以应该适当抑制，而夹层属于纹理信息，因此本方案选择 Canny 边缘检测来提取主动脉影像的边缘，经过实验验证，将 Canny 边缘检测中双阈值检测的阈值设置为 70 和 150 效果最佳，如图 5.1.11 所示。

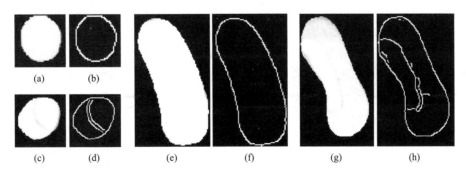

图 5.1.11　Canny 边缘检测的主动脉影像效果对比图

（a）正常升 / 降主动脉；（b）Canny 处理后的正常升 / 降主动脉；（c）患有主动脉夹层的升 / 降主动脉；
（d）Canny 处理后的患有主动脉夹层的升 / 降主动脉；（e）正常主动脉弓；（f）Canny 处理后的正常的主动脉弓；
（g）患有主动脉夹层的主动脉弓；（h）Canny 处理后的患有主动脉夹层的主动脉弓

由图 5.1.11 可知，Canny 边缘检测从主动脉影像中提取边缘纹理信息。对比经过 Canny 边缘检测处理后的正常主动脉影像与患有主动脉夹层的主动脉影像，能够清晰地观察到患有主动脉夹层的主动脉影像中，主动脉外壁边缘轮廓中存在明显的夹层膜，而正常的主动脉影像中没有夹层，因此 Canny 边缘检测有效地凸显了与主动脉夹层诊断相关的信息，抑制了与主动脉夹层诊断无关的冗余信息。

（3）主动脉夹层诊断

在计算机视觉与医学领域的分类任务中，对于二分类，即阴阳性检测问题中，常使用准确度（accuracy, ACC）、召回率（recall, REC）、精确度（precision, PRE）和特异性（specificity, SPE）四个指标来进行数值评估。在实验中，选用以上四个通用标准来评估基于 ResNet 的主动脉夹层智能诊断模型，其计算公式可表示为

$$ACC = \frac{TP+TN}{TP+FP+TN+FN} \tag{5.1.13}$$

$$REC = \frac{TP}{TP+FN} \tag{5.1.14}$$

$$PRE = \frac{TP}{TP+FP} \tag{5.1.15}$$

$$SPE = \frac{TN}{TN+FP} \tag{5.1.16}$$

式中，TP、FP、TN 和 FN 分别表示真阳性、假阳性、真阴性和假阴性样本的数量。四个指标均以主动脉智能诊断模型的输出结果和真实标签进行比较，值越大，证明模型输出结果与真实标签吻合的比例越大，分类效果越好。

在切片级主动脉夹层智能诊断中，为了消除数据分布导致的结果波动，在实验中对 1750 个升/降主动脉影像和 700 个主动脉弓影像进行了 5 折交叉验证，其平均结果如表 5.1.2 所示。

表 5.1.2　基于 ResNet 的主动脉夹层切片级智能诊断结果

方法	ACC	REC	PRE	SPE
本方案检测升/降主动脉	0.9960	0.9932	0.9989	0.9931
本方案检测主动脉弓	0.9771	0.9613	0.9943	0.9600
文献 [5] 方法检测升/降主动脉	0.9641	0.8218	0.9432	0.9907

由表 5.1.2 可知，在切片级主动脉夹层智能诊断中，不考虑数据集差异的情况下，本方案在升/降主动脉诊断任务中比参考文献 [5] 方法效果更好。一方面，参考文献 [5] 仅在 5 例患者的 CT 影像做测试，因此在数据量上相对较小；另一方面，参考文献 [5] 根据患者 CT 影像，分析了患者主动脉信息进行主动脉夹层的切片级检测，但是其仅能诊断升/降主动脉，而主动脉弓也是主动脉夹层发病的重要部位。因此文献 [5] 方法等大多数现有主动脉夹层诊断方法，对于医学中的主动脉夹层诊断任务来说是不够全面的，而本方案提供的基于 ResNet 的主动脉夹层智能诊断方法能够诊断升主动脉、降主动脉和主动脉弓是否存在夹层，更加全面地完成主动脉夹层智能诊断任务，能够更全面地辅助医生进行主动脉夹层诊断，为部分地区经验不足的医生提供模型输出的诊断结果作为参考结果，因此在医学上的应用价值更大。

在患者级主动脉夹层智能诊断中，本方案对 86 例病例进行了测试。其中 38 例为阳性，即患有主动脉夹层；48 例为阴性，即正常。如果序列中被分类为病变的 CT 影像数量多于判决阈值 5，则该患者诊断为患有主动脉夹层；若被分类为病变的 CT 影像数量少于等于 5，则为正常。测试结果如表 5.1.3 所示。

表 5.1.3　基于 ResNet 的主动脉夹层患者级智能诊断结果

方法	ACC	REC	PRE	SPE
本方案	0.9651	0.9737	0.9487	0.9583
本方案（无基于面积的优选方法）	0.9070	0.9737	0.8409	0.8542
文献 [6] 方法	0.8378	0.8462	0.7333	0.8333

由表 5.1.3 可知，采用基于面积的优选方法比没有采用基于面积的优选方法效果更好，证明了基于面积的优选方法是有必要的，能够给整体诊断方案带来效果提升。参考文献 [6] 提出了一种通过主动脉分段、夹层检测和形状分析来完成患者级智能诊断方法，在忽略数据集差异的条件下，本方案比参考文献 [6] 中的方法显示出更理想的效果。

在部位级主动脉夹层智能诊断中，根据部位的不同，本方案将数据集中的 86 例患者 CT 影像分成 86 例升主动脉、86 例降主动脉和 86 例主动脉弓，其中每个部位均为 38 例为阳性，即患有主动脉夹层，48 例为阴性，即正常。如果序列中被分类为病变的 CT 影像数量多于判决阈值，则该患者诊断为患有主动脉夹层；若被分类为病变的 CT 影像数量少于等于判决阈值则为正常。对于升主动脉和降主动脉，判决阈值设置为 2；对于主动脉弓，判决阈值设置为 1。测试结果如表 5.1.4 所示。

表 5.1.4　基于 ResNet 的主动脉夹层部位级智能诊断结果

方法	ACC	REC	PRE	SPE
本方案检测升主动脉	0.8488	0.8286	0.8056	0.8627
本方案检测降主动脉	0.9651	0.9412	0.9697	0.9808
本方案检测主动脉弓	0.9302	0.8571	0.9677	0.9804

目前，已有主动脉夹层智能诊断方法中还未出现部位级诊断，本方案提出部位级诊断旨在辅助医生进行更细致的初步诊断，提供病灶的定位信息。表 5.1.4 结果表明，降主动脉的诊断效果普遍高于主动脉弓和升主动脉。

5.2　腹腔 CT 影像智能分割

根据腹腔器官的形态特点以及分割的难易程度，本节将针对肝脏、肾脏以及结肠、小肠、十二指肠两个分割任务进行分析和阐述。首先分析肾脏、肝脏的 CT 影像特征，描述分割任务的应用价值，然后分析结肠、小肠、十二指肠的 CT 影像特征，阐述分割任务的重要意义。

5.2.1　肝脏 / 肾脏智能分割概述

（1）肝脏 / 肾脏 CT 影像特征

肝脏是人体腹部最大的器官，在腹部 CT 影像中，与多个器官组织相邻，例如肺、心脏、胰脏、胃和肾脏等。正常情况下，肝脏形状较为固定，呈楔形，左叶小而薄，右叶大而厚。正常的肝脏 CT 成像如图 5.2.1 所示。综合来说，肝脏分割面临以下几个难点：

① 肝脏与众多器官组织相邻，例如心脏、腹壁肌肉、膈肌等。在腹部 CT 影像中，肝脏与这些器官往往缺少良好的灰度对比，模糊的边界增加了分割的难度。

② 一般情况下，肝脏的形状比较固定，但不同个体之间差异很大，而且同一个人在不同时刻肝脏形状也有很大可能会发生变化，这为肝脏分割带来了一定的难度。

③ 由于肝脏左叶小而薄且有弯曲，所以在 CT 图像中，肝脏会出现"断开"的情况。

④ 肝脏内部有大血管深入，还有可能存在病变部位，都会造成肝脏影像的不连续。

肾脏是腹部器官中比较特殊的器官：肾脏有左右两个，正常情况下肾脏不会与其他器官组织紧贴，CT 图像中与周围组织的灰度对比也较明显。正常的肾脏 CT 成像如图 5.2.2 所示。综合来说，肾脏分割面临以下几个难点：

① 正常情况下，肾脏有两个，位于腹部的两侧，两个肾脏都需要分割出来。然而，左肾和右肾相对高度并不相同，这就造成了有的 CT 切片中，只有左肾或右肾的情况，对于这些情况要特别留意。

② 肾脏内部存在肾小球、血管、空气和水，造成了肾脏的灰度值在 CT 图像的不同切片中会有较大差异，甚至可能出现"空洞"。

③ 在某些 CT 切片上，肾脏与输尿管相连，两者的灰度值没有明显差异，这为精确分割增加了难度。

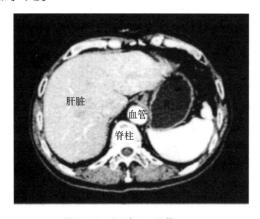

图 5.2.1　肝脏 CT 图像

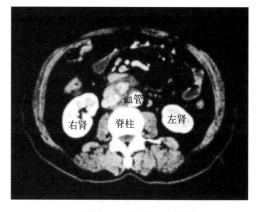

图 5.2.2　肾脏 CT 图像

（2）肝脏／肾脏智能分割的意义

肝脏是人体新陈代谢的重要器官，直接影响人体健康状况。在我国，肝癌是癌症发病率中常见的癌症之一，且其致死率高居第二位。实现肝脏器官的自动分割，是进一步进行病灶筛查、制订治疗计划等的基础。因此，从临床医学角度看，将肝脏作为分割器官是很有必要的。同时，为了检验分割网络的合理性，使其分割结果更具说服力，遂将同样的分割模型也应用于 CT 影像中肾脏的分割。

实现肝脏肾脏的自动分割，一方面能够减少医生的工作量，大大提高分割效率；另一方面，由于医生临床经验不足，分割结果可能存在偏差，自动分割技术能够保证分割的准确性，对医生具有借鉴意义。此外，对于我国这样一个人口大国，医生占总人口比例不高，且不同地区的分布不均，实现腹腔 CT 影像自动分割，能够更加高效地利用医疗资源，在一定程度上缓解医疗资源分布不均的情况，这对实现我国医疗智能化意义重大。

5.2.2　肠道器官智能分割概述

（1）肠道器官 CT 影像特征

人体消化系统中的肠道器官包括结肠、小肠以及十二指肠，它们的 CT 影像特征简述如下。

① 结肠影像特征　结肠是大多数脊椎动物消化系统的最后一部分，在固体废物排出体外前吸收水和盐。在人体中，结肠一般包含四个部分：升结肠、横结肠、降结肠和乙状结肠。从图 5.2.3 可以看出，按照 CT 扫描方向，也就是人体的竖直轴向，结肠主要分布在两侧，但横结肠以及乙状结肠却横穿了整个截面，在 CT 影像上位置分布的不确定性给结肠的分割带来了第一个难点。

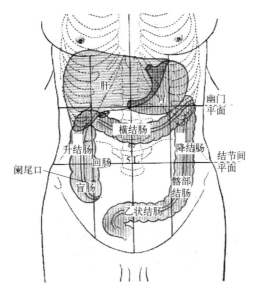

图 5.2.3　结肠在人体消化系统中的示意[7]

图 5.2.4 是结肠的 CT 影像以及标注，可以看出结肠具有一个非常明显的影像特征：结肠部分可能存在不规则的黑色孔洞，并且这种孔洞可能出现在内部甚至是边界，导致结肠部分呈现出一种"不完整"的状态。之所以存在这种黑色孔洞，主要原因在于，病患在做胃部 CT 时，虽然能够尽量保证腹腔中没有太多食物残留，但却无法保证腹腔中不存在空气等气体，这种气体在结肠中的分布没有明显规律，并最终导致了黑色孔洞的产生，为分割带来了较大的困难。

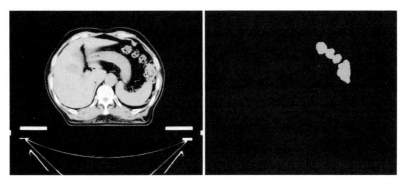

图 5.2.4　结肠的 CT 影像以及标注

左图为 CT 影像，右图灰色覆盖区域即为结肠标注

②**小肠影像特征** 小肠是消化系统的一部分，在胃部后面一直延伸至大肠，是进行食物消化和吸收的主要器官，主要作用是吸收与使用食物中的营养成分与矿物质。从图 5.2.5 可以看出，按照 CT 扫描方向，也就是人体的竖直轴向，小肠主要分布在 CT 影像的中心部位，可能会与结肠的横结肠部分出现位置交错，从而导致误判。

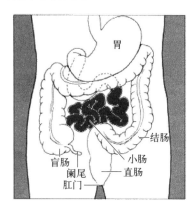

图 5.2.5 小肠在人体消化系统中的示意

图 5.2.6 是小肠、结肠的 CT 影像以及标注，可以看出，相较于结肠来说，小肠出现的孔洞较少，整体而言呈现较为"完整"的状态，但其形态变化相对于结肠来说较大，有近似圆形的形状、有水平方向的条状，也有竖直方向的条状，同时其颜色以及纹理变化也较大，小肠中会存在部分食物残渣导致的白色块状区域，这也增加了小肠分割的难度。

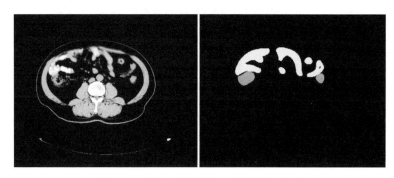

图 5.2.6 小肠、结肠的 CT 影像以及标注
左图为 CT 影像，右图灰色区域为结肠标注，灰白色部分为小肠标注

③**十二指肠影像特征** 十二指肠是多数高等脊椎动物小肠的始端，十二指肠是小肠最短的部分。从图 5.2.7 可以看出，与结肠以及小肠相比，十二指肠所占的部分很少，在 CT 影像中的位置分布也与小肠完全重叠，这给小肠与十二指肠的区分带来了困难。

图 5.2.8 是小肠、结肠以及十二指肠的 CT 影像以及标注，可以看出小肠以及十二指肠在形态以及位置分布等方面没有明显的差异，十二指肠一般需要经验较为丰富的专业医生根据结肠的位置才能较为正确地进行分割，这也是十二指肠分割的最大难点。

（2）肠道器官智能分割的意义

结肠、小肠以及十二指肠是人体消化系统的重要组成部分，它们的健康与否对人体健康甚至是心理健康都有着至关重要的影响。而随着人们生活节奏的加快，饮食不规律、作息不规律等已经对人们的消化系统健康带来了极大的负面影响，结肠癌、结肠息肉、结肠炎、小肠炎、

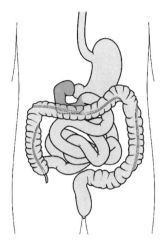

图 5.2.7 十二指肠在人体消化系统中的示意图

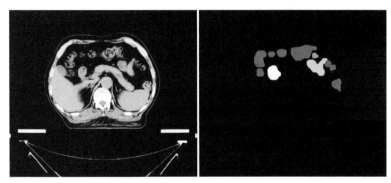

图 5.2.8 小肠、结肠、十二指肠的 CT 影像以及标注

左图为 CT 影像，右图灰色区域为结肠标注，灰白色部分为小肠标注，白色部分为十二指肠标注

小肠肿瘤、十二指肠溃疡、十二指肠穿孔等疾病严重威胁着人们的消化系统健康。而实现对结肠、小肠以及十二指肠的识别与分割，有利于医生对病灶进行筛查以及定位，并制订及时有效的诊疗计划，从而对患者进行高效的救治。

传统的分割方式，需要专业医生耗费大量时间与精力，并通过专业软件辅助来完成，这种方式存在如下问题：

① 医疗条件不够发达地区的医生，可能会存在经验不足的情况，难以对待分割目标进行有效分割，从而影响诊断结果；

② 即使是经验较为丰富的医生，在长时间高负荷工作下，也可能会导致误判现象的发生；

③ 通过人力，即使在软件辅助的情况下，每张 CT 影像的标注都需要耗费大量的时间，不利于医疗资源的高效利用。

由此可见，快速高效地对结肠、小肠以及十二指肠进行分割具有迫切需要；而随着深度学习技术的高速发展以及医疗行业专业化、数据化的发展，深度学习技术开始在多个方面，对传统诊疗过程进行优化，而对图像进行分割正是深度学习极为擅长的一个领域。基于深度学习，可以实现对结肠、小肠以及十二指肠的智能以及高效分割，为医生提供及时、可信的分割结果，减轻医生的工作量，提高诊疗效率、分割准确率以及医疗资源利用效率，缓解目前存在的问题，并具有良好的推广前景。

5.3 肝脏 / 肾脏智能分割

在医学图像智能分割领域，目前较为主流且分割效果较优的方法是深度学习中基于卷积神经网络（CNN）的 U-Net[8] 形式网络。通过比较一些传统的医学图像分割方法和机器学习相关方法的分割效果及适用程度，最终选择了 U-Net 形式网络作为分割肝脏 / 肾脏的基础模型。

5.3.1 肝脏 / 肾脏智能分割方法

本小节详细介绍基于 U-Net 结构的肝脏 / 肾脏分割方法，重点介绍 U-Net 及其改进网络 U-Net++[9] 的原理、结构、搭建细节和该网络在肝脏 / 肾脏分割中的优越性。

（1）分割方法的总体框架

本小节使用的模型分别以 U-Net 及其改进网络 U-Net++ 作为主干架构，为了探索编码路径的优化对整体网络分割效果的影响，为 U-Net 与 U-Net++ 搭配了不同网络作为编码路径的骨架（骨干网络，backbone）。如图 5.3.1 和图 5.3.2 所示为肝脏 / 肾脏分割模型的总体架构，图中的骨架部分可以自由更换任意适用的网络。本小节选取了 VGG16[10] 和 ResNet50[2] 这两个网络作为骨架，组合出了四种模型（U-Net-VGG16，U-Net-ResNet50，U-Net++-VGG16，U-Net++-ResNet50）。这四种模型将分别应用于肝脏 / 肾脏分割中，便于对比各个组合的优劣以及它们在肝脏 / 肾脏分割中的适用性。

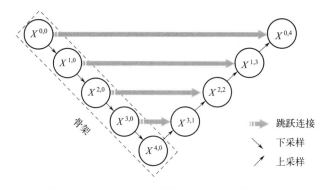

图 5.3.1　基于 U-Net 的肝脏 / 肾脏分割总体架构

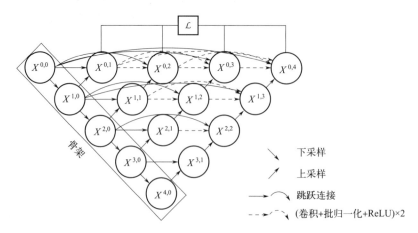

图 5.3.2　基于 U-Net++ 的肝脏 / 肾脏分割总体架构

（2）基于 U-Net 网络的智能分割

U-Net 网络是对 FCN 的优化与改进，其结构简单、参数量小，非常适用于小数据集和二分类的使用场景。该网络能对有限数据样本进行有效处理，这使它在肝脏 / 肾脏分割上效果优越。

在图像分割中，传统的网络会采用连续的卷积 / 池化操作进行特征提取，然而，连续的卷积 / 池化处理会导致图像尺寸收缩和分割精度下降，丢失大量的细节信息，这对精确度要求较高的肝脏 / 肾脏分割是非常不利的。而 U-Net 网络采用了特征融合的方式，兼顾环境信息和细节信息，可获得较高的图像精度。

医学影像内容和信息密度远远不如自然图像，它的结构固定，语义信息较为简单。而且，训练数据因其专业性和隐私性，相较于自然图像数据要难获取得多。对于深度学习而言，小样本不能用大模型，因为容易过拟合，所以，网络结构复杂和参数量大的模型并不适合肝脏 / 肾脏的分割。原始 U-Net 的参数规模为 28M，是一个非常轻量级的网络，即使数据集不够用，辅以相应的数据增强手段，一般会有一个很好的适配性。因此，U-Net 网络非常适合医学图像分割领域。

U-Net 网络结构如图 5.3.3 所示，包括三个部分：下采样、上采样和跳跃连接（skip connection）。从整体结构上看，它由左侧的收缩路径和右侧的扩张路径组成，收缩路径就是下采样的过程，扩张路径就是上采样的过程。

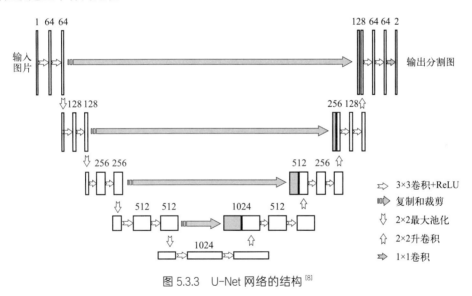

图 5.3.3　U-Net 网络的结构[8]

U-Net 网络含有 23 层卷积（包括 3×3 卷积、2×2 升卷积和 1×1 卷积），下面给出详细的结构描述。

① 收缩路径遵循卷积网络的典型结构，它包括重复的两层 3×3 卷积和校正线性单元（ReLU），如图 5.3.3 中白色向右箭头。这使图像在每层卷积后尺寸（长和宽）都会减 2（左右各减 1）。一共重复 5 次，共 10 次卷积。

② 在每一次两层卷积后，会进行一个步长为 2 的 2×2 最大池化操作，效果为 1/2 下采样，如图 5.3.3 中向下箭头，每次下采样后图片的长和宽变为原来的一半。一共执行 4 次。

③ 在每一次下采样后，第一层卷积的输出通道数翻倍，通道尺寸变为原来的 1/4。

④ 在扩张路径中，先经过 2×2 上采样，也就是升卷积（up-conv），如图 5.3.3 中向上箭头，通道尺寸变为原来的 4 倍；然后，与从收缩路径中对应卷积层的输出进行跳跃连接；最后，进

行两次 3×3 的卷积操作和 ReLU 非线性激活函数。一共四次上采样。在每一次上采样后，第一层卷积的输出通道数减半。

⑤ 最后一层采用 1×1 的卷积，即尺寸不变，但通道数减小为目标类别数。可以注意到，输入图像尺寸比输出尺寸要大。

（3）基于 U-Net++ 网络的智能分割

如前所述，U-Net 网络的一大优势在于将下采样与上采样结合，下采样能够增加输入图像对一些噪声的鲁棒性，实现降维和扩大感受野，同时减少过拟合的风险；上采样的主要目的是将深层特征解码还原到原图的尺寸，最终得到分割结果。在下采样过程中，浅层网络可以捕捉图像的一些简单特征，而深层网络因为感受野变大，经过的卷积操作变多，能捕捉到图像更抽象的特征。

在医学图像分割中，浅层特征和深层特征同样重要。既然如此，U-Net 为什么在卷积 4 层以后才返回去，只去抓深层特征呢？周纵苇等人[9]研究了这一问题，且证明了对于一些比较简单的医学图像分割问题，下采样 2 次的分割效果就已经很接近下采样 4 次的分割效果。

由此，人们提出了 U-Net++ 网络，如图 5.3.4（a）所示，其改进思路如下。

首先，将 U-Net 网络的 1 ～ 4 层全部连接，填满原来 U-Net 的空心部分。这个结构的好处在于：第一，不论哪个深度的特征有效，网络可以学习不同深度 U-Net 的输出特征权重；第二，共享了一个编码路径，因而不需要训练一堆不同深度的 U-Net，只需训练一个卷积网络，不同层次的特征由不同的解码路径来还原，而且还可以灵活使用各种不同的骨架。

其次，U-Net++ 网络融合了编码器和解码器特征映射之间的语义间隙。原来的 U-Net 特征拼接采用的是跳跃连接（skip connection）的方式，而 U-Net++ 在此基础上添加了短连接。例如，图 5.3.4（a）中使用了具有三个卷积层的密集卷积块来桥接（$X^{0,0}$，$X^{0,4}$）之间的语义间隙。

最后，为了能够让图 5.3.4（a）中间（灰色）部分传递梯度，U-Net++ 使用了深监督（deep

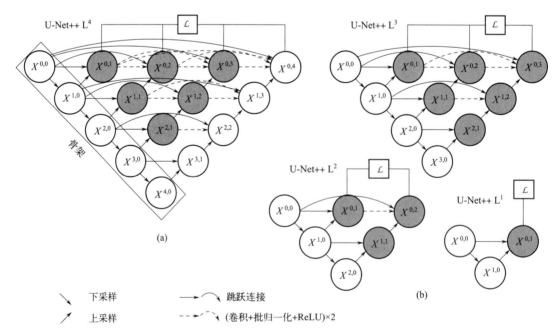

图 5.3.4　U-Net++ 的结构解析

（a）白色为原始 U-Net 结构，灰色为跳跃路径上的密集卷积块；（b）为 U-Net++ 各层剪枝后

supervision）方案，具体操作是对每个不同尺寸的子网络输出 $X^{0,1}$、$X^{0,2}$、$X^{0,3}$ 和 $X^{0,4}$ 进行 $1×1$ 卷积后计算一个损失函数的值，相当于监督每个层，或取每个分支的 U-Net 输出。同时，深监督还带来了剪枝的好处，如图 5.3.4（b）。当训练时小规模子网络的输出结果已经达到预期，或与大网络效果差不多，在测试时就可以进行剪枝，这样可以精简网络，大大提升分割速度。

综上所述，U-Net++ 保留了 U-Net 在医学图像分割中的优势，在此基础上优化了特征融合的方式，将跳跃连接与短连接结合起来，弥补了 U-Net 中各层编解码输出特征图谱融合时产生的语义间隙，并且在图像分割的训练过程中，让网络能够根据分割目标的复杂程度自主决定不同深度网络的权重，极大地提高了网络对不同分割目标的适应性与准确率。

（4）U-Net/U-Net++ 网络架构的选择及整体分割模型

为了利用腹腔 CT 影像，使肝脏和肾脏分割得到更优的结果，改进 U-Net 和 U-Net++ 的编码路径，分别采用 VGG16 和 ResNet50 作为 U-Net 和 U-Net++ 的骨架。这里将对这两个骨架网络的原理、结构及其在医学图像分割中的适用性进行分析。

VGGNet 是由多个卷积层、池化层和全连接层组成，可视作加深版本的 AlexNet。VGGNet 相较于 AlexNet 的一个改进是采用连续的几个 $3×3$ 卷积核代替 AlexNet 中的较大卷积核（$11×11$，$5×5$）。其优势在于，对于特定的感受野，采用小卷积核不仅引入更多非线性函数来增加网络的深度，以保证能够学习更为复杂的模式，而且还减少了参数的数量，因此该方法要优于采用大的卷积核。

如图 5.3.5 所示，使用两个步长为 1 的 $3×3$ 卷积核堆叠的感受野相当于一个步长为 1 的 $5×5$ 卷积核，前者的参数量为 $2×3×3×C^2=18C^2$（C 为通道数），后者的参数数量为 $5×5×C^2=25C^2$，可以看到，当小卷核堆叠数量或通道数增加时，节约的参数量十分可观。

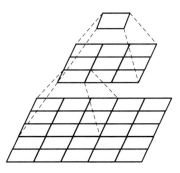

图 5.3.5　两个 $3×3$ 卷积核代替一个 $5×5$ 卷积核

VGG 网络的具体结构如表 5.3.1 所示，VGG16 含有 13 个卷积层和 3 个全连接层，VGG19 含有 16 个卷积层和 3 个全连接层，VGGNet 的结构简洁，从头到尾全部使用的是 $3×3$ 的卷积和 $2×2$ 的最大池化（maxpool）。从表 5.3.1 中还可以看到 VGGNet 引入了 3 个全连接层，这使 VGGNet 耗费更多的计算资源，并且大大增加了参数数量，事实上绝大多数的参数都来自全连接层，这是 VGGNet 的缺点。而本实验采用的 VGG16 骨架不使用最后 3 层全连接层，大大地节省了参数数量。

VGG 的出现证明了增加网络的深度能够提高结果精度，且拓展性强。因此，为了能在腹腔 CT 影像中提取到更深层的语义信息，获得更高的分割精度，将 VGG16 分别作为 U-Net 和 U-Net++ 的骨架。

以 VGG16 为骨架设计的网络结构如表 5.3.2 所示，该骨架的输入为 $256×256$ 的 3 通道肝

表 5.3.1　VGG16 与 VGG19 结构

VGG16	VGG19
输入（224×224 RGB 图像）	
conv3-64 ×2	conv3-64 ×2
最大池化	
conv3-128 ×2	conv3-128 ×2
最大池化	
conv3-256 ×3	conv3-256 ×4
最大池化	
conv3-512 ×3	conv3-512 ×4
最大池化	
conv3-512 ×3	conv3-512 ×4
最大池化	
FC-4096	
FC-4096	
FC-1000	
softmax	

注：卷积层的参数表示为"conv（卷积核尺寸）-（通道数）"，每次卷积操作后都伴随 ReLU 激活函数（表中省略）；全连接层的参数表示为 FC-（神经元数）。

表 5.3.2　基于 VGG16 骨架的设计

层序号	输入尺寸	操作	输出尺寸
1	(256,256,3)	conv3-64 conv3-64 *	(256,256,64)
	(256,256,64)	最大池化，/2 ★	(128,128,64)
2	(128,128,64)	conv3-128 conv3-128*	(128,128,128)
	(128,128,128)	最大池化，/2 ★	(64,64,128)
3	(64,64,128)	conv3-256 ×2 conv3-256*	(64,64,256)
	(64,64,256)	最大池化，/2 ★	(32,32,256)
4	(32,32,256)	conv3-512 ×2 conv3-512*	(32,32,512)
	(32,32,512)	最大池化，/2 ★	(16,16,512)
5	(16,16,512)	conv3-512 ×2 conv3-512*	(16,16,512)
	(16,16,512)	最大池化，/2 ★	(8,8,512)

脏/肾脏 CT 图像。该骨架的整体结构可分为 5 层，每层内进行相应的卷积和池化操作，共进行 5 次池化操作，即有 5 次下采样。那么在其衔接的主干架构中，也对应有 5 层上采样层，相当于 U-Net 或 U-Net++ 加深了一层。可以注意到，搭建时删去了原 VGG16 的最后 3 层全连接层和 softmax，因为这一部分在 U-Net 和 U-Net++ 的编码路径中是不需要的。

表 5.3.2 中也规定了该骨架与主干架构的衔接方式，其中，* 为与 U-Net 和 U-Net++ 中上采样结果进行特征拼接的接口，★ 为 U-Net++ 中各层上采样的接口，在 U-Net 中只需要使用最后一层★作为接口。

另外，将 ResNet50 网络作为骨架，具体设计的网络结构如表 5.3.3 所示。输入为 256×256 的 3 通道肝脏 / 肾脏 CT 图像。该骨架可分为 4 组，1～4 组分别含有的残差块数量为 3、4、6 和 3。由于每组中残差块的结构基本一致，表 5.3.3 中只列出了每组中一个残差块的具体结构。在第一层卷积层和残差块（4，8，14）中的卷积步幅为 2，该操作使特征图谱的尺寸变换为上一组中的一半，相当于进行了下采样。其中，BN+ReLU 代表一层批标准化层和一层激活层，每一层激活层之前加入批标准化层（BN）[11]，在防止过拟合的同时也能在一定程度缓解梯度消失，即维持参数的更新力度。

表 5.3.3 中同样规定了骨架与主干架构的衔接方式。该骨架与 U-Net 和 U-Net++ 中上采样结果进行特征拼接的接口分别位于残差块（4，8，14）以及第一层 BN+ReLU 的 * 处，与 U-Net++ 中上采样的接口分别位于残差块（3，7，13，16）的 ★ 处，而与 U-Net 上采样的接口仅使用残差块 16 的 ★ 处。

表 5.3.3　以 ResNet50 网络为骨架的结构设计

网络结构			核尺寸	核数	步幅	零填充大小
批归一化层						
卷积层			7	64	2	3
BN+ReLU*						
池化层			3		2	1
第 1 组	残差块（1～3）	卷积层 +BN+ReLU	1	64	1	0
		卷积层 +BN+ReLU	3	64	1	1
		卷积层 +BN+ReLU ★	1	256	1	0
第 2 组	残差块（4～7）	* 卷积层 +BN+ReLU	1	128	1	0
		卷积层 +BN+ReLU	3	128	残差块 4 中为 2，其余为 1	1
		卷积层 +BN+ReLU ★	1	512	1	0
第 3 组	残差块（8～13）	* 卷积层 +BN+ReLU	1	256	1	0
		卷积层 +BN+ReLU	3	256	残差块 8 中为 2，其余为 1	1
		卷积层 +BN+ReLU ★	1	1024	1	0
第 4 组	残差块（14～16）	* 卷积层 +BN+ReLU	1	512	1	0
		卷积层 +BN+ReLU	3	512	残差块 14 中为 2，其余为 1	1
		卷积层 +BN+ReLU ★	1	2048	1	0

分割模型的整体框架由编码部分和解码部分组成。编码部分（即骨架）的搭建已经在上述中详细说明，接下来将展示 U-Net 和 U-Net++ 搭配不同骨架时的整体结构及其解码路径的具体设计。

U-Net 与 VGG16 和 ResNet50 衔接的整体框架如图 5.3.6 和图 5.3.7 所示，可以看到，U-Net-VGG16 比原始的 U-Net 多了一层，而 U-Net-ResNet50 与原始的层数相同。表 5.3.4 为 U-Net-VGG16 解码路径的具体结构，与图 5.3.6 整体结构相对应，解码部分由下往上进行，即从第五层一步步上采样回原图尺寸，每次上采样后会伴有卷积、批标准化和激活操作。U-Net-ResNet50 的解码路径结构与表 5.3.4 相似，只是少了一层。

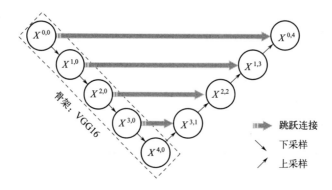

图 5.3.6　U-Net-VGG16 的整体结构

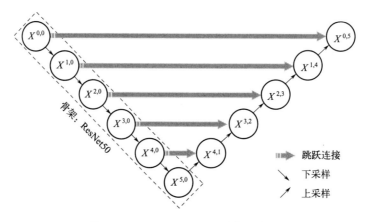

图 5.3.7　U-Net-ResNet50 的整体结构

表 5.3.4　U-Net-VGG16 解码路径的搭建

层序号	输入尺寸	操作	输出尺寸
5	★（8,8,512）	上采样	（16,16,512）
	（16,16,512） *（16,16,512）	拼接	（16,16,1024）
	（16,16,1024）	［卷积＋批标准化＋激活（ReLU）］×2	（16,16,256）
4	（16,16,256）	上采样	（32,32,256）
	（32,32,256） *（32,32,512）	拼接	（32,32,768）
	（32,32,768）	［卷积＋批标准化＋激活（ReLU）］×2	（32,32,128）
3	（32,32,128）	上采样	（64,64,128）
	（64,64,128） *（64,64,256）	拼接	（64,64,384）
	（64,64,384）	［卷积＋批标准化＋激活（ReLU）］×2	（64,64,64）
2	（64,64,64）	上采样	（128,128,64）
	（128,128,64） *（128,128,128）	拼接	（128,128,192）
	（128,128,192）	［卷积＋批标准化＋激活（ReLU）］×2	（128,128,32）

层序号	输入尺寸	操作	输出尺寸
1	（128,128,32）	上采样	（256,256,32）
	（256,256,32） * （256,256,64）	拼接	（256,256,96）
	（256,256,96）	［卷积＋批标准化＋激活（ReLU）］×2	（256,256,16）
输出	（256,256,16）	卷积	（256,256,1）

注：* 为与骨架中对应的各层拼接的输入接口，★为与骨架中第五层的接口。

U-Net++ 与 RseNet50 衔接后的整体结构如图 5.3.8 所示，与 VGG16 衔接后的整体结构比图 5.3.8 中的结构多了一层。

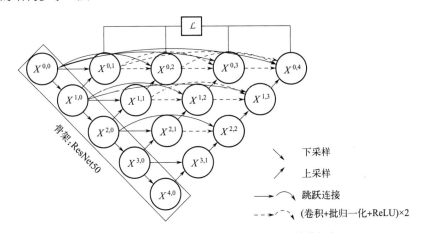

图 5.3.8　U-Net++ 与 ResNet50 衔接后的整体框架

5.3.2　实验数据及结果分析

（1）实验设置

本书采用的肝脏数据集是 LiTS 2017（Liver Tumor Segmentation Challenge 2017）的一部分，包含 10 个病例，每个病例有 150 张左右 CT 图像。肾脏数据集是 KiTS19 Challenge 数据集的一部分。这些数据集均已经过专业医生的标注，且数据集中不包含任何病人的隐私信息。所使用数据集的具体情况如表 5.3.5 所示。示例图像及分割标签如图 5.3.9 和图 5.3.10 所示，分割标签以灰度图的形式表示。

表 5.3.5　数据集分配

数据集	训练集 / 张（选取 1/5 作为验证集）	测试集 / 张	总计 / 张
肝脏	1274	318	1592
肾脏	1200	300	1500

确定数据集后，需要对数据进行图像预处理。如图 5.3.11 所示，图像预处理主要目标是统一图像尺寸，由于 GPU 内存限制，将图像尺寸统一缩小为 256×256，这里 resize 的方法为 INTER_AREA（利用像素关系重采样），该方法可以避免波纹出现。

同时，由于所设计的模型输入为 RGB 三通道，而 CT 图像是灰度图，实际上只需要一个通

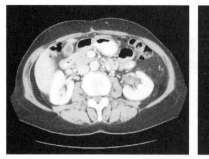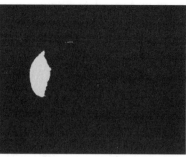

图 5.3.9　肝脏分割示例

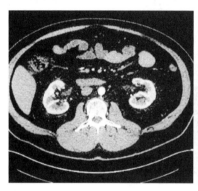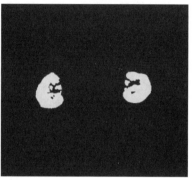

图 5.3.10　肾脏分割示例

道。本实验将 CT 扫描的连续三张图像作为三通道输入，具体做法是：对于每张 CT 图片，将它与其前一张和后一张图片在通道维度进行拼接，由此形成三通道。其目的是希望能够对二维 CT 图像的分割训练加入一些空间信息。

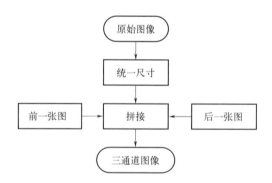

图 5.3.11　图像预处理流程

图像经过预处理后，就可以开始训练上述搭建好的模型。训练前，设置参数 batch_size=4，epoch=30。优化方法选择 Adam，采用 Dice 系数作为评价指标，可表示为

$$s = \frac{2|X \cap Y|}{|X| + |Y|} \tag{5.3.1}$$

采用自定义损失函数为

$$d = 1 - \frac{2|X \cap Y|}{|X| + |Y|} \tag{5.3.2}$$

召回函数采用了当指标停止改进时降低学习率的策略（ReduceLROnPlateau）和早停法（EarlyStopping），监控 val_dice_coef（验证集的 Dice 系数），patience 分别设为 2 和 6。当超过两轮监控值没有改善，将学习率减小为原来的 1/10；当超过六轮监控值没有改善，则视为模型收敛，提前停止训练。

（2）多种网络分割结果对比及分析

上述 4 种组合模型的全部训练结果见表 5.3.6，以测试结果作为评定模型的最终指标，如图 5.3.12 所示，在肝脏和肾脏分割中表现最好的模型是 U-Net++-ResNet50。

表 5.3.6　训练结果汇总

分割器官	训练结果（以 DSC 为评价标准）							
	U-Net-VGG16		U-Net-ResNet50		U-Net++-VGG16		U-Net++-ResNet50	
	训练集	验证集	训练集	验证集	训练集	验证集	训练集	验证集
肝脏	0.974	0.976	0.956	0.964	0.979	0.976	0.984	0.980
肾脏	0.947	0.868	0.916	0.819	0.960	0.921	0.966	0.927

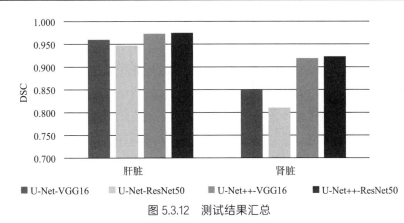

图 5.3.12　测试结果汇总

结合表 5.3.6 和图 5.3.12 可以看出，使用的四个模型在肝脏分割中的效果普遍比肾脏要好。其中，四个模型的分割精度由高到低为：U-Net++-ResNet50、U-Net++-VGG16、U-Net-VGG16、U-Net-ResNet50。最优模型 U-Net++-ResNet50 的分割准确率分别达到了 0.980（肝脏）和 0.927（肾脏）。

首先，由图 5.3.12 可以看出，分割效果最优的模型为 U-Net++-ResNet50。总体来看，采用 U-Net++ 为主干架构的模型，在肝脏和肾脏的分割中都要优于以 U-Net 为主干架构的模型，由此印证了 U-Net++ 较 U-Net 的优越性。同时，可以注意到，肝脏分割的准确率要普遍高于肾脏，这是由 CT 图像本身决定的，因为肾脏分割的难度要高于肝脏。对于分割难度越高的器官，U-Net++ 较 U-Net 的优越性就越明显。

然后，选用不同的骨架搭配 U-Net 时，可以看到无论是在肝脏还是在肾脏的分割中，采用网络层次更深的 ResNet50 作为骨架的分割效果却不如网络层次更浅的 VGG16，这里猜测是由于 U-Net 网络的跳跃连接实现中存在语义间隙，ResNet50 网络较深，编码路径与解码路径不对称，加重了 U-Net 原有的语义间隙问题。

为了验证这一猜测，实验中减小 ResNet 的深度，改用 ResNet18 来作为 U-Net 的骨架，训练好的模型在测试集上的测试结果如图 5.3.13 所示，图中包含 U-Net-VGG16 和 U-Net-ResNet50 的训练结果作为对比。

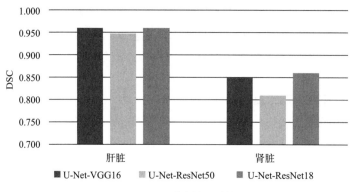

图 5.3.13　测试结果对比

从结果中可以看到，使用更浅的 ResNet18 作为 U-Net 的骨架分割效果确实较 ResNet50 有所改善，在肾脏分割中的表现还要优于 VGG16，这一结果也显示出残差网络较普通卷积神经网络的优势。

当改用 U-Net++ 作为主干架构时，可以看出采用骨架 ResNet50 的效果就比 VGG16 要好。因此得出结论，可以通过加深 U-Net++ 的编码路径来提高分割准确率。

综上所述，在分割的主干架构选取上，U-Net++ 要优于 U-Net，且当分割难度越高时，这种优势越明显。U-Net 主干架构不适合选用较深的网络作为编码路径（即骨架），因为会加重语义间隙，效果适得其反。采用 U-Net++ 作为主干架构时，可使用较深的网络作为编码路径。

在本实验中，分割效果最优的网络是 U-Net++-ResNet50，其次是 U-Net++-VGG16，二者性能差异较小。因此，若需要更快的训练速度，可选择 ResNet50 作为 U-Net++ 的骨架；若需要更小的内存，则选择 VGG16。

与文献 [12] 中全部 2D 模型的分割准确率比较，其中，分割肝脏的最高准确率为 0.97，使用架构为 CNN，数据集为 100 个病例；分割肾脏的最高准确率为 0.89，采用 FCN 框架，数据集为 12 个病例。而本实验肝脏分割的最高准确率为 0.980，肾脏分割的最高准确率为 0.927，均高于文献记录，且使用的数据集病例较少，只有 10 个病人 1500 张左右的 CT 图像。因此本实验为分割腹腔 CT 影像中的肝脏和肾脏提供了一个效果颇佳的模型。

5.4　肠道器官智能分割

肠道器官主要包括结肠、小肠以及十二指肠，本节旨在介绍一种应用 CT 影像的肠道器官智能分割方法。首先归纳三种肠道器官智能分割的难点，接着针对性地设计分割方案，最后结合实验对方案有效性进行说明。

5.4.1　肠道器官智能分割难点

结肠、小肠以及十二指肠由于其在腹腔中的位置以及其具有的影像学特点，其智能分割具有以下几个难点。

（1）类内不一致

类内不一致的意思是，虽然这三类肠道器官属于同一类别，但类别内部仍然存在着较大的差异。

① 对于结肠来说，其位置分布不固定，在 CT 影像中可能分布在影像的左右两侧，也可能分布在影像的上半部，为分割带来了难题；同时，结肠内部孔洞的分布也不尽相同，有大有小，甚至有的结肠部位不存在孔洞，这种纹理分布上的差异为结肠分割带来了难题。

② 对于小肠来说，其位置分布相对于结肠来说，较为固定，但其形状变化较大，条状、块状都较为常见，同时小肠内部食物残渣分布随机性的问题，导致小肠在 CT 影像中呈现的颜色和纹理变化较大，为小肠分割带来了难题。

（2）类间无差别

类间无差别的意思是，虽然特定的肠道器官不属于同一个类别，但类别间几乎无差异或者差异很小，这为类别的有效判别带来了困难。

① 对于位置而言，结肠与小肠、十二指肠的分布范围存在部分重叠，而十二指肠的分布位置则完全包含于小肠的位置分布范围，这为三者的区分带来了一定的困难。

② 对于形态、纹理分布而言，结肠主要具有的特征是具有黑色孔洞，小肠与十二指肠的纹理特征几乎没有差异，唯一的区别是，十二指肠通常较小，小肠的大小则与结肠较为接近。

（3）类别分布不均衡

类别分布不均衡的意思是，不同肠道器官的样本数目差异较大，对于分割任务来说，就是不同类别像素数差异较大，这样带来的问题是模型可能对于包含像素较多的类别具有一定的偏见，模型更偏向于预测包含像素较多的那些类别，以此去获取更好的分割结果。

5.4.2　肠道器官智能分割方案

传统图像语义分割主要根据灰度、色彩、纹理、形状等特征，基于人工精细设计的特征提取器，提取各种特征，并进一步完成分割任务 [13-16, 19]。

自从 2012 年 Hinton 研究组提出 AlexNet 网络 [17] 后，深度学习开始在图像领域大放异彩；而在语义分割领域，2014 年，Long 等人 [18] 提出了 fully convolutional network（FCN），将全卷积网络引入语义分割任务中，奠定了语义分割的基础。为了提高分割的效果，结肠、小肠以及十二指肠的智能分割方案都是基于深度学习的语义分割技术。

（1）数据预处理

① DICOM 文件的处理　由于现在 CT 导出的数据文件大都以 DICOM 格式保存，实际保存的是每个位置的 CT 值，为了进行后续的分割处理，需要将其转化为图像格式并保存下来。

为了更好地专注于腹腔部分，需要设定 CT 影像的窗宽、窗位。窗宽（window width, WW）主要影响的是图像的对比度，窗位（window level, WL）影响的是图像的亮度。根据医生的经验与建议，腹腔的窗宽设定大致为 305Hu，窗位设定为 62.5Hu，则最终保留下来的 CT 值范围为 [−90, 215]，具体计算方式如下。

记窗宽为 ww，窗位为 wl，最终保留下的 CT 值范围的最小边界为 min，最大边界为 max，则计算公式为

$$min = wl - \frac{1}{2} ww \tag{5.4.1}$$

$$max = wl + \frac{1}{2} ww \tag{5.4.2}$$

根据 CT 值范围对 DICOM 文件中的数据进行截断和缩放，将其映射到 [0, 255] 的范围中，

并保存为 PNG 格式图像，用于后续处理。映射采用的是简单线性映射的方式，具体计算公式为

$$image = \frac{ct_{\text{clip}} - min}{max - min} \times 255 \tag{5.4.3}$$

式中，ct_{clip} 代表进行截断后的 CT 数据，此时 ct_{clip} 的数据范围为 $[min, max]$；$image$ 代表映射后的图像数据，数据范围为 $[0, 255]$。

② 数据增强 医学图像由于隐私性、获取成本高等问题，数据量对于深度学习来说较少，同时由于语义分割需要像素级的精确标注，标注也需要耗费大量的时间和人力成本，因此，相对于分类任务动辄上万甚至几百万数据量的数据集 [20-21] 来说，其数据量是十分匮乏的。而数据对于深度学习来说是最为重要的，为了增强模型的泛化性能，需要进行数据增强操作，以提高数据的"代表性"，这里采用的是线上增强的方式，也就是在数据送入模型前进行小批量的变换，而不是提前进行变换从而扩充数据集实际大小。

数据增强的目的是尽可能扩大数据的代表性，增强模型的泛化性能，并且不能引入可能有误的先验信息。下面简单分析一下结肠、小肠以及十二指肠分割数据集的特点。

a. 位置特点。结肠主要分布在 CT 影像的上方和两侧，而小肠以及十二指肠主要分布在 CT 影像的中上方。

b. 形态以及纹理特性。结肠的形状大小不一，同时其内部孔洞的大小也不尽相同；而小肠以及十二指肠形状大小也有所变化，但小肠中可能会存在部分白色区域，而十二指肠中一般没有明显的白色区域出现。

据此，可以对原 CT 图像进行以下三种数据增强方法（下列数据增强方法主要基于 Albumentations 库实现 [22]）。

a. 水平翻转。如图 5.4.1 所示。实际使用过程中通常以一个随机概率 p 进行翻转，一般 p 设定为 0.5，即有 0.5 的概率发生翻转，0.5 的概率不发生翻转。

b. 随机缩放。图 5.4.2 是随机缩放数据增强示意图，可以看出此时图片被进行了放大，随后通过中心裁剪，恢复到原图大小（512×512），此时，相当于放大了结肠等目标区域的大小，这符合结肠等目标区域大小变化的事实。

实际使用过程中也有一个概率进行随机缩放，同样也一般设定为 0.5。除此之外，还有一个非常重要的参数，即缩放的范围，限定缩放的范围可以避免出现过小或者过大的缩放而引入错误的先验信息，一般范围可以设定为 $[0.5, 1.5]$ 或者其他范围。

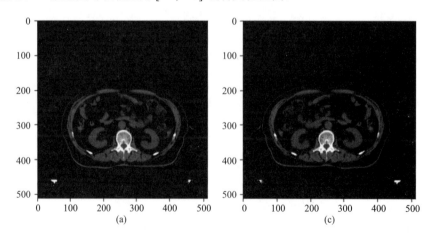

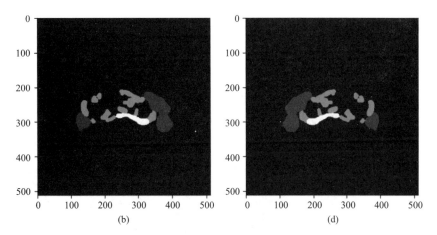

图 5.4.1　水平翻转数据增强示意图

（a）图表示经过数据增强后的 CT 图；（b）图表示经过数据增强后的 CT 图对应的分割标签（灰色代表结肠、灰白色代表小肠、白色代表十二指肠）；（c）图表示原 CT 图；（d）图表示原 CT 图对应的分割标签（灰色代表结肠、灰白色代表小肠、白色代表十二指肠）

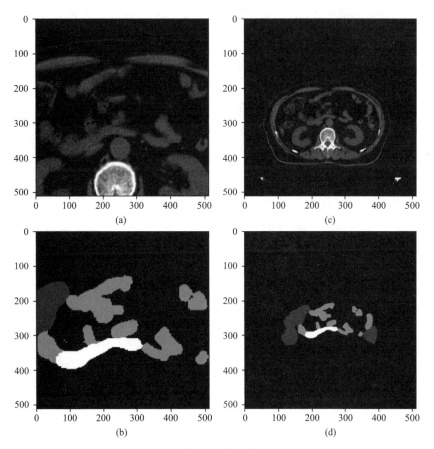

图 5.4.2　随机缩放数据增强示意图

（a）图表示经过数据增强后的 CT 图；（b）图表示经过数据增强后的 CT 图对应的分割标签（灰色代表结肠、灰白色代表小肠、白色代表十二指肠）；（c）图表示原 CT 图；（d）图表示原 CT 图对应的分割标签（灰色代表结肠、灰白色代表小肠、白色代表十二指肠）

c. 弹性形变。图 5.4.3 是弹性形变数据增强的示意图，可以看出此时 CT 图确实发生了弹性形变[23]。通过之前的分析可知，结肠、小肠以及十二指肠形态方面都有明显变化，通过弹性形变可以对这种变化进行模拟，从而扩充数据集，让模型能够见识各种形态的结肠等目标区域，提高模型的泛化能力。

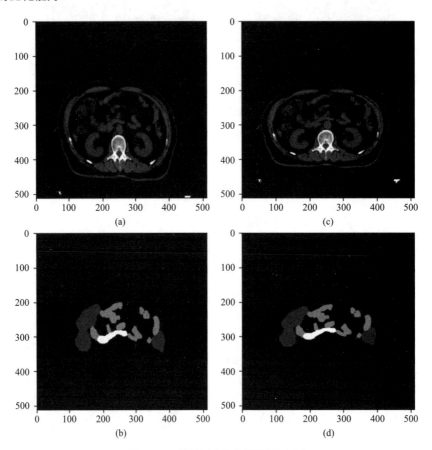

图 5.4.3　弹性形变数据增强示意图

（a）图表示经过数据增强后的 CT 图；（b）图表示经过数据增强后的 CT 图对应的分割标签（灰色代表结肠、灰白色代表小肠、白色代表十二指肠）；（c）图表示原 CT 图；（d）图表示原 CT 图对应的分割标签（灰色代表结肠、灰白色代表小肠、白色代表十二指肠）

（2）模型设计

由于结肠、小肠以及十二指肠分割存在的一些难点，需要设计一个模型能够很好地提取各个目标区域关键特征，从而进行有效分割。

在医学图像分割领域，最出名的模型结构当属 U-Net 网络[8]。U-Net 的网络结构图见图 5.3.3。U-Net 整体为一个编码器 - 解码器（Encoder-Decoder）结构，并辅以跳跃连接用于低级空间信息与高级语义信息的融合。U-Net 模型因其结构的简单、高效、易改进等特点，成为医学图像分割领域的基本网络。

但 U-Net 网络也存在一些问题，U-Net 的 Encoder 部分一般采用的是各种预训练好的分类网络[2,10,11,24-25] 作为骨干网络，而分类网络由于需要高级语义信息，一般都需要大量的下采样操作去扩大感受野，这样导致的结果是特征图随着下采样的操作越来越小。例如 ResNet[2]，最后输出的特征图大小是原输入图大小的 1/32，空间信息也会逐渐损失，很多细节也会损失。而对于结肠、小肠以及十二指肠分割任务来说，其存在很多小的凸起等丰富的细节信息，因此，细节信息的损失必然导致分割结果的下降。

虽然目前也提出了很多技术弥补空间信息的损失（U-Net 的跳跃连接其实也是这个目的），例如空洞卷积[26]、信息融合[27] 等。下采样信息的损失即使后续可以弥补，但也很难完全恢复，因此最好的方式还是尽可能保留原空间信息，尽可能少地进行下采样，保持特征图的高分辨，而 HRNet[28] 网络可以实现这一目标。

图 5.4.4 是 HRNet 的一个结构示意图。HRNet 包含四个阶段，其中第二、第三以及第四阶段是通过重复多分辨率模块构成的。而多分辨率模块由多分辨率分组卷积和多分辨率卷积构成，分别如图 5.4.5（a）（b）所示。

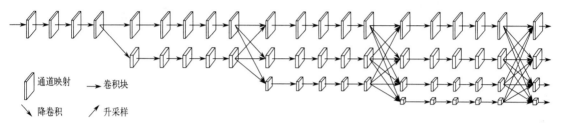

图 5.4.4　HRNet 结构示意图[28]

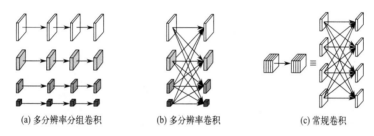

(a) 多分辨率分组卷积　　　(b) 多分辨率卷积　　　(c) 常规卷积

图 5.4.5　多分辨率模块组成

多分辨率分组卷积是分组卷积的一种扩展，分组卷积最早出现在 AlexNet[17] 中，当时主要是由于 GPU 显存限制，所以采用分组卷积，将卷积分别运行于 2 个 GPU 上。而多分辨率分组卷积与普通分组卷积的区别在于各个通道子集的分辨率不同。

多分辨率卷积类似于常规卷积的多分支全连接结构［如图 5.4.5（c）所示］，但多分辨率卷积的每个全连接分支分辨率不同，因此，需要通过几个步长为 2 的卷积进行分辨率的降低，或是通过双线性差值（最近邻）上采样进行分辨率的提升。

通过上述连接方式，HRNet 的输出有多种分辨率（假设图 5.4.4 中特征图的最高分辨率为 $H \times W$，该最高分辨率不一定就等于原图分辨率，在原始论文中为原图分辨率的 1/4），分别为 $H \times W$、$\frac{1}{2}H \times \frac{1}{2}W$、$\frac{1}{4}H \times \frac{1}{4}W$。这些分辨率的特征图实际上包含了多尺度信息。随后采用如图 5.4.6 所示的多尺度信息融合方式，用于一定程度上解决结肠等目标区域大小变化的问题。

通过 HRNet，在保留较高分辨率的同时融合多尺度信息，从而获得具有较高分辨力的特征，一定程度上可以解决前述类内差异大和类间差异小的问题。

（3）损失函数

接下来还需要解决类别分布不均衡的问题，该问题的解决方法一般有两个方案。

① 重采样技术

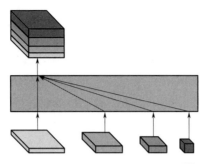

图 5.4.6　HRNet 多尺度信息融合[28]

a. 随机下采样。从数据量较大的类别中按一定比例抽取样本，再与少量数据类别重新配合构建出一个新的类别较为均衡的数据集。这种方法的优点是可以通过减少训练样本的数量来改善运行时间和存储问题，缺点则是可能丢弃具有代表性的样本。

b. 随机过采样。通过随机复制数据量较小类别中的样本，以增加小数据量类别的样本数。这种方法的优点是不会丢失信息，但缺点是增加了过度拟合的可能性。

② 权重再缩放　类别不均衡对模型的影响主要是由损失函数导致的，数据量大的类别相对而言会产生更大的损失，由于模型优化的目标是降低整体的损失，并不会去区分这些损失的来源，因此，此时优化器会尽可能地降低数据量大的类别损失从而降低整体损失，这样得到的模型就可能对数据量小的类别判断能力不足。为了平衡不同类别带来的损失大小问题，可以使用权重再缩放技术，即通过调整不同类别的损失对整体损失的权重系数，使得优化器对各个类别的损失具有相近的"重视"程度，从而在一定程度上减轻类别不均衡问题的影响。

a. Weighted cross-entropy loss。二分类的加权交叉熵损失函数的公式为

$$WCEL(p, \hat{p}) = -\left[\beta p \log(\hat{p}) + (1-p) \log(1-\hat{p}) \right] \tag{5.4.4}$$

式中，p、$\hat{p}$、β 分别代表真实的 mask 分布、预测的 mask 分布以及权重系数。当 $\beta > 1$ 时，可以减少假阴性；而当 $\beta < 1$ 时，可以减少假阳性。

b. Focal loss。二分类 Focal loss[29] 的公式为

$$FL(p, \hat{p}) = -\left[\alpha(1-\hat{p})^\gamma p \log(\hat{p}) + (1-\alpha)\hat{p}^\gamma (1-p) \log(1-\hat{p}) \right] \tag{5.4.5}$$

式中，p、$\hat{p}$、α、γ 分别代表真实的 mask 分布、预测的 mask 分布、权重系数以及关注系数；每个 loss 项前的调制系数，可以通过减少易分类样本的权重，从而使得模型在训练时更专注难分类的样本，也就是那些样本数较少的类别的样本。

在本方案中，由于语义分割任务的特殊性，一般更倾向于选择权重再缩放方案。

（4）后处理

当通过 HRNet 完成分割后，还可以通过一些后处理的方式来进一步提高模型的分割精度。全连接条件随机场[30] 是语义分割领域常用的一种后处理方式，但其由于不具备学习能力，提升的能力有限，而 SegFix[31] 通过修正边缘像素的预测结果，可以进一步提升分割的精度，由于结肠等目标区域的边缘信息十分丰富，因此，边缘的预测也是十分重要的一个内容。

SegFix 基于一个事实，即一般在区域内部的像素预测都是较为准确的，边缘的预测可能不准，因此可以直接使用其内部区域像素的预测标签对边缘进行预测。通过 SegFix 可以对模型的分割结果进行进一步优化，进一步提升精度。

5.4.3　实验数据及结果分析

（1）实验设置

为保证数据的可靠性和结果的有效性，实验数据中的所有标注均由多位肿瘤放射科医学专家完成。共有 3316 张尺寸为 512×512 的 CT 影像图，训练集、验证集以及测试集的划分比例约为 8∶1∶1，最终得到 2652 张图片用于训练，332 张图片用于模型的挑选验证，最后还有 332 张图片用于测试。所有影像图均使用 5.4.2 节中的预处理方案进行处理后，再送入神经网络进行训练。

（2）基线模型

在该实验中，基线模型主要基于 U-Net 结构改进而得。为了对 U-Net 模型进行较为深度的分析，采用了多种骨架进行较为系统性的对比实验。

表 5.4.1 是针对 U-Net 结构进行的一系列对比实验。Decoder 一栏中的 SEBlock 来自 SENet[32]，主要为了进一步提升 U-Net 在低级以及高级特征融合时的表征能力；DSC 为除去背景的三种前景（结肠、小肠以及十二指肠）在验证集上的平均 DSC 指标。

表 5.4.1　基于 U-Net 的多种骨架对比实验

行号	网络模型	EPOCH	骨架	Decoder	DSC
1	U-Net	100	ResNet18	SEBlock	0.778689634
2	U-Net	100	ResNet50	SEBlock	0.766419507
3	U-Net	100	ResNext101_32xd	SEBlock	0.764130245
4	U-Net	100	SE_ResNet50	SEBlock	0.785477981
5	U-Net	200	ResNet50	SEBlock	0.819394391

从以上实验可以得出以下结论：

① 对于小数据集来说，过于复杂的骨架（ResNext101_32xd[33]、ResNet50）效果不一定优于较为朴素的（ResNet18），换句话而言，简单地增加网络深度等操作难以取得较为理想的结果。

② SE 模块对于该数据集的提升效果较为明显。可以从表格的第 2 行以及第 4 行对比结果来看，在加入 SE 模块后，效果得到了较为明显的提升。

③ U-Net 作为一个较为简单的网络结构，在经过更加充分的训练后（EPOCH 增加至 200 轮次），可以得到更为优秀的结果。这一结果说明，基于 ResNet50 的 U-Net 尚未过拟合，可以通过充分训练进一步提升模型性能。

（3）HRNet 模型

为了与 U-Net 模型进行对比，采用和 U-Net 最优模型同样的实验设置，最终实验结果见表 5.4.2。

表 5.4.2　HRNet 与基线模型 U-Net 的对比实验

行号	网络模型	EPOCH	骨架	Decoder	DSC
1	U-Net	200	ResNet50	SEBlock	0.819394391
2	HRNet	200	—		0.86257639

表 5.4.2 是 HRNet 与基线模型 U-Net 的对比实验，可以看出，HRNet 在 DSC 指标上大幅度领先于 U-Net。

图 5.4.7 是两个模型的可视化结果对比图。其中第一张是标注图，第二张是 HRNet 的预测图，第三张是 U-Net 的预测图（预测图中黑色代表背景，深灰色代表结肠，浅灰色代表小肠，白色代表十二指肠）。可以看出，在整体预测上，U-Net 已经能较好地预测出各个肠道器官的大致位置以及轮廓，但是其在较小区域如白色的十二指肠以及一些边缘较为锐利丰富的区域预测的结果较差，但 HRNet 却能预测得很好，也从实际预测结果中说明了 HRNet 的优势。

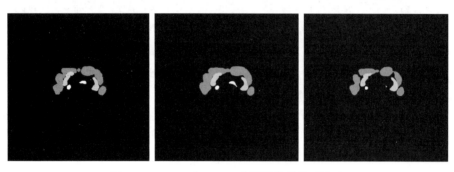

图 5.4.7　HRNet 与 U-Net 的可视化结果对比图

同时考虑到肠道器官的分布存在一定的位置规律，因此，在实验中也加入了一定的空间位置信息，即 CoordConv 模块[34]，实验结果见表 5.4.3。

表 5.4.3　HRNet 加入 CoordConv

网络	结肠 DSC	小肠 DSC	十二指肠 DSC	平均 DSC
HRNet	0.894717711	0.86544630554	0.8015030613	0.8538890262
HRNet+CoordConv	0.898781247	0.86600837129	0.8212213840	0.8612123028

从表 5.4.3 可以看出，在加入 CoordConv 后，十二指肠的分割效果提升较为明显，而另外两种器官效果提升较低，这一点也很好理解。对于十二指肠来说，其分布位置较为集中，也就是说位置信息对于其带来的先验信息更为确定和准确，因此，十二指肠对于 CoordConv 的收益也较为明显。

本章小结

本章主要介绍了深度学习方法在内脏 CT 影像分析中的应用。在主动脉夹层智能诊断任务中，基于 DCNN 的 CT 影像主动脉夹层智能诊断方法能够较为全面地解决主动脉夹层检测问题，并提升现有方法的精度。在肝脏、肾脏智能分割任务中，基于 U-Net/U-Net++ 的智能分割方案能够比较好地完成分割任务。在结肠、小肠以及十二指肠智能分割任务中，基于 HRNet 的智能分割方案能够比较好地完成分割任务。这些方法能够辅助医生进行病理诊断，减少人为主观分析的影响，具有良好的推广应用前景。

参考文献

[1] Nienaber C A, Clough R E. Management of acute aortic dissection[J]. The Lancet, 2015, 385(9970): 800-811.

[2] He K, Zhang X, Ren S, et al. Deep residual learning for image recognition[C]//Proceedings of the IEEE conference on computer vision and pattern recognition，2016: 770-778.

[3] He K, Gkioxari G, Dollár P, et al. Mask r-cnn[C]//Proceedings of the IEEE international conference on computer vision，2017: 2961-2969.

[4] Duan X J, Shi M C, Wang J M, et al. Segmentation of the aortic dissection from CT images based on spatial continuity prior model[C]//2016 8th International Conference on Information Technology in Medicine and Education (ITME). IEEE, 2016: 275-280.

[5] Gayhart M, Arisawa H. Automated detection of healthy and diseased aortae from images obtained by contrast-enhanced CT scan[J]. Computational and mathematical methods in medicine, 2013, 2013.

[6] Dehghan E, Wang H, Syeda-Mahmood T. Automatic detection of aortic dissection in contrast-enhanced CT[C]//2017 IEEE 14th International Symposium on Biomedical Imaging (ISBI 2017). IEEE, 2017: 557-560.

[7] Gray H, Pick T P, Howden R, et al. Anatomy, descriptive and surgical[M]. New York: Bounty Books, 1901.

[8] Ronneberger O, Fischer P, Brox T. U-net: convolutional networks for biomedical image segmentation[C]//International Conference on Medical image computing and computer-assisted intervention. Springer, Cham, 2015: 234-241.

[9] Zhou Z, Siddiquee M M R, Tajbakhsh N, et al. Unet++: a nested u-net architecture for medical image segmentation[C]//Deep learning in medical image analysis and multimodal learning for clinical decision support. Springer, Cham, 2018: 3-11.

[10] Simonyan K, Zisserman A. Very deep convolutional networks for large-scale image recognition[J]. arXiv preprint arXiv: 1409.1556, 2014.

[11] Ioffe S, Szegedy C. Batch normalization: accelerating deep network training by reducing internal covariate shift[C]// International conference on machine learning. PMLR, 2015: 448-456.

[12] Cardenas C E, Yang J, Anderson B M, et al. Advances in auto-segmentation[C]//Seminars in radiation oncology. WB Saunders, 2019, 29(3): 185-197.

[13] Mardia K V, Hainsworth T J. A spatial thresholding method for image segmentation[J]. IEEE transactions on pattern analysis and machine intelligence, 1988, 10(6): 919-927.

[14] Lakshmi S, Sankaranarayanan D V. A study of edge detection techniques for segmentation computing approaches[J]. IJCA Special Issue on "Computer Aided Soft Computing Techniques for Imaging and Biomedical Applications" CASCT, 2010: 35-40.

[15] Giannakeas N, Karvelis P S, Exarchos T P, et al. Segmentation of microarray images using pixel classification—comparison with clustering-based methods[J]. Computers in biology and medicine, 2013, 43(6): 705-716.

[16] Adams R, Bischof L. Seeded region growing[J]. IEEE Transactions on pattern analysis and machine intelligence, 1994, 16(6): 641-647.

[17] Krizhevsky A, Sutskever I, Hinton G E. Imagenet classification with deep convolutional neural networks[J]. Advances in neural information processing systems, 2012, 25(2): 1097-1105.

[18] Long J, Shelhamer E, Darrell T. Fully convolutional networks for semantic segmentation[C]//Proceedings of the IEEE conference on computer vision and pattern recognition, 2015: 3431-3440.

[19] LeCun Y, Bottou L, Bengio Y, et al. Gradient-based learning applied to document recognition[J]. Proceedings of the IEEE, 1998, 86(11): 2278-2324.

[20] Russakovsky O, Deng J, Su H, et al. Imagenet large scale visual recognition challenge[J]. International journal of computer vision, 2015, 115(3): 211-252.

[21] Lin T Y, Maire M, Belongie S, et al. Microsoft coco: common objects in context[C]//European conference on computer vision. Springer, Cham, 2014: 740-755.

[22] Buslaev A, Iglovikov V I, Khvedchenya E, et al. Albumentations: fast and flexible image augmentations[J]. Information, 2020, 11(2): 125.

[23] Simard P Y, Steinkraus D, Platt J C. Best practices for convolutional neural networks applied to visual document analysis[C]// Icdar. 2003, 3(2003).

[24] Szegedy C, Liu W, Jia Y, et al. Going deeper with convolutions[C]//Proceedings of the IEEE conference on computer vision and pattern recognition, 2015: 1-9.

[25] Szegedy C, Vanhoucke V, Ioffe S, et al. Rethinking the inception architecture for computer vision[C]//Proceedings of the IEEE conference on computer vision and pattern recognition, 2016: 2818-2826.

[26] Chen L C, Papandreou G, Kokkinos I, et al. Deeplab: semantic image segmentation with deep convolutional nets, atrous convolution, and fully connected crfs[J]. IEEE transactions on pattern analysis and machine intelligence, 2017, 40(4): 834-848.

[27] Lin G, Milan A, Shen C, et al. Refinenet: multi-path refinement networks for high-resolution semantic segmentation[C]// Proceedings of the IEEE conference on computer vision and pattern recognition,2017: 1925-1934.

[28] Sun K, Zhao Y, Jiang B, et al. High-resolution representations for labeling pixels and regions[J]. arXiv preprint arXiv: 1904.04514, 2019.

[29] Lin T Y, Goyal P, Girshick R, et al. Focal loss for dense object detection[C]//Proceedings of the IEEE international conference on computer vision, 2017: 2980-2988.

[30] Krähenbühl P, Koltun V. Efficient inference in fully connected crfs with gaussian edge potentials[J]. Advances in neural information processing systems, 2011, 24: 109-117.

[31] Yuan Y, Xie J, Chen X, et al. Segfix: model-agnostic boundary refinement for segmentation[C]//European Conference on Computer Vision. Springer, Cham, 2020: 489-506.

[32] Hu J, Shen L, Sun G. Squeeze-and-excitation networks[C]//Proceedings of the IEEE conference on computer vision and pattern recognition, 2018: 7132-7141.

[33] Xie S, Girshick R, Dollár P, et al. Aggregated residual transformations for deep neural networks[C]//Proceedings of the IEEE conference on computer vision and pattern recognition, 2017: 1492-1500.

[34] Liu R, Lehman J, Molino P, et al. An intriguing failing of convolutional neural networks and the coordconv solution[J]. arXiv preprint arXiv: 1807.03247, 2018.

习 题

5.1 简述主动脉夹层在 CT 上成像特点及智能检测的意义。

5.2 了解本章中采用 Mask R-CNN 进行主动脉夹层识别的方法，思考是否有改进的方法。

5.3 简述腹腔 CT 成像的特点及对其进行智能分割的意义。

5.4 如何采用 U-Net/U-Net++ 模型进行肝脏 / 肾脏智能分割？

5.5 自动分割肠道器官的难点和挑战是什么？

5.6 肠道器官智能分割数据预处理的方法有哪些？

5.7 设计肠道器官智能分割算法，需要在图像信息提取、模型框架、算法的损失函数方面有什么考虑？

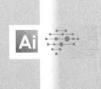

第 **6** 章

手术辅助治疗

人工智能为手术辅助治疗提供了新的思路，基于机器学习的手术辅助研究正快速发展。本章首先介绍利用图像特征进行手术器械分类识别和基于区域的卷积神经网络（R-CNN）的工具空间检测方法；其次描述利用工具定位和轨迹跟踪的方法，提取关键的定量和定性指标，进行手术流程分析和手术质量评价；随后，简述从海量影像学数据中抽取关键信息，生成手术视频摘要用于辅助术后评估的方法；最后介绍利用辅助机器人进行手术治疗的研究进展。

6.1 手术器械自动识别

根据世界卫生组织的资料，手术的全球死亡率为 0.5% ～ 5%，需要住院的手术患者中，高达 25% 会出现并发症。及时有效的反馈会发挥重要作用。研究表明，所有不良手术事件中有一半是可以预防的。

提升手术治疗效果的主要挑战在于，外科医生目前缺乏有关其手术技术以及如何改进的个性化、客观实际的反馈。手动评估外科医生的表现需要专业的监督，许多手术要持续数小时，手动评估反馈主观又费时。实时自动手术视频分析可以提供一种客观有效地评估手术技能的方法。动态视频分析的基础是静态帧级工具检测，对外科医生手术效果的分析涉及分析工具运动，例如运动范围和运动经济性，并且除了检测工具的存在之外还需要检测工具的空间界限。

6.1.1 手术器械分类及检测概述

（1）研究现状

当前对于手术工具分类及识别研究通常分为以下三个方向，即工具检测[1-2]、工具姿态估计[3]和工具跟踪[4-5]，主要集中在短序列上的分析。一些研究[6-7]提出了带有射频识别（RFID）标签的手术工具，用于工具检测和跟踪。这样的主动跟踪系统可以用来解决工具存在检测问题，但是该系统很难集成到手术操作系统中。Speidel 等人[8]提出了一种自动识别腹腔镜图像中出现的工具类型的方法。该方法包括许多步骤，例如刀具分割和轮廓加工。另外，它还需要工具的 3D

模型来执行工具分类。Lalys 等人[9]提议使用一种对象检测框架的方法来自动检测白内障手术中的工具，例如刀和人工晶状体仪器。然而对于不同类型的场景，如腹腔镜手术视频上的工具存在检测任务，在相机并非静止的情形以及检测白内障手术中并未出现工具时存在着其他挑战。对于手术工具检测而言，仅通过视觉特征设计实用的检测方法是当下研究关注的重点。

（2）评估标准

随着 MICCAI 手术器械识别挑战的进行以及手术视频公开数据集的确立，手术器械识别领域初步建立了广泛认可的评估标准。手术器械分类、检测、跟踪等方向的研究取得了快速发展，以胆囊切除手术为代表的场景应用研究，如手术器械识别、手术流程分析、医师技能评估也涌现了许多成果。

Twinanda 等人于 2016 年公开了大规模手术视频数据集 Cholec80[10]，其中包含 13 位外科医生进行的 80 例胆囊切除术视频。视频以 25fps（1fps=1ft/s=0.3048m/s）的速率进行采样，用于手术器械识别等研究；同时下采样至 1fps，用于手术流程分析等研究。整个数据集对手术器械和手术阶段进行标注，且均由合作医院的高级外科医师手动完成。由于手术视频存在目标遮挡、运动模糊等问题，有时手术器械图像几乎不可见，因此很难通过视觉予以判别。对于上述特殊情形，如果至少有一半的器械实体可见，则将器械定义为存在于图像中。手术器械类别和手术流程阶段具体分别如图 6.1.1 和表 6.1.1 所示。

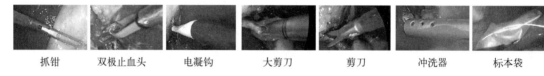

| 抓钳 | 双极止血头 | 电凝钩 | 大剪刀 | 剪刀 | 冲洗器 | 标本袋 |

图 6.1.1　Cholec80 数据集手术器械类别

表 6.1.1　Cholec80 数据集胆囊切除手术流程阶段划分

ID	手术阶段	持续时间 /s	ID	手术阶段	持续时间 /s
P1	准备工作	125±95	P5	胆囊封装	98±53
P2	卡洛三角解剖	954±538	P6	清洗与凝固	178±166
P3	裁剪与切割	168±152	P7	胆囊收缩	83±56
P4	胆囊切割	857±551			

数据集 Cholec80 划分成了两个规模一致的子集，各由 40 段手术视频构成。第一个子集包含了大约 86000 张标注图像，主要用于模型训练与参数微调（fine-tuning）。在这个子集内，10 段手术视频充分标注了手术器械的矩形边界框（boundingbox），即含有给定器械的最小矩形闭包，上述手术视频数据可用于目标检测任务的研究。值得注意的是，由于抓取器（grasper）和钩子（hook）比其他工具出现的频率更高，因此它们具有比其他类别器械更多的标注样本。第二个子集（即评估子集）用于测试器械识别和阶段分析方法的有效性。

6.1.2　基于深度学习的手术器械识别

（1）基于卷积神经网络的胆囊切除手术器械识别

以多任务的方式对网络进行参数微调，可以从给定数据集中学习到更多的可识别特征。以

EndoNet 为例，其作为手术器械识别与流程分析领域的开创研究，提出了使用卷积神经网络提取影像特征，不仅可以对手术器械类别进行有效监测，同时可以将提取的特征应用于手术阶段识别任务。

本小节采用 AlexNet 的简单架构，描述卷积神经网络应用于胆囊切除手术器械识别的策略。其网络结构包括 1 个输入层、5 个卷积层和 2 个全连接层。最后一个全连接层负责执行工具存在性检测，其输出维度与手术器械类别一致。对于手术器械分类任务，将送入最后一个全连接层的特征向量与其输出的类别检测向量进行拼接，再经一个全连接层进行精度校准，输出结果作为相应类别的置信度估计。

采用随机梯度下降法训练网络，并为分类任务定义损失函数。器械存在性检测任务可以表示为 N_t 二分类任务，其中 $N_t = 7$ 表示手术器械的类别数。对于每一个二分类任务，使用交叉熵函数计算损失，故对于所有器械的总体训练损失如下所示，即

$$L_T = -\frac{1}{N} \sum_{t=1}^{N_t} \sum_{i=1}^{N_t} \left\{ k_t^i \log\left[\sigma(v_t^i) \right] + (1 - k_t^i) \log\left[1 - \sigma(v_t^i) \right] \right\} \tag{6.1.1}$$

式中，i 和 t 均表示手术器械类别编号；$k_t^i \in \{0, 1\}$ 表示对于图像 i 和给定的工具 t，其真实标签所表明的手术器械存在信号；v_t^i 表示构建模型对手术器械存在信号的预测概率。对于卷积神经网络输出的类别概率向量，可以使用支持向量机进行多类别判断。通过大规模数据训练获得拟合的最优超平面，将输出概率向量映射到高维特征空间，从而得出分类结果。

（2）基于注意力机制的角膜手术器械识别

一些研究在手术器械分类识别任务的基础上，进行了手术器械目标检测领域的探索。以往手术器械分类任务仅能对存在性进行判断，执行二分类判定，给出工具有无的结论。而目标检测任务对手术器械进行定位及轮廓勾画，可以获得更为精确的图像分割结果，从而提升手术器械识别的精度。

与一般任务不同，手术器械的语义分割面临更多的挑战。为了提供良好的视野，手术过程中需要强光照条件，导致手术器械会产生严重的镜面反射，其视觉特征如颜色和纹理会发生显著改变。目标检测网络无法通过这些变化的特征来识别手术器械，使得目标分割更加困难。此外，由于光照角度的变化、手术器械的移动、人体组织的解剖结构等原因，视野中常出现阴影，使手术器械和背景难以区分。而且，有时由于运动和视野的影响，手术器械只有一部分出现在视野中，难以对手术器械类别进行准确判断。

考虑一种实时的手术器械分割方法，采用编解码结构得到高分辨率的特征信息，提供浅层视觉特征与深层位置信息。为了充分挖掘浅层特征与深层特征，使用注意力模块融合多尺度信息。引入全局相关性计算来捕获全局上下文，并对通道之间的语义依赖进行编码。由于不同的通道对应着不同的语义，通过计算相似性权重以区分目标区域和背景。通过提高特定通道的权重，可以聚焦于目标区域，准确定位手术器械，提高分割精度。此外，注意融合块只需很少的计算量，有助于提高推理速度。

将全局上下文编码到注意力权重向量中，以抽取不同通道间的语义依赖关系，然后对权重向量进行卷积以实现维度转换，进一步捕获语义依赖。其计算方式如下：

$$\hat{\boldsymbol{x}} = \sigma\left\{ \boldsymbol{W}_\beta \sigma\left[\boldsymbol{W}_\alpha g(\boldsymbol{x}) + b_\alpha \right] + b_\beta \right\} \tag{6.1.2}$$

式中，$\boldsymbol{x}$ 表示输入特征向量；g 表示全局相关性计算函数；σ 表示非线性激活函数；$\boldsymbol{W}$ 表示参

数系数矩阵；b 表示偏置系数。采用实时分割网络，在轻量级计算成本较低的前提下，仍可获得较好的手术器械分割效果。采用注意力机制对特征进行融合，则可以进一步提升识别精度。

6.1.3　手术器械目标检测实例及应用

（1）手术器械检测任务概述

作为 2016 M2CAI 工具存在检测挑战赛的一部分，有许多研究涉及腹腔镜手术视频中的帧级工具检测[10-11]。近年来出现了一些对于手术器械的位置检测、轮廓勾画的研究，然而对于手术器械识别研究的应用场景探索，如外科医生手术技能评估等，仍处于一片空白。

数据表明，世界上约有 50 亿人无法获得优质的手术护理[12]，有些手术患者存在显著的术后并发症风险。改进外科手术培训模式，给出及时合理的反馈，有助于降低并发症的发生率。然而评估专业医师的手术操作技能需要专家人工进行评判，十分费时且存在主观倾向性。利用基于区域的卷积神经网络，通过跟踪和分析手术视频中的工具移动，可以自适应评估外科医生的表现。

关于手术器械实例分割的数据集很少，大多数研究都停留在器械存在性检测阶段，如上文提及的公开数据集 m2cai16-tool 和 Cholec80，每个手术视频帧均使用二进制标签表明器械是否存在。在手术工具定位任务上，人们提出了各种方法来分割手术器械。文献 [13] 通过在全卷积网络（FCN）中引入循环神经网络来捕捉全局上下文，扩大卷积运算的时序感知范围。文献 [14]采用了一种注意力机制来强调目标区域并改进了特征表示方法。文献 [15] 将卷积神经网络预测与运动学姿态信息融合，可有效提高分割精度。文献 [16] 则提出了一种基于 FCN 和光流的网络来解决手术器械的遮挡和变形等问题。

（2）手术器械检测数据集

为了研究手术工具目标检测任务，需要一个精确标注了器械边界的数据集。Jin 等人[17] 收集并构建了公开数据集 m2cai16-tool-locations，使用工具的空间注释扩展了 m2cai16-tool 数据集[10]。m2cai16-tool 包含以 25fps 进行采样的 15 个胆囊切除术记录视频，数据集包含 23000 个有标记的视频帧，这些标注用于指示是否存在给定的七类手术工具：抓钳、双极止血头、电凝钩、大剪刀、剪刀、冲洗器、标本袋。而在 m2cai16-tool-locations 中，通过外科医生的监督和抽查，研究人员通过标注手术器械边界框的坐标，框选了 2532 个手术器械边界；对于同一视频帧上存在多个手术器械的情形，还需要进一步标记每个器械的类别及每种类别的数目。按照通常网络训练的划分方法，将标注数据集按照 50%、30% 和 20% 的比例分别用于训练、验证和测试。

（3）手术器械目标检测方法

目标检测任务一般采用 Faster R-CNN 或 Mask R-CNN 网络。对于给定输入视频帧，其输出为手术器械的边界框坐标及预测类别。上述输出结果可以用于手术器械及手术效果的定性和定量分析，从跟踪器械运动轨迹及使用方式到操作效率，通过将上述指标与手术技能相关联，可为精细化的手术性能分析奠定基础。

手术器械目标检测使用的 Faster R-CNN 网络，一般使用具有 16 个卷积层的 VGG-16 作为骨干网络提取影像视觉特征。R-CNN 网络的顶部是区域提议网络（RPN）。对于每个输入图像，区域提议网络会给出多个包含可能目标的边界框坐标提议，并且在将特征向量传递到最终的分类和边界框优化网络之前，将目标检测分支提取的特征汇总到这些区域中。上述区域提议网络与目标检测网络共享卷积特征，可以有效减少计算量，提高运算效率。

尽管现有 Faster R-CNN 网络在检测日常物体任务上取得了良好的性能，但考虑到手术视频和手术器械具有截然不同的视觉特征，故在 ImageNet 数据集上对网络进行了预训练，该数据集提供了可用于学习一般视觉特征的海量数据。然后使用迁移学习的方法在 m2cai16-tool-locations 数据集上对特征提取网络进行微调。

为了训练区域提取网络，为特征图的每个滑动窗口分配一个标记。对于当前滑动窗口中心锚点，若其与真实标签边界框的重叠区域大于 80%，或者如果不存在重叠区域，那么将其标记为正样本；对于重叠区域小于 80% 且大于 30% 的中心锚点，将其标记为负样本。通过提升网络对正样本的判别，对负样本进行迭代训练，可有效提升区域提取的准确度。

（4）针对手术技能评估的应用探索

当前对于外科手术技能的性能评估，主要是通过专业外科医师完整观察手术流程，向进行手术的医师提供反馈。腹腔镜手术技能评估（GOALS）评级系统是对腹腔镜手术技能进行分级评判的有效标准，分为深度感知、双手敏捷性、操作效率、组织处理以及自主性五个指标，评分等级为 1～5，表示技术熟练程度从低到高。研究表明，手术技能会显著影响患者的预后效果，但是对手术进行人工评分的过程非常耗时，并且容易产生偏差。

为了解决上述问题，可以使用上述手术器械目标检测网络的输出结果（包括帧级器械存在性标记、器械类别信息和位置坐标信息）来计算关键指标。这些指标可以反映手术技能，例如器械使用时间和运动路径长度[18]。图 6.1.2 给出了腹腔镜手术的技能测试样例。如图 6.1.2 所示，统计手术器械的使用时间线，可以显示测试视频每个阶段中工具的使用情况。通过观察可以得出结论，不同器械的相互切换次数越少，反映外科手术过程中每个步骤完成得越精准和熟练。

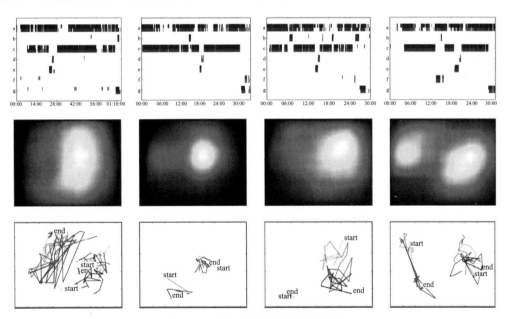

图 6.1.2　腹腔镜手术技能测试样例

作为技术熟练程度（尤其是双手灵活性和效率）的指标，图 6.1.2 中边界框出现位置热力图也可以作为手术技能评估的重要手段。为了进一步可视化地展示统计结果，根据锚点位置生成了手术器械移动轨迹图。对于更为专业的外科医师而言，他们通常会在更集中的区域操作器械，从而表现出更高的操作精度和经济性。与此同时，仪器使用时间线和量化每个仪器使用总时间的条形图也反映了手术操作的技术水平。双极止血头一般用于组织止血，其频繁周期性出现表明不恰当的解剖操作导致了组织损伤。

Jin 等人 [17] 通过与一组专业医师合作，受试医师各自独立检查和评估了每段测试视频，验证上述手术性能评估方法的可信度。医师打分结果表明，上述评估结论符合预期。

6.2 手术流程分析

在计算机辅助干预研究中，手术流程的识别是核心研究方向，可以为手术操作的众多需求提供解决方案 [1]。手术流程分析是开发情境感知系统的重要组成部分，可以用于监控手术过程，优化手术室和人员安排，并为临床人员提供自动化帮助。借助手术流程分析的能力，还可以实现外科手术视频数据库的自动化索引，而当前手术视频归档标记的工作基本通过人工手动标注，十分耗时费力。从长远来看，对视频内容进行更精细的阶段流程分析，通过上下文感知技术可以为临床医生提供潜在并发症预警。

6.2.1 手术流程分析概述

现有研究采用不同类型的特征来完成手术流程分析任务，大致可以分为信号特征和视觉特征两种。信号特征指可以使用二进制形式进行表达的真实信息要素。以文献 [2][3] 为例，研究采用了手术期间操作的工具、解剖结构和外科手术行为三个指标，通过编码信号特征对胆囊切除手术进行阶段识别。然而，这些指标通常是通过手动注释获得的，在广泛测试应用时难以推广。能否以自动方式可靠地获得这些核心要素仍然是一个悬而未决的问题。

现有研究通常使用视觉特征执行手术流程分析任务，如像素值和强度梯度、时空特征与纹理特征（颜色、纹理和形状）等，上述视觉特征可以通过模型设计进行提取。当下研究主要聚焦于，如何有效捕获静态影像与动态视频中存在的信息，避免在特征提取过程中丢失可能的重要特征，以及判别并去除冗余信息。Padoy 等人 [4] 提出了一种基于隐马尔可夫模型（HMM）的流程分析方法，该方法结合了器械使用信号和腹腔镜图像这两个视觉特征，需要对相机是否在患者体内，以及剪辑是否在视野内进行判断。Blum 等人 [5] 提出使用器械工具视觉特征进行分析，使用主成分分析方法对视觉特征进行降维。

前文提到的胆囊切除手术视频公开数据集 Cholec80，同样提供了手术阶段标注，被广泛应用于手术流程分析。除此之外，人们还普遍使用 MICCAI 2015 期间提供的 EndoVis 工作流程挑战公开数据集进行手术流程分析，其包含七个胆囊切除手术视频。同样地，这些视频以 25fps 的速率进行采样并以 1fps 的速率进一步处理。由于 EndoVis 数据集规模相对较小，且器械类别和视觉外观与 EndoNet 略有不同，故一般用于手术流程分析。表 6.2.1 给出了 EndoVis 数据集标注的手术流程阶段。

表 6.2.1 EndoVis 数据集手术流程阶段划分标准

ID	手术阶段	持续时间 /s	ID	手术阶段	持续时间 /s
P0	放置套管针	180±118	P5	胆囊定位	391±246
P1 和 P2	准备工作	419±215	P6	止血操作	336±62
P3	裁剪与切割	390±194	P7	引流与封闭	171±128
P4	胆囊切割	563±436			

对比表 6.2.1 可以看出，EndoVis 数据集划分的阶段 3 和 Cholec80 相比，时间范围更长，这是基于以下事实，即 Cholec80 通常在胆囊三角结构明显暴露时将手术流程标记为阶段 3，故在 EndoVis 的数据集标注标准下，阶段 3 包含了额外的解剖步骤。其阶段分布如图 6.2.1 所示。

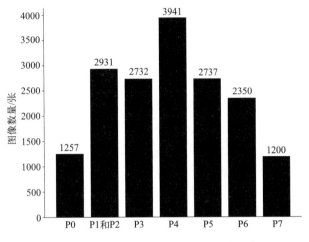

图 6.2.1　EndoVis 数据集手术阶段分布示意图

6.2.2　基于时序信息的手术流程分析策略

自动化的手术工作流程分析和理解可以帮助外科医生标准化手术执行规范，并提供术后评估建议和数据归档索引等支持。对于流程分析任务而言，手术阶段的识别除了受到烟雾、相机抖动、高光等噪声的限制外，图像间的相似性也会影响到识别的准确性。如果只利用单帧图像的信息进行识别，视觉特征相似的影像很可能会误判为同一阶段。因此，需要结合时序信息对手术视频进行序列建模，以提高阶段识别的精度。

（1）基于时序建模的手术流程分析

现有研究普遍使用卷积神经网络提取更多可分辨的视觉信息来识别手术阶段。鉴于手术视频是序列数据，一些研究关注于从视频帧中提取不同层次的视觉特征，然后对帧间时序信息进行建模以提高识别精度，诸如随机森林模型[6]、条件随机场[7]和隐马尔可夫模型[8]。然而，这些方法大多是预先定义好结构的线性模型，不能实现端到端的学习和优化。为了解决这一局限性，考虑使用卷积神经网络与循环神经网络结合的方法构建手术视频流程分析模型。

为了充分利用视觉和时序信息的互补性，产生更具区分度的时空特征，可以利用深度残差网络（ResNet）和长短期记忆（LSTM）网络分别提取图像特征和时间相关性。使用残差网络可以从视频帧中提取高度区分的浅层视觉特征与深层语义特征，在此基础上可以进一步建立时序分析非线性模型，使用循环卷积网络抽取时序特征。通过以端到端的方式进行训练，可以使得视觉表征与时序感知能力在学习过程中得到联合优化，生成视觉编码空间和时序信息结合的高级融合特征。

① 视觉特征提取　准确提取输入视频视觉特征对于阶段识别而言是至关重要的，它构成手术视频流程分析的基础。考虑到复杂的手术环境，与以往研究采用手动提取视觉特征，或是采用浅层卷积神经网络不同，考虑使用深度残差网络解决这一挑战性任务。

深度残差网络由一组残差块组成。对于给定第 i 个残差块 B_i，其输入和输出记为 x_i 和 x_{i+1}。

使用残差网络的目的，在于显式地使这些层通过残差连接进行参数共享与特征融合，以此降低训练优化难度、提高特征识别精度，而不是通过堆叠网络结构和延长传播路径以获取深度语义信息，计算方式如下所示。

$$x_{i+1} = W_s x_i + F_i\left(x_i; \{W_i\}\right) \tag{6.2.1}$$

式中，F_i 表示残差连接映射关系；W_i 表示关联残差块的连接权重；W_s 表示从输入维度到输出的维度转换参数矩阵。每个残差块包含三个卷积层，每个卷积层之后都连接了归一化层和非线性激活层。在最末卷积层之后使用捷径连接结构和逐点求和方法，构建残差块之间的连接。通过分层堆叠残差块，可以显著地增加网络深度。在网络开始处还需要加入卷积编码层和最大池化层，执行下采样操作进行预处理。

② 时序模型构建　由于视频数据的连续性，时序信息为手术阶段识别提供了有效的上下文信息。通过联合考虑给定视频帧与相邻帧间的依赖关系，可以有效提升阶段识别的准确率。将从上述残差网络获得的视觉特征按照序列顺序输入长短时记忆网络，利用其存储单元保持相邻帧的短时特征与时序范围内的长时关联，利用时间相关性构建时序模型。长短时记忆网络使用输入门、遗忘门和输出门来调节存储单元与其时序环境间的相互作用。

通过将视觉特征与时序信息融合，可以使手术视频阶段识别的预测结果更加准确。然而一个手术视频通常包含许多静止帧、轻微运动帧以及每个阶段之间的运动模糊，这些影像都很难被准确识别。由于大多数手术视频的结构顺序都遵从特定的手术工作流程，因此可以从中获取一些先验序列信息。故在序列分析时可以根据前序帧的预测概率对当前帧进行校正，通过提高模型的运动敏感性，采用先验知识推理的方法提高预测的一致性。

上述利用卷积神经网络提取视觉特征、利用循环神经网络提取时间相关性的手术视频流程分析方法，可以有效获取高质量的时空信息，深入挖掘视觉特征和时间特征之间的交互关系，在 Cholec80 公开数据集上取得了较好的结果。

（2）基于时间卷积的手术流程分析

上述基于时序建模的手术流程分析策略通过构建非线性时序依赖模型抽取有效信息，依赖于卷积神经网络等模块对视觉特征的有效提取，容易丢失一些运动特征。现有的一些研究，如时间卷积与空洞卷积，使得视觉特征提取网络同样能够理解时序信息。

通过整合视觉卷积神经网络和时间卷积网络，可以优化从手术视频中学习到的视觉特征和时间特征，形成一个时空互补的体系结构。其中，时间分支负责学习相邻帧之间的时序特征，用于产生更具有区分度的时空特征；而并行的视觉分支则专注于捕捉每个帧的浅层视觉特征和深层语义特征，挖掘视频影像自身所提供的有效信息。使用端到端的方式进行训练，将视觉特征与时序特征互补结合，通过正则化等策略进一步学习低置信度样本，提升网络的泛化能力。

① 视觉特征提取　在手术视频影像送入视觉特征提取网络之前，可使用多层感知机进行压缩编码，减少后续特征提取网络的输入规模和参数量，提高计算和优化效率。其输出特征图分别作为视觉特征提取与时序特征提取的输入，送入两个分支模块。

虽然仅靠深层视觉信息不足以描述较为复杂的图像特征，但其在阶段识别任务中的作用是毋庸置疑的。上文所述时间建模策略，采用了现有研究普遍采用的模型构建方法，使用卷积神经网络先提取深层视觉特征，然后使用循环神经网络对时序关系进行建模。考虑将两者设计成并行结构，在获取深层视觉信息时，可以减少时序建模过程中的信息损失。视觉分支负责在双分支结构中获取更深层次的静态视觉语义信息。使用平均池化对视觉特征提取分支的输出特征图进行特征压缩，再接全连接层进行维度变换，使其和时间特征提取分支的输出特征图维度一致。

② 时序特征提取 考虑到图像间的相似性也会影响到识别的准确率，只利用单帧图像的信息进行手术阶段识别，很可能将几乎不具有时间相关性的两个相似图像判定为同一阶段。为了解决上述问题，引入了时间相关性模型提取时序信息。多层残差块的网络结构是一种在视频分析任务中广泛使用的有效结构，在这里作为时序特征提取的基础结构。传统的卷积网络通过卷积核的堆叠来扩大时序感知范围，从而获得更多有用的时序信息，但模型计算量会随着网络层级堆叠而指数级地增加。考虑采用空洞卷积结构单元构建时序建模网络，使用较小的卷积核、有限的网络层数、递增的扩散因子，有效获取更广的邻近帧感知域。

第 r 层时序状态 t 的短时特征 $\boldsymbol{x}_t^r$，其对应结构单元的计算方式 $F_{r,t}$ 定义如下：

$$\boldsymbol{x}_t^r = F_{t,r}(\boldsymbol{X}) = \sum_{i=0}^{k-1} f(i)\,\boldsymbol{x}_{t_i}^{r-1} + b \tag{6.2.2}$$

定义尺寸为 k 卷积核 $f:\{0, \cdots, k-1\}$，$f(i)$ 表示第 i 维对应的子滤波器。$\boldsymbol{x}_{t_i}^{r-1}$ 表示第 $r-1$ 层时序状态为 t_i 的短时特征，当为因果卷积时 t_i 的计算方法为 $t_i = t - id$，可采用非因果卷积，取 $t_i \in \{t-d, t, t+d\}$。

上述方法同样使用了深层视觉语义信息和时序关联信息结合的方法完成手术视频阶段识别任务，通过均方误差损失可以有效减少阶段识别中过拟合的问题。其创新之处在于使用视觉分支与时间分支并行计算的网络结构，能有效提高手术流程分析的准确度。实验表明上述方法可以达到86.2%的准确度，以及83.0%的F1-score，在手术流程分析领域取得了良好的结果。

6.3 手术视频摘要生成

随着数字摄像设备的迭代升级，以及移动互联网、大数据存储等技术的发展更新，视频数据出现爆发式增长，每时每刻都有新的视频数据被记录存储。在医学领域，手术视频作为病历数据的构成部分，其作用正日渐凸显。无论是手术质量评估、术后效果预测，还是基于手术直播的教学分享，如何获取长时手术视频中的重要信息、生成易于观看和检索的视频摘要，逐渐成了当下研究的热点。

6.3.1 视频关键帧提取及摘要生成原理

（1）视频摘要生成研究的发展

为了对海量视频进行快速检索和关键信息浏览，需要对视频关键信息和核心内容进行抽象表达。

一种方式是建立视觉索引，抽取关键视频帧来表征视频的关键信息，通常使用边界检测、聚类分析等方式进行处理。上述方法十分有效，但存在明显的局限性：静态的关键信息表达丢失了视频数据中的运动信息，通常需要有明确的镜头边界才能抽取有效的关键帧数据，获取难以应对手术视频中全局长镜头几乎不变，但局部细节如手术器械等频繁变动的场景。

另一种方式是建立视频摘要，使用多个较短的核心片段构建视频摘要，生成视频关键信息的动态表达形式。然而视频摘要生成任务面临许多挑战，尤其是高质量的视频摘要需要具备合理的语义信息，而不仅仅是处理视觉特征。

（2）视频摘要生成研究评估标准的确立

就视频摘要生成研究而言，关键问题在于如何评估视频摘要的质量。早期研究缺少有效统一的标准，通常需要征集一批测试志愿者亲自观看原始视频与生成摘要，采用如下方式之一评估摘要的质量：①基于一组预定的标准，比如摘要对关键内容的覆盖程度、摘要片段的重复程度、摘要的持续时长等，由测试人员进行打分；②向测试人员展示两组不同的摘要，由测试人员选择更好的一组摘要，通常使用均值采样或均值聚类的方法生成对照组。

这些评估方法存在明显缺陷，过度依赖于人为主观判断，成本高昂且带有一定的主观倾向性，评估的结果容易因测试数据、参与人员的不同而受到影响。在理想情况下，上述方法有助于在对照实验中判断哪个摘要更好，但是无法给出高质量摘要的具体评价标准。一些公开数据集的建立解决了上述问题，为视频摘要研究提供了广泛认可的评价方式，并且为之后的研究提供了可操作的数据分析方法。

Gygli 等人[18]建立的视频摘要数据集 SumMe 由 25 段用户视频构成，涉及时事、运动、旅行等多种主题，每段视频的时长为 1～6min，基本信息如图 6.3.1 所示。研究征集了一批志愿者，在心理实验中心完成了对样本数据集的标注。对于给定视频，要求实验人员手动编辑生成覆盖大部分核心内容的摘要。视频以随机顺序显示，不包括音轨信息，以确保受试者仅根据视觉刺激进行关键信息的选取。共有 19 位男性和 22 位女性受试者，每个视频由 15～18 位受试者进行手动摘要生成，要求生成摘要的时长为源视频的 5%～15%。

Name	Camera	Length	# of subj.	Summary length [%]	Segments avg. #	avg. length	human consistency f-measure	Cronb. α
Base jumping	egocentric	2m39s	18	13.8±2.0	5.7±2.2	4.5s	0.26	0.77
Bike Polo	egocentric	1m43s	15	12.3±3.4	3.9±1.4	3.8s	0.32	0.83
Scuba	egocentric	1m14s	17	13.2±2.0	3.5±1.3	3.4s	0.22	0.70
Valparaiso Downhill	egocentric	2m53s	15	13.6±1.9	7.7±4.0	4.2s	0.27	0.80
Bearpark climbing	moving	2m14s	15	14.4±1.0	5.1±2.2	4.7s	0.21	0.61
Bus in Rock Tunnel	moving	2m51s	15	12.8±3.3	5.7±2.7	4.5s	0.20	0.57
Car railcrossing	moving	2m49s	16	13.2±2.0	4.9±2.0	5.4s	0.36	0.78
Cockpit Landing	moving	5m2s	15	12.8±2.6	7.3±2.9	6.7s	0.28	0.84
Cooking	moving	1m27s	17	13.8±1.3	3.2±1.1	4.3s	0.38	0.91
Eiffel Tower	moving	3m20s	15	11.8±2.9	5.5±2.3	4.6s	0.31	0.80
Excavators river cross.	moving	6m29s	15	14.0±1.2	9.9±4.7	6.9s	0.30	0.63
Jumps	moving	0m39s	15	14.4±1.0	2.9±1.1	2.4s	0.48	0.87
Kids playing in leaves	moving	1m46s	15	13.2±2.4	4.2±2.5	4.6s	0.29	0.59
Playing on water slide	moving	1m42s	15	12.6±2.8	5.2±3.2	3.2s	0.20	0.56
Saving dolphines	moving	3m43s	15	13.9±1.3	6.9±2.9	6.6s	0.19	0.21
St Maarten Landing	moving	1m10s	17	13.9±1.1	2.8±1.6	4.8s	0.50	0.94
Statue of Liberty	moving	2m36s	17	10.7±3.5	3.1±1.4	7.5s	0.18	0.56
Uncut Evening Flight	moving	5m23s	14	12.1±2.5	6.3±3.1	7.6s	0.35	0.85
paluma jump	moving	1m26s	15	12.9±1.9	3.1±1.2	4.6s	0.51	0.91
playing ball	moving	1m44s	16	13.9±1.7	4.7±2.5	4.3s	0.27	0.68
Notre Dame	moving	3m12s	15	12.9±2.0	7.6±3.8	4.1s	0.23	0.63
Air Force One	static	2m60s	15	14.0±1.5	5.3±3.0	6.2s	0.33	0.85
Fire Domino	static	0m55s	15	14.0±1.7	4.0±2.0	2.2s	0.39	0.85
car over camera	static (mostly)	2m26s	15	12.4±2.5	4.7±2.7	5.0s	0.35	0.84
Paintball	static (mostly)	4m16s	17	11.5±3.3	5.2±2.2	6.6s	0.40	0.87
Mean		2m40s	16	13.1±2.4	5.1±3.0	4.9s	0.31	0.74

图 6.3.1　数据集 SumMe 基本信息

通过设置心理学指标对实验内容进行分析，结论表明实验人员标注的视频摘要符合普遍情形人类直接判断视频摘要时的预期，故可以使用上述数据集对任意自动构建视频摘要方法进行评价：将自动构建的视频摘要与人工标注产生的摘要进行对比，与让实验人员直接判断自动生成摘要质量，均可证明摘要生成方法的有效性。这意味着研究结论的证实有了明确可操作的评价标准，不再需要征集志愿者进行重复的主观判断。

另外一个被广泛采用的视频摘要公开数据集 TVSum[19]由 50 段视频组成。Yale Song 在论文中指出，由于视频摘要任务的固有主观性，直接获取明确的关键帧标签是不可行的。而征集志愿者进行人为评估，得到的摘要标注可以作为标准标签，反复用于模型性能的迭代与测试。TVSum 数据集采用了和 SumMe 不同的标注策略，要求实验人员对每个均匀长度镜头进行重要性打分，提供 1（不重要）～ 5（非常重要）五个等级评价标准。根据实验经验，两秒的时长适合以良好的视觉连贯性捕捉局部环境的变化，故基本片段的采样时长控制为两秒。特别的是，实验对镜头进行了聚类，以随机的顺序展示了每个集合中的镜头。相较于按时间顺序进行评估，使用随机展示的方式可以得到更为一致和有意义的分数结果。

上述公开数据集也在评价指标上达成了共识，使用加权的 F-score 衡量生成摘要与标准标签之间的相似度，p 表示准确率，r 表示召回率，β 表示准确率所占权重，通常设置为 1。公式如下：

$$F_{\beta} = \frac{1}{N} \sum_{i=1}^{n} \frac{\left(1+\beta^2\right) \times p_i \times r_i}{\left(\beta^2 \times p_i\right) + r_i} \tag{6.3.1}$$

（3）基于镜头切分算法的视频摘要生成

当前研究广泛采用了基于镜头切分算法的视频摘要生成方式。其基本思路大致为：使用镜头切分算法将视频划分为多个简短的基本片段，以片段内所有单个视频帧的抽取概率之和作为当前片段的重要性得分，在时长不超过约束条件的前提下，选取关键片段构建视频摘要，使得生成摘要尽可能地取得更高的重要性得分。从语义角度理解，片段被判定为核心内容的原因有很多，比如体育比赛的亮点、电影的高潮等。

这种摘要生成策略基于下述假设：模型可以从归属于同一类别的视频数据中学习"重要性"这一概念的共性特征。针对特定的手术视频摘要生成任务而言，显然是具备上述基础条件的。手术视频一般均为长镜头，多个视频之间存在显著的全局共性，在摘要生成时主要关注于手术器械等局部细节的频繁变动。

内核时间分割（kernel temporal segmentation, KTS）算法可将视频分为一组不相交的时间片段。与传统的镜头边界检测相比，KTS 算法作为一种基于计算核的变化点检测算法更为通用可信，对于输入正定核定义的帧间相似度矩阵，会输出一组与时间片段边界相对应的最佳变化点。其处理步骤大致如下：首先，使用核函数计算序列中每对描述符的距离；然后针对每个可能的起点、基本片段距离计算片段方差；再使用动态规范化算法使目标函数的输出最小化；最后通过回溯法重构分割点位置。

6.3.2　基于无监督学习的手术视频摘要生成

视频摘要的目的是通过简短的动态表达形式来提升大规模视频浏览的效率，这些摘要需能在有限的时长内充分表示出原始视频信息。尽管一些使用有监督学习的摘要生成方法取得了良好的效果，但这些研究依赖于有限规模数据集、人工标注摘要标签等事实基础，存在训练倾向性与人为主观性。无监督学习在视频摘要领域的应用，打破了人工干预的约束，能够自驱式地在海量视频数据中挖掘关键信息，这为大规模、多场景应用推广提供了可能。

强化学习（reinforcement learning, RL）是机器学习的范式和方法论之一。其主要用于描述和解决智能体（agent）在与环境的交互过程中通过学习策略以达成回报最大化或实现特定目标的问题。智能体以"试错"的方式进行学习，与环境进行交互，通过奖励函数（rewardfunction）等环境提供的强化信号作为动作好坏的评价。如果智能体在执行某个行为策略时使得环境强化信号即奖励函数的反馈值正向增加，那么智能体此后产生这个行为策略的趋势就会加强。强化学习的目标就是在每个离散状态发现最优策略，以使目标期望的奖励总和最大。使用强化学习的好处在于，模型训练过程中不依赖人工标注或人为干预，可有效利用海量数据，构建自适应的模型训练评估方法。许多研究将强化学习方法与计算机视觉联系起来，如 Gygli 等人[20] 结合注意力机制进行图像标题生成，Lan 等人[21] 在行人检测与标识方向进行了探索。

对于视频摘要生成任务，强化学习训练的目标就是不断优化关键帧选择策略，使得评估摘要生成质量的奖励函数反馈值最大。总体而言，基于强化学习的视频摘要生成模型应该具有如下处理流程：摘要生成模块为每个视频帧预测一个抽取概率，表征当前视频帧在强化学习模块执行决策时被判决为关键帧的概率。根据抽取概率分布计算视频帧的重要性得分，经强化学习模块抽取关键帧集合，从而形成视频摘要。上述端到端模型的关键在于强化学习模块奖励函数的制定，需要综合考虑生成摘要的多样性和代表性，以在不受监督的情形下驱动模型训练优化。Song 等人[22] 将强化学习应用到视频摘要生成任务中，以选择指定类别的关键帧，但仍需要人工标注与视频类别信息作为辅助信息。Zhou 等人[23] 提出了更为有效的奖励函数，可以完全不受监督地进行学习，在大规模视频摘要生成任务中更为实用，具有良好的推广前景。

对于手术视频摘要生成任务而言，一种基于强化学习的无监督视频摘要生成模型构建方法如图 6.3.2 所示。采用编码器 - 解码器（encoder-decoder）的结构，编码器通常使用卷积神经网络，从输入视频序列中提取视觉特征，使用特征金字塔（feature pyramid network, FPN）结构则可以进一步提取浅层视觉特征和深层语义特征。解码器通常使用长短期记忆网络（long short-term memory, LSTM）进行时序建模，也可以采用双向循环神经网络（BiRNN）进行处理，每个隐层状态由前序隐层状态和后序隐层状态拼接而成，融合历史信息和未来信息，提取当前视频帧邻近时序范围内的有效信息。使用多层感知的全连接网络对输出特征序列进行处理，为每个视频帧预测抽样概率，通过强化学习执行策略选择关键帧。

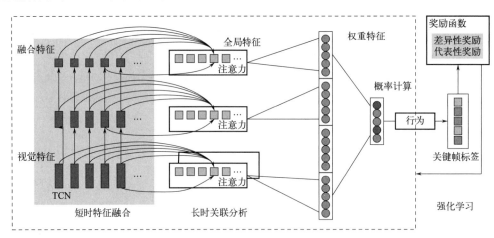

图 6.3.2　基于强化学习的视频摘要生成模型结构示意图

在设计强化学习奖励函数时，从摘要多样性和代表性两个角度进行考量。高质量的视频摘要应当具有代表性，充分提取视频关键信息；同时具有多样性，尽可能减少重复内容的出现，抽取有价值的片段，这样才能最大程度地保留整个视频的有效信息。以 Zhou 等人[23] 的研究为例，对于视频摘要多样性而言，通过衡量特征空间中给定帧之间的相似度差异来评估生成摘要的多样性，如式（6.3.2）所示。令抽取关键帧集为 $S = \{ \boldsymbol{x}_i \mid p_{y_i} = 1, i = 1, \cdots, |S| \}$，那么多样性奖励函数 R_{div} 为所选关键帧之间成对差异的均值，其中 $d(\boldsymbol{x}_t, \boldsymbol{x}_{t'}')$ 表示相似度差异计算方式。

$$R_{\mathrm{div}} = \frac{1}{|S||S-1|} \sum_{t \in S} \sum_{\substack{t' \in S \\ t' \neq t}} d(\boldsymbol{x}_t, \boldsymbol{x}_{t'}) \tag{6.3.2}$$

$$d\left(\boldsymbol{x}_{t}, \boldsymbol{x}_{t'}\right) = 1 - \frac{\boldsymbol{x}_{t}^{\mathrm{T}} \boldsymbol{x}_{t'}}{\left\|\boldsymbol{x}_{t}\right\|_{2}\left\|\boldsymbol{x}_{t'}\right\|_{2}} \tag{6.3.3}$$

对于代表性奖励函数而言，主要用于衡量当前摘要能否充分表征源视频关键信息。可以将其理解为邻域聚类问题：期望模型抽取的关键帧在其所在时序邻域内，和相邻帧之间的均方误差最小。基于上述思路，代表性奖励函数 R_{rep} 计算方式如式（6.3.4）所示。通过这种计算方式，智能体倾向于在特征空间内抽取接近聚类中心的视频帧作为关键帧。

$$R_{\mathrm{rep}} = \exp\left(-\frac{1}{T}\sum_{t=1}^{T}\min_{t' \in S}\left\|\boldsymbol{x}_{t} - \boldsymbol{x}_{t'}\right\|_{2}\right) \tag{6.3.4}$$

简言之，所选关键帧之间越不相似（多样性），越能表征邻近帧的特征信息（代表性），那么智能体在奖励函数上获取到的奖励就越高，表明当前抽取策略可信，驱动模型向该策略方向更新。在训练过程中需要使多样性奖励与代表性奖励保持在相同的数量级，避免某一因素在梯度计算时占据主导地位，否则生成摘要将出现特定的倾向性。上述方法在视频摘要公开数据集上取得了良好的效果，和大多数有监督方法旗鼓相当。

6.4　机器人辅助手术

自从"机器人"的概念提出以后，人们对"机器人"的想象也与时俱进。在影视作品中，经常可以看到，治疗不再需要人进行，而是会有专业的机器人完成对人体的修复工作。

这不是荧幕上的想象，而是对现实的期待。实际上，早在 20 世纪 80 年代，医学界已经开始使用机器人进行手术。工程师们不断进行研究开发，已经将许多的机器人辅助手术技术应用到实际治疗中，这些技术将极大推动治疗的智能化。

6.4.1　机器人手术简介

（1）机器人手术

机器人手术，或者机器人辅助手术，是使用机器人系统完成手术。在实际手术过程中，外科医生并不亲手给患者做手术，而是在控制台通过机器人对患者进行手术。通常，机器人辅助手术与微创手术相关，但也在传统的外科手术中使用。一般而言，外科医生会在患者身体上切出一个微小的切口，并且插入小型化的仪器和高清摄像头。控制台上能够实时传回患者身体的状况，医生根据患者的实际状况操控机器人进行手术。

在临床上，许多的手术已经引入机器人辅助手术。例如，心房隔膜缺陷修复手术、胸腔手术、肠胃上的部分器官切除手术、妇科肿瘤切除手术、骨科方面的膝盖手术。在各个领域，机器人辅助手术都在不断地发展，以帮助外科医生更好、更便利地为患者进行手术治疗。

（2）机器人手术发展历史

自从"机器人"概念出现之后，人们对于"机器人"的想象不断开拓。1985 年，在几位生物医学工程师和工程系学生的工作下，一台能够根据语音命令进行定位患者手术区域并进行操作的机器人投入使用。同样在 1985 年，一个名为"the Unimation Puma 200"的手术机器人，可以用来定位大脑活检的针头。

20 世纪 80 年代末期，英国帝国理工学院开发了一款专门用于前列腺组织切除手术的机器人，即 PROBOT ；同时，ROBODOC 机器人手术系统也在开发中，并于 1992 年引入骨科手术，这也是 FDA 批准的第一个手术机器人。

美国斯坦福研究所在得到 NASA 和 DARPA 的支持下，开发出远程的外科手术机器人系统，即达芬奇机器人手术系统（The da Vinci Surgical System）。而后进一步发展，在腹腔手术、心脏手术和肾脏移植手术上取得成果。2006 年，3 位患者接受了该系统的新技术，进行舌头切除手术，并且在手术后恢复正常。

Zeus 系统于 1998 年推出，该系包括一个外科医生控制台和 3 个台式机械臂，其中两个机械臂用于操作手术，一个用于语音控制和内窥。2001 年，其成功进行了胆囊切除手术，而后于 2003 年在心脏手术上取得重大突破。

如今，在机器学习和深度学习的支持下，越来越多的机器人辅助手术技术不断地被推出，推动着这一行业的发展。

（3）机器人手术未来展望

与传统的方法相比较，机器人辅助手术技术有着明显的优点。外科医生可以通过这项技术，进行远程手术、微创手术，甚至是无人手术。许多手术在其辅助下，可以提高操作的精度、灵活度和控制力，而且可以减少手术的并发症、失血，手术痕迹小，恢复更加迅速。对医生来讲，因为机器人的辅助，可以减缓疲劳，更能够集中注意力。

然而，成本问题一直限制着机器人手术技术的发展。机器设备的成本高达上百万美元，而且每一场手术的费用也可能高达上万元。同时，想要熟练进行操作，需要医生长时间学习。在某些领域，机器人辅助手术技术也未能够达到预期效果，因而发展缓慢。

目前，机器人辅助手术系统，例如达芬奇机器人手术系统和 Zeus 系统，在相关领域都取得了巨大的成功，说明机器人手术的价值巨大。未来，如果能够解决成本问题，并且不断提高精确度，那么机器人辅助手术的潜力将会得到充分释放，让医疗行业迈入真正的数字化、智能化时代。

6.4.2 基于强化学习的机器人辅助手术

（1）强化学习方法

一般而言，机器学习算法都需要先验知识作为最初的数据初始化依据。对于机器人辅助手术技术而言，专业的先验知识由外科医生提供。智能体（agent）观察外科医生提供的动作、状态变化，从中提取出特征来构建自己的状态和动作。

强化学习的研究目标有很多。可以是研究外科医生的行为和状态变化机制；也可以是外科医生的行为奖励机制，从而优化自身的奖励机制；还可以结合贝叶斯框架进行构建内部的隐模仿学习结构，从多个外科医生处学习动作和状态。

在国外，Calinon 与 Bruno 等人 [24]，通过逆强化学习的方法，让柔性机器人模仿学习外科医生的行为，从而学习到外科医生的手术技能。

（2）机器人手术技能评估

目前的机器人手术暂时没有达到预期水准，全自动化的机器人手术还需要更多的探索。对于机器人手术技能的评估，会根据具体的任务进行设计。John Schulman 等人使用缝合的成功率来评估缝合机器人手术算法的效果 [25]。Hermann Mayer 等人利用神经网络让机器人学习微创手术中的缝合过程轨迹 [26]，最终通过计算手术机器人的器械轨迹与数据库采集轨迹之间的距离平方和来评估性能。

本章小结

本书主要介绍人工智能辅助的手术治疗技术，首先介绍了手术器械的目标检测与分类方法，然后描述了基于深度学习的手术流程分析方法，进一步介绍了手术视频摘要的生成方法，最后简述了机器人辅助手术的基本原理。可以预见，人工智能辅助的手术治疗在医学领域具有重要的应用价值。

参考文献

[1] Sznitman R, Becker C, Fua P. Fast part-based classification for instrument detection in minimally invasive surgery[C]// International Conference on Medical Image Computing and Computer-Assisted Intervention, 2014.

[2] Bouget D, Benenson R, Omran M, et al. Detecting surgical tools by modelling local appearance and global shape[J]. IEEE Transactions on Medical Imaging, 2015, 34(12): 2603-2617.

[3] Allan M, Chang P L, Ourselin S, et al. Image based surgical instrument pose estimation with multi-class labelling and optical flow[C]//Medical Image Computing and Computer Assisted Interventions, 2015.

[4] RiekeN, Tan D J, Alsheakhali M, et al. Surgical tool tracking and pose estimation in retinal microsurgery[C]//Medical Image Computing and Computer Assisted Interventions (MICCAI). Springer, Cham, 2015.

[5] Reiter A, Allen P K, Tao Z . Feature classification for tracking articulated surgical tools[C]//International Conference on Medical Image Computing & Computer-assisted Intervention. Springer-Verlag, 2012.

[6] Kranzfelder M, Schneider A, Fiolka A, et al. Real-time instrument detection in minimally invasive surgery using radiofrequency identification technology[J]. Journal of Surgical Research, 2013, 185(2): 704-710.

[7] Neumuth T, Meiner C. Online recognition of surgical instruments by information fusion[J]. International Journal of Computer Assisted Radiology & Surgery, 2012, 7(2): 297-304.

[8] Speidel S, Benzko J, Krappe S, et al. Automatic classification of minimally invasive instruments based on endoscopic image sequences[J]. Proc Spie, 2009, 76(1): 32-49.

[9] Lalys F, Riffaud L, Bouget D, et al. A framework for the recognition of high-level surgical tasks from video images for cataract surgeries[J]. IEEE Transactions on Biomedical Engineering, 2012, 59(4): 966-976.

[10] Twinanda A P, Mutter D, Marescaux J, et al. Single- and multi-task architectures for tool presence detection challenge at M2CAI 2016[J]. arXiv preprint arXiv:1610.08851, 2016: 3.

[11] Sahu M, Mukhopadhyay A, SzengelA, et al. Tool and phase recognition using contextual CNN features[J]. 2016.

[12] Alkire B C, Raykar N P, Shrime M G, et al. Global access to surgical care: a modelling study[J]. The Lancet Global Health, 2015, 3(6):e316-e323.

[13] Attia M, Hossny M, Nahavandi S, et al. Surgical tool segmentation using a hybrid deep CNN-RNN auto encoder-decoder[C]//2017 IEEE International Conference on Systems, Man, and Cybernetics (SMC). IEEE, 2017：3373-3378.

[14] Ni Z L, Bian G B, Xie X L, et al. RASNet: segmentation for tracking surgical instruments in surgical videos using refined attention segmentation network[C]//2019 41st Annual International Conference of the IEEE Engineering in Medicine and Biology Society (EMBC), 2019：5735-5738.

[15] Qin F, Li Y, Su Y H, et al. Surgical instrument segmentation for endoscopic vision with data fusion of cnn prediction and kinematic pose[C]//2019 International Conference on Robotics and Automation (ICRA), 2019: 9821-9827.

[16] LC García-Peraza-Herrera, Li W, Gruijthuijsen C, et al. Real-time segmentation of non-rigid surgical tools based on deep learning and tracking[C]//Care Workshop, 2016: 84-95.

[17] Jin A, Yeung S, Jopling J, et al. Tool detection and operative skill assessment in surgical videos using region-based convolutional neural networks[C]//2018 IEEE winter conference on applications of computer vision (WACV). IEEE, 2018: 691-699.

[18] Stylopoulos N, Cotin S, Dawson S, et al. CELTS: a clinically-based computer enhanced laparoscopic training system[J]. Studies in health technology and informatics, 2016, 94(5): 336-342.

[19] Song Y, Vallmitjana J, Stent A, et al. TVSum: summarizing web videos using titles[C]//IEEE Conference on Computer Vision & Pattern Recognition. IEEE, 2015.

[20] Gygli M, Grabner H, Riemenschneider H, et al. Creating summaries from user videos[C]//Computer Vision-ECCV 2014: 13th

European Conference, Zurich, Switzerland, September 6-12, 2014, Proceedings, Part Ⅶ 13: Springer International Publishing, 2014: 505-520.

[21] Lan X, Wang H, Gong S, et al. Deep reinforcement learning attention selection for person re-identification[J]. arXiv preprint arXiv: 1707.02785, 2017.

[22] Song X, Chen K, Lei J, et al. Category driven deep recurrent neural network for video summarization[C]//2016 IEEE International Conference on Multimedia & Expo Workshops (ICMEW). IEEE, 2016.

[23] Zhou K, Qiao Y, Xiang T. Deep reinforcement learning for unsupervised video summarization with diversity-representativeness reward[J]. 2017.

[24] Calinon S, Bruno D, Malekzadeh M S, et al. Human-robot skills transfer interfaces for a flexible surgical robot[J]. Computer Methods and Programs in Biomedicine: An International Journal Devoted to the Development, Implementation and Exchange of Computing Methodology and Software Systems in Biomedical Research and Medical Practice, 2014, 116(2): 81-96.

[25] Schulman J, Gupta A, Venkatesan S, et al. A case study of trajectory transfer through non-rigid registration for a simplified suturing scenario[C]//2013 IEEE/RSJ International Conference on Intelligent Robots and Systems, 2013: 4111-4117.

[26] Mayer H, Gomez F, Wierstra D, et al. A system for robotic heart surgery that learns to tie knots using recurrent neural networks[J]. Advanced Robotics, 2008, 22(13/14):1521-1537.

习 题

6.1 简述目前手术器械识别的方法及挑战。

6.2 对手术视频数据集 Cholec80 进行分析，采用合适的算法自动识别出使用率前五的器械。

6.3 目前手术自动识别中，手术技能评估的指标有哪些？其有什么优缺点？

6.4 手术流程的识别分析中需要提取哪些要素和信息？

6.5 请总结提取手术视频帧的时间特性及视觉空间特征的基本原理和方法。

6.6 简述手术视频摘要自动生成的意义。

6.7 总结视频关键帧提取及摘要生成的基本原理。

6.8 查阅文献，了解视频摘要生成的主要模型及方法。

6.9 概述手术机器人的发展、应用及目前面临的挑战。

6.10 采用本章介绍的强化学习模型在 SumMe 数据集上尝试进行初步的视频关键帧抽取和摘要生成。

第 **7** 章

肿瘤放射辅助治疗

肿瘤发病率的提升已经严重威胁了人们的生命健康，放射治疗（简称放疗）是癌症肿瘤等疾病的重要治疗手段之一。随着人工智能技术不断发展，将计算机技术与放射治疗相结合对肿瘤疾病的治疗具有重要的现实意义。

本章首先介绍肿瘤放射治疗的发展历史与现状、基本流程以及精确治疗的意义和挑战，进一步介绍人工智能在肿瘤放射治疗领域的应用；然后重点介绍质子放疗和重离子放疗两种放射治疗技术，并进行治疗优势分析；最后介绍放射治疗中的靶区勾画技术，描述神经网络在靶区勾画中的应用。

7.1 放射医学

放射医学治疗技术是将电离辐射作为肿瘤治疗的一部分，利用 X 射线或电子束对肿瘤靶区实施电离辐射 [1]，放射线打断细胞核内 DNA 链，阻止细胞分裂增殖 [2]，控制肿瘤细胞生长、转移和扩散 [1]。放射治疗作为肿瘤局部治疗的重要手段，能够与手术相互配合、相互补充，其根本原则是在保证风险器官（organ at risk, OAR）少受或不受辐射损伤的同时让肿瘤组织接受足够致死剂量的辐射。

本节首先对放射治疗进行介绍，主要包括放射治疗的发展历史与现状、分类以及基本流程，并分析了精确放射治疗的挑战和意义；接着介绍了人工智能在放射治疗中的应用。

7.1.1 放射治疗简介

（1）放疗发展历史与现状

1895 年，伦琴发现了 X 线，1898 年，居里夫人分离出来镭，从此电离辐射就被用于治疗恶性疾病 [3]，与此同时，电离辐射的有害效应也体现出来。1920 年到 1930 年，有了可靠的 X 线设备，放疗首次治愈早期的喉癌标志着放射治疗对于肿瘤的治疗迈出了革命性的一步。1953 年，伦敦 Hammersmith 医院安装了一台 8MV 直线加速器，线性加速器进入了人们的视线，这台机器被固定在水平结构上，只提供一束光子。到 1955 年底，已安装了 7 台直线加速器，其中一些具有旋转能力，另外 2 台具有电子束能力，能量范围从 4 ～ 50MeV[3]。1957 年，美国安装了第一台医用电子直线加速器并开始应用于临床。20 世纪 60 年代中期以后，放射治疗开启了直线加速器的时代。

1971 年，Hounsfielld 发明计算机断层成像（computerized tomography, CT）扫描技术 [4]，此技术在 1980 年应用到了医学领域。随着计算机应用的出现，放射治疗学进入了从二维到三维治疗的崭新时代。20 世纪 80 年代，计算机算法和提供射束方向观的新应用计算机算法的放疗计划系统（TPS），推动了多叶光栅（MLC）的出现，照射剂量能够准确地"雕塑"在三维靶区并成功避开风险器官，实现了三维适形放疗（three-dimensional conformal radiation therapy，3D-CRT）。

2000 年早期，在适形外照射技术的基础上，进一步调节分次治疗束流强度，以及应用逆向 TPS 放疗计划来优化治疗的能力，使得临床靶区（CTV）和周围的风险器官有更好的适形，开创了调强放射治疗（intensity modulated radiation therapy, IMRT）。随后的十年又广泛开展了立体定向放射治疗（stereotactic body radiation therapy, SBRT）、3D-CRT、IMRT 和图像引导放射治疗（image guided radiation therapy, IGRT）等主流放疗技术的研究。随后，剂量引导放射治疗（dose guided radiation therapy, DGRT）与自适应放疗（adaptive radiation therapy, ART）又进一步引起广泛研究。

近年来，计算机技术和影像技术不断发展，在二者的辅助下放射治疗工作取得了飞速的发展。放射治疗技术已经从二维转化为三维、四维放疗技术，剂量分配也由点至体积剂量分配。现代放射治疗技术已经成为最重要的肿瘤治疗手段之一。

（2）放射治疗分类

放射治疗有很多种分类方式。根据照射源的位置，可以分为远距离照射和近距离照射，即体外放疗和体内放疗。根据治疗目的，可以分为根治性放疗、辅助性放疗和姑息性放疗。根据治疗精度，可以按如下分类。

① 常规放射治疗　常规放射治疗（conventional radiotherapy）是使用单一的放射线对肿瘤进行治疗。根据临床经验对患者进行固定和定位，进行二维平面的照射，并且只能在二维平面上进行调整来照射几个相对固定的角度，但是射野形状与靶区在三维方向上的形状不完全相符 [1]。

常规放疗技术相对来说简单，其照射野少，计算简单。因为人体肿瘤的形状一般不是规则的，而且往往有正常的组织或器官分布在肿瘤周围，当肿瘤靶区剂量达到致死剂量时，对射线入射路径上正常人体组织和器官的损伤较大，因此放疗时会无法避免对无需照射的健康组织或器官产生一定的影响 [1]。

② 立体定位放射治疗　立体定位放射治疗（SBRT）是基于三维影像、立体定向定位技术，尽量提高靶区的照射剂量，减少靶区外正常组织的受照剂量。射波刀（cyberknife）即立体定位放射手术平台，是典型的全身立体定位放射外科治疗设备 [5]。

③ 三维适形放射治疗　随着计算机和医学数字图像技术的发展，可以准确勾画肿瘤形状。三维适形放射治疗（3D-CRT）利用 CT 图像重建三维的肿瘤结构，能够在不同方向上设置不同的照射野，并采用与病灶形状一致的适形挡铅，使得高剂量区的分布形状在三维方向上与靶区形状一致，同时使得病灶周围正常组织的受照剂量降低。

④ 调强放射治疗　调强放射治疗（IMRT）是三维适形放疗的高级形式，采用了精确的体位固定和立体定位技术。根据肿瘤的三维形状和风险器官具体解剖关系，采用逆向优化的方法，

从多个方向以不均匀强度照射，不仅可以保证分布在三维方向上与靶区形状一致的照射野，还通过各种照射实施方式（补偿器、多叶准直器、螺旋断层等）对束流强度进行调节，对射野内诸点的输出剂量进行调整使照射野内剂量分布更加合理和均匀，保证肿瘤靶区获得预期的足够的照射剂量，而使正常组织的照射剂量尽可能地少。

⑤ 图像引导放射治疗　图像引导放射治疗（IGRT）在调强放疗基础上，充分考虑靶区及正常组织在治疗过程中的运动和分次治疗间的误差（如呼吸运动、日常摆位误差、靶区收缩等）对放疗剂量分布和治疗计划的影响，在患者进行治疗前、治疗中利用各种影像设备（X 线、CT 等）对肿瘤及正常器官进行实时的监控，并能根据器官位置的变化调节照射野，使其与靶区保持一致，进而提高治疗的精确度。

⑥ 剂量引导放射治疗　剂量引导放射治疗（DGRT）是通过剂量校验工具监测，并根据治疗时获得的入射剂量、出射剂量或透射剂量等剂量信息和同时获得的三维影像，计算得到患者在分次治疗间或分次治疗中监测肿瘤和周围正常组织实际接受剂量和计划剂量的偏差，及时进行放疗计划的优化以及修正，从而保证计划剂量与实际接受剂量精确吻合。

（3）放疗基本流程

放射治疗是一个系统工程，涉及肿瘤放疗医生、放疗物理师、放疗技术员等不同的专业工种，要根据患者的不同情况制订个体化治疗方案，主要包括临床评估、位体固定、模拟定位、靶区及器官勾画、计划设计、放疗计划验证、治疗实施、放疗康复和随访等过程。

① 临床评估：放疗医师要详细了解患者的病史病情、体检情况，结合 X 线 /CT/ 磁共振成像等影像学资料和组织病理学及基因检测结果明确患者的临床病理诊断，评价是否有放疗适应证，评估患者对放射治疗的耐受性，确认放疗目的为根治性放疗或者姑息性放疗。

② 体位固定：应用放疗专用的材料让患者的身体在一段时间内保持固定不变，来保证在放疗时患者采取舒适、重复性好且能满足治疗需要的体位。

③ 模拟定位：模拟治疗条件，采用常规模拟机拍片或 CT 模拟扫描大致确定照射野的中心，标记激光线，便于在后续的步骤中，模拟出肿瘤和正常组织的位置。

④ 靶区及器官勾画：放疗医生对肿瘤的精确范围进行勾画，并且要勾画出需要保护的正常组织的范围。

⑤ 计划设计：根据肿瘤各靶区处方剂量和正常组织限制剂量、剂量分割模式，在计算机专用放疗计划系统下计算出每个射野的最佳射束强度分布，保证实际在体内形成的剂量分布与医生的处方剂量接近。

⑥ 放疗计划验证：为保证治疗的准确性，在加速器治疗前，治疗计划要应用验证设备验证。在模拟治疗条件下，拍摄验证片进行照射位置的验证，并利用人体模型使用射线投照后进行剂量的验证。

⑦ 治疗实施：在放疗计划验证之后加速器执行放疗计划，射线引出，在治疗的整个过程中要进行实时监控。

⑧ 放疗康复和随访：定期核对治疗单并对患者进行临床查体以及相关检查，评估疾病变化，记录治疗毒副反应；治疗完成后放疗医师须评定疗效，指导患者的后续治疗及随访。

（4）精确放疗的挑战与意义

精确放射治疗将放射治疗与计算机技术结合在一起，是放射治疗领域不断追求的目标[2]。目前在精确放疗上还有一些方面需要完善：靶区和风险器官轮廓线勾画的准确性。勾画的准确性对放射治疗计划的准确性有直接的影响，因为手动耗时耗力，效率较低，目前临床上更倾向于使用自动勾画方法，以提高放射治疗的效率[2]。

现在深度学习方法在大部分肿瘤和 OAR 上均能得到较好的分割结果，然而在对比度较低、体积较小，尤其是训练数据集不足时的目标分割中效果仍然比较差。减少呼吸运动对放射治疗的影响，一方面可以通过屏息削弱呼吸运动的影响；另一方面要对呼吸运动进行跟踪预测，对放疗剂量在时间维度进行优化，从而实现自由呼吸下的放射治疗[2]。

实现精确放射治疗可以实现将放疗范围精确到毫米放射，在治疗过程中肿瘤区域受到精确的、足够的放射剂量，而避免 OAR 受到过量照射的目标[2]，能够非常有效地杀灭肿瘤细胞，对正常细胞产生的影响非常小。

7.1.2 人工智能在放射治疗中的应用

近年来随着人工智能的不断发展，将深度学习应用于放射治疗领域得到了很多实践。在病灶检出和分类、图像分割、运动跟踪、放疗剂量预测、放疗后果预测等多个方面取得了较为显著的成果[2]。

(1) 靶区及 OAR 分割

在放射治疗中，靶区和 OAR 轮廓线的勾画直接影响放射治疗计划的准确性，并且为确保 OAR 不会因过量剂量照射而引发放疗并发症，在治疗前应准确勾画出 OAR 的轮廓线[2]。谷歌基于 atlas 开发了一套人工智能靶区勾画体系，通过机器学习自动勾画头颈部肿瘤病灶[6]。Sims 等人[7]用 atlas 工具自动勾画患者的脑干、腮腺和下颌骨，将其与手动勾画结果进行比较，结果表明，atlas 自动勾画工具对所研究的器官表现出令人满意的敏感性和特异性。

中山大学肿瘤防治中心孙颖教授团队首次利用 AI 技术，在磁共振（MRI）影像上自动勾画鼻咽肿瘤，为实现精准而又高效的鼻咽癌放射治疗靶区勾画提供了解决方案[6]。Bulat 等人[8]将 CNN 应用于头颈部 CT 图像中 OAR 的分割，几乎所有 OAR 分割精度比传统基于 atlas 的方法具有明显提升，甚至在部分体积较小、对比度较差的 OAR 分割上也有较好结果。视神经的分割 DSC 提高至 64%，但视交叉神经的分割 DSC 仅为 37%。Dolz 等[9]基于 SVM 实现了快速自动的视神经的分割，其 DSC 可达 76%。

(2) 呼吸运动监控

在胸腹部肿瘤的放射治疗中，呼吸运动会导致身体内部器官和肿瘤发生较大的位移和形变，将严重影响放疗的剂量精度。近年来呼吸运动跟踪方法取得了较大发展，部分方法已经成功应用于临床[2]。

Torshabi 等人[10]在射波刀框架下研究了个体表标记点与体内肿瘤基于线性/二次拟合、人工神经网络和模糊逻辑的关联建模，模糊逻辑算法的关联系数较高，然而该算法对初始输入数据较敏感。Ernst 等人[11]基于 19 个红外 LED 标记点对猪的腹部体表与肝部运动的关联性进行研究，通过支持向量回归方法建立关联模型，效果优于传统的多项式拟合建模。

(3) 放疗毒性预测

放疗后的 OAR 毒性与治疗中接受到的累积剂量过高直接相关，因此临床上通常关注放疗中剂量参数与 OAR 毒性之间的相关性。然而临床上为尽量避免 OAR 受到高剂量照射，以最坏的情况考虑 OAR 多分次下所受到的剂量，将多分次的剂量参数直接相加作为累积受照剂量，这显然存在对 OAR 所受剂量的高估，并不能真正代表放射治疗中 OAR 所受到的实际剂量[12]。

7.2　质子放疗与重离子放疗

质子 / 重离子放疗，是运用质子或重离子（射）线治疗肿瘤的一种手段，能够集中能量精准杀灭肿瘤，同时大幅度减少对周边组织的伤害，是现今尖端的放射治疗技术，其具有一系列优势。

7.2.1　质子放疗

（1）研究历史及应用

1946 年 Wilson 首先提出质子束在肿瘤放射治疗上具有一定的潜力，是理论上的初步提出。1954 年，Tobias 等进行了第一例质子射线治疗乳腺癌。此后瑞典、苏联也先后开展了质子治疗的临床研究。1957 年 MGH 和 HCL 共同联手用质子束治疗眼脉络膜黑色素瘤、颅底软骨瘤、脊索瘤、前列腺癌。1961 年，哈佛大学医学院回旋加速器试验室开始以质子治疗脑垂体相关疾病，但由于缺乏精确诊断手段和设备庞大复杂，治疗发展缓慢。1992 年，美国 Loma-Linda 大学启用了医学专用质子装置，开创了质子放疗技术的新纪元，正式宣告质子放疗进入了医学领域，确定其在医学领域应用中的地位 [13]。20 世纪 80 年代以来，由于 X 线计算机断层扫描（CT）和磁共振成像（MRI）等技术在科技先进国家中逐渐普及，质子治疗取得较大发展。

据国际粒子放射治疗大会统计，截止到 2014 年，国际上已经建立 55 个质子治疗中心，主要分布在美国、日本以及欧洲 [14]。截止到 2016 年，全球有超过 45 家质子治疗中心，随着 MRI 引导在光子束放疗中的应用推广，将实时 MRI 引导与质子束治疗相结合的理念逐渐受到重视，即 MRI 引导质子治疗（MRPT）[15]。

（2）质子放射治疗原理

质子束具有独特的物理特性和优越的放射生物学特性，优于传统的光子治疗。

① 质子束的物理学特征　质子是带有 1 个正电荷的粒子，是原子核的组成部分，质量是电子的 1836.5 倍。用于医学的质子来源于氢，氢电离后成为质子，经同步或回旋加速器加速到近光速后应用于治疗各种疾病。质子进入人体的深度取决于它的能量，质子束的最大特征是它进入人体内形成尖锐的布拉格（Bragg）峰，在形成峰之前的平坦段为坪（platuea），峰后则是一个突然减弱陡直的尾，由于 Bragg 峰太尖，所以可将它扩展后形成与肿瘤大小吻合的扩展 Bragg 峰 [13]。

对于小肿瘤，可以根据它在体内的深度选择质子能量，使 Bragg 峰落在肿瘤位置上；对于较大的肿瘤，可以通过调制质子的能量使 Bragg 峰展宽到与肿瘤厚度相当。质子束的能量巨大，在到达靶区的途中与组织形成的散射远小于电子线，在照射区域周围半影非常小。而且质子束峰锐减，所以肿瘤后面与侧面的正常组织可以得到保护，而肿瘤区域前面的受照剂量也只有 X 线、电子线的一半，对正常组织损伤也是非常少的 [13]。

② 质子束的生物学特征　质子的生物效应基本与常规辐射相近或略高。质子束基本上属于低传能线密度（LET）射线，适合用于传统的分次治疗。一般质子束其相对生物学效应为 1.00 ～ 1.25。质子的氧增比与 X 线相似，为 1.00 左右 [13]。

（3）质子放疗技术分类

① 质子立体放射治疗　质子立体放射治疗即质子刀，是质子放疗中最原始的方法。质子刀的原理为使质子束以一定的角度入射，调节质子束的能量，使其 Bragg 峰区落在肿瘤内，然后使病人按一定的回转轴旋转（此时束固定），使得质子束的有效治疗区域（Bragg 峰区）在肿瘤体内相对旋转。在旋转过程中，根据在不同方向肿瘤深度的不同，不断调节 Bragg 峰的深度，以确

保质子的 Bragg 峰区始终在肿瘤内，从而使肿瘤区域比正常组织获得高得多的剂量[13]。

②质子适形及调强放疗　将调强技术引入质子治疗之中，使质子治疗技术更进一步，其目的是使靶区内及表面的剂量处处相等，为此必须能对射野内各点的输出剂量率或强度按要求的方式进行调整。因此引入了调强的概念，称为质子调强放疗[13]。

③质子扫描照射　质子扫描是将从加速器引出的铅笔束通过偏转磁铁实现扫描。线扫描是利用 X 和 Y 方向两块二极偏转磁铁扫描；点扫描是利用一块快脉冲磁铁和一块扫描磁块，配合床的机械运动实现质子的三维治疗[13]。

④较大照射野的质子治疗　通过提供和调节质子的能量及扩展质子的 Bragg 峰，使较大照射野的治疗成为可能。较大的照射野都采用分次照射的方法[13]。

（4）质子治疗装置

质子治疗装置是一套要满足一些医疗条件的极其精密且复杂的系统，涉及物理、辐射防护等多个学科领域，是一个大的系统集成。由质子加速器、能量选择系统、束流运输系统和旋转机架、治疗头和定位准直系统以及剂量验证系统等其他系统组成[16]。

7.2.2　重离子放疗

（1）研究历史及应用

重离子治疗癌症的技术最先出现在美国，于 1975 年进入大众的视野，与此同时美国首次将重离子技术应用于癌症的治疗，开展了临床试验，用氖离子束治疗了第一例病人。在此之后，直到 1992 年中期，其在重症癌症病人的治疗中效果显著。紧随其后，1993 年，日本建成了第一台用于重离子治癌及放射医学研究的重离子设备，在此之后，重离子肿瘤治疗项目快速发展。继日本之后，德国于 1996 年建成重离子束治癌装置，并开创了许多先进的技术，而且还进行了实际治疗并取得显著的成就[17]。

在我国，于 1989 年建成兰州重离子研究装置，成为继德国之后世界上第四个拥有独立研发重离子技术的国家。随后进行了大量的研究工作，包括大量的放射物理、放射生物学实验以及一些治癌技术的预研，为重离子束临床治癌积累了一些必要的基础数据，做了一定的技术准备。2015 年，武威重离子治疗肿瘤中心的重离子加速器成功出束，标志着中国重离子治疗技术进入了一个新的阶段[17]。

目前，重离子放射治疗在多种肿瘤治疗中获得了大量的临床证实。重离子具有独特的生物学特性，不仅可以彻底杀灭肿瘤细胞并避免正常组织受到损伤，而且对抗拒常规放射的肿瘤也能取得良好疗效，对于浅表肿瘤患者和深层肿瘤患者都有着较好的适用性。

（2）重离子放疗原理

所谓重离子是指比质子重的带电粒子，重离子束相比于其他射线具有倒转的深度剂量分布和高的相对生物学效应等优势，会形成与质子相似的 Bragg 峰，同时 Bragg 峰位的深度还可以通过改变入射重离子的初始能量来调节，治疗时把展宽的 Bragg 峰精确地调整到肿瘤靶区，使周围正常组织只受到很少剂量的照射。重离子治疗可将肿瘤置于高剂量、高生物学效应的 Bragg 峰内，靶区前面正常组织处在低剂量和低传能线密度（linear energy transfer, LET）的范围内，受到的损伤极小，靶区后面正常组织被照射的剂量也很低，从而保证在杀死肿瘤细胞的同时，不损伤周围组织[18]。

重离子对癌细胞 DNA 产生直接作用，使 DNA 的双链同时受到损伤，且不受氧浓度的影响，使正常癌细胞或乏氧癌细胞产生不可修复的致死性损伤，可以彻底杀死癌细胞。不同周期时相的细胞对低 LET 射线的放射敏感性差异很大，重离子受细胞周期的影响较小，可以彻底杀灭各个周期的细胞，减少复发和转移的概率。重离子的 Bragg 峰快速跌落即将结束时，有一个很低剂量的尾区，可发射出正电子束，通过正电子扫描仪可以监测到离子束在病人体内的路径。利用这个特性可以在线监控人体内重离子的照射部位，精确地把离子束控制在靶区，这也是其他射线所没有的特性[18]。

（3）重离子治疗装置

为了实现重离子治疗，必须有一套与质子治疗系统相类似，但规模更大的重离子治疗系统。重离子治疗系统的基本构成包括加速器、旋转机架、治疗头和治疗计划系统[19]。

由于重离子束固有的分裂效应，所以不可以使用固定能量输出的回旋加速器，要采用重离子同步加速器，而且由于同步加速器可以调节束流能量，所以不再需要能量选择器。为了使从加速器引出的截面细小的束流能够照射到整个肿瘤的横向尺寸，要将引出的束流扩展成较大且均匀的束流，因此需要束流扩展系统[19]。

同理，为了离子束能够照射到肿瘤的整个纵向深度，还需要能量调制器。因为要能够对肿瘤的束流射程精细调节，在治疗时需要专用准直器和补偿器。除此之外还需要精密定位和门控系统、重离子旋转治疗台以及重离子治疗计划系统等[19]。

7.2.3　质子 / 重离子放疗优势

传统放射疗法的疗效与肿瘤的位置以及肿瘤细胞的耐受性有很大的关系，并且易对肿瘤周围组织造成极大损伤，尤其是对于位置太深或者被敏感性正常组织包围的肿瘤来说，传统放射疗法的疗效微乎其微。而质子 / 重离子由于其独特的物理学和生理学特性，具有传统放射疗法不可比拟的优势[18]。

（1）准确攻击肿瘤细胞，减少周围组织损伤

质子 / 重离子放疗是一种精确控制剂量，对肿瘤病灶实施最大剂量照射的放射线疗法。质子或重离子经由同步加速器被引出射入人体，射线到达病灶的瞬间释放大量能量，这种布拉格峰式的能量释放，高效实现对肿瘤的立体定向爆破，杀灭肿瘤细胞之时，有效保护正常组织，使得患者对同期化疗的耐受性得到明显改善。

（2）对肿瘤具有强大的杀伤力

质子 / 重离子放疗的另一特征是具有强大的肿瘤细胞杀伤能力。肿瘤细胞与正常细胞一样，其基因（DNA）也呈现出双螺旋结构，传统放疗只能切断其中的单链，因此肿瘤存在复发的风险。质子 / 重离子放射治疗在很大程度上可一次性切断双链，并且不受细胞内氧含量以及细胞周期的影响，对肿瘤细胞 DNA 造成不可修复的致死性损伤，减少肿瘤复发和转移的概率[18]。

（3）适应范围广泛

较之普通光子放疗，质子 / 重离子放射治疗因其具有能级高和穿透性强的特点，适应证范围更广。

（4）平均每疗程照射次数少

普通光子放疗平均每疗程的照射次数为 30 次，目前质子放疗平均每疗程照射次数为 22 次，重离子放疗照射次数为 12 次，质子 / 重离子放射治疗效果更优。

（5）没有疼痛，并发症少

质子 / 重离子放疗在治疗过程中和结束后都不会伴有明显疼痛，治疗后也很难出现并发症，如果是肿瘤早期（Ⅰ期），患者甚至可以一边工作一边去医院接受治疗[18]。

7.3 基于神经网络的靶区勾画

随着图像引导技术与自适应放射治疗等技术的不断发展，放射治疗需要准确快速分割医学图像。其中靶区器官轮廓勾画的准确性将影响放射性治疗的结果。当前临床情况下靶区器官主要由医生手动勾画，受到医生经验、精力、状态等相关因素的影响，不同医生对不同病人之间的勾画可能存在较大差异，并且相对效率较低，不可重现，进而可能影响放射治疗结果。因此使用计算机等自动手段，快速准确对患者医学影像进行分割与勾画成为当前放射治疗中重要的研究方向。

近些年来人工智能技术逐渐崛起，计算机对图像的处理能力有着显著的提高，许多研究将人工智能方法应用到放射治疗的相关领域，如病灶的检出与分类、放射剂量的预测、放射治疗后果预测等。深度学习等方法通过现有数据的学习，积累放疗医生的经验，从而实现高效率高精度的智能化放射治疗。

此外在放疗过程中，一些癌症区域如乳腺癌，患者进行呼吸造成目标区域的移动，使得放疗目标区域不稳定，影响到其他组织或器官，影响治疗效果，造成不良影响与后果。因此通过适当的模型方法反馈并预测靶区随呼吸动作的变化情况，实现对靶区的精准治疗，降低放疗对其他器官与区域的影响，有效提高放射治疗的效果，降低负面影响。

本节主要介绍通过人工智能对放疗患者医学影像中靶区与风险器官进行勾画的相关方法，以及预测患者的器官移动情况。

7.3.1 靶区勾画简介

目前，国际上靶区器官勾画以国际辐射单位和测量委员会（International Commission on Radiation Units and Measurements, ICRU）83 号报告（2010 年）[20-21] 为主要标准。本部分将以该报告为基础分别对靶区的基本概念以及勾画方法进行简述。

（1）精确放疗中相关区域定义

ICRU 50 号 [22]、62 号 [23]、71 号 [24]、78 号 [25] 报告对放射治疗相关的肿瘤与正常组织区域进行了界定。其中，放射治疗涉及的区域分为 8 个，分别为大体肿瘤区（gross tumor volume, GTV）、临床靶区（clinical target volume，CTV）、计划靶区（planning target volume, PTV）、风险器官（organ at risk, OAR）、计划风险器官（planning organ-at-risk volume, PRV）、内靶区（internal target volume, ITV）、治疗区（treated volume, TV）、剩余风险区域（remaining volume at risk, RVR）。

各区域之间的关系如图 7.3.1 所示 [26]。GTV、CTV 与 OAR 概念分别代表已知的肿瘤区域、疑似的肿瘤浸润区域以及可能接受照射影响治疗的正常组织，ITV、PTV 和 PRV 为保证 CTV 接受足够的照射剂量并且 OAR 接受量未超过限制。

① 大体肿瘤区 GTV 是指可见的大体肿瘤范围及其所在的解剖位置，应包含原发肿瘤（primary tumor GTV 或 GTV-T）、区域转移淋巴结（nodal GTV 或 GTV-N）及远处转移区（metastatic tumor GTV, GTV-M）。

一般来说，原发灶和转移淋巴结应定义为不同的 GTV，但是特殊情况下，若转移淋巴结无法与原发灶分离，原发肿瘤和淋巴结都应该定义为 GTV[23]。对于多数患者来说不需要对 GTV 进行勾画，该区域主要用于恶性肿瘤，以及一些接受放射治疗的良性肿瘤（如颈动脉血管瘤、垂体腺瘤）等。此外，在肿瘤被完全切除的情况下，也无须对 GTV 进行勾画。在 ICRU 83 号报告中，

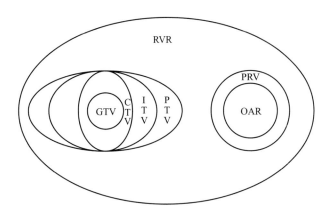

图 7.3.1　肿瘤放疗相关区域关系

鉴于当牵涉到多个 GTV、多种影像模式和多个疗程时，使用 GTV-T/N/M（影像模式，已照射量）的形式进行命名，如 GTV-T（clin, 0Gy）指开始接受放射治疗前肿瘤 GTV 区域评估，GTV-T（MRI-T2, 30Gy）指通过 MRI-T2 加权影像对接受 30Gy 照射的肿瘤 GTV 区域评估。

　　② 临床靶区（CTV）是指包含可见 GTV 和 / 或存在一定转移风险概率需要接受治疗的亚临床病灶。该范围要基于对肿瘤渗透和散布路径发生概率的了解。目前尚未有一个需要接受治疗的统一风险概率标准，一般认定发生概率超过 5% 需要接受治疗。CTV 的描述中并没有包含内部解剖结构的运动，该运动可通过 PTV 概念的引入和勾画予以补偿。当放射治疗过程有多个 CTV 同时被标记时，建议使用与 GTV 相对应的命名方式。

　　③ 内靶区（ITV）是指在 CTV 考虑到因为器官的运动以及 CTV 自身体积、形状位置等不确定性因素而在 CTV 上增加的内部间距。该区域适用于患者 CTV 运动可准确预测的情况。当 CTV 的不确定性占据主导地位或与摆位不确定性相互独立时，需要引入 ITV 帮助 PTV 进行勾画。

　　④ 计划靶区（PTV）是指一个用于治疗计划与评估的几何区域，该区域为保证 CTV 可以吸收足够剂量且考虑到内部和摆位不确定性而设定的外放边界。该区域引入的目的是处理目标区域的几何变化。此外，该区域的设定基于射束与目标区域相对静止，并未考虑到器官的运动以及运动强度变化。若为应用器官运动纠正技术，IMRI 的应用将恶化这种相互作用后果，导致 PTV 局部区域的吸收剂量高于或低于处方剂量。

　　⑤ 风险器官（OAR）指接受照射产生严重并发症并对治疗计划与处方制订有影响的组织区域，也称为关键正常结构。理论上在靶区之外的组织均属于风险器官，但在实际操作中一般认为风险器官的组织靠近 CTV。随着治疗时间的变化，风险器官的位置以及吸收剂量的限值也随时间变化。

　　⑥ 计划风险器官（PRV）指在考虑到治疗过程早中期风险器官位置的不确定性，避免严重并发症的产生而对 OAR 进行适当的外放所形成的部分。通过该区域减少风险器官的不确定性以及位置变化等带来的误差。

　　⑦ 治疗区（TV）指受到放疗技术等其他因素的影响接受处方剂量的区域与 PTV 范围有一定的差距，可能大于或小于 PTV 形成一个简单的几何形状。该区域与 PTV 的关系是用来评估肿瘤局部复发可能性的重要信息。

　　⑧ 剩余风险区域（RVR）指在相同影像层面上，患者内部轮廓内除去 CTV 与 OAR 后剩余区域。该区域主要用于对治疗计划的评估。通过对该区域的吸收剂量进行评估，可发现人体内

高吸收剂量区域。此外，该区域在评估发生晚期并发症风险优化中有重要作用。

（2）靶区勾画准则

靶区勾画即确定肿瘤所在范围，放射治疗过程中根据对靶区的精准定位结果制订放射治疗计划，降低放射暴露遗漏肿瘤的机会，保护正常组织最大限度免受辐射影响。在制订放射治疗计划时首先进行模拟定位，医生将患者固定到特定适于放疗的体位采集计算机断层图像，并与磁共振成像或 ^{18}F- 氟代脱氧葡萄糖正电子发射断层扫描（^{18}F-FDG-PET）图像等医学影像相结合。由于 MRI 在一些癌症（脑癌、前列腺癌等）的软组织影像中具有一定的优势，因此在这些情况下用 MRI 计划扫描代替 CT 计划扫描是可取的 [27]。MRI 影像主要应用于软组织研究，常作为脑组织分割的重要依据。

靶区勾画时常将与肿瘤相邻的、未受累的正常组织边缘包括其中，以解决患者每日摆位的变化、治疗期间器官的位置移动，以及肿瘤范围等不确定性问题。GTV、CTV、OAR 属于肿瘤学以及解剖学概念，在实际治疗计划设计过程中使用 CT 图像对这些区域进行勾画。在监督学习模型中，需要使用已经标记的图片进行训练。了解相关区域勾画知识可在设计模型时引入有效先验信息，从而提升模型准确性。因此在手工靶区勾画与自动化靶区勾画都需要了解相关区域勾画方法。下面将简单介绍 CTV、PTV、OAR 勾画相关内容，具体勾画方法根据肿瘤位置的不同可查阅相关专业书籍。

当前 CTV 的勾画主要依赖于临床经验。对于研究相对透彻的组织部位，医生可以使用较为成熟的模型预测扩散情况，从而较容易确定 CTV 到原发病灶的位置与浸润范围。在原发肿瘤的位置，肿瘤细胞扩散沿着解剖腔隙、受阻于解剖学的天然屏障等原则指导 CTV 范围的确定。已经发表根据存在镜下转移的区域绘制计划 CT 或 MRI 确定边缘的指南，用来指导原发肿瘤和转移淋巴结 CTV 的三维勾画。原则上每个恶性肿瘤的 GTV 都需要勾画相对应的 CTV 区域，也存在多个邻近 GTV 区域确定一个 CTV 的情况。

与 CTV、GTV 不同，PTV 勾画与照射情况有关，该区域的勾画需要考虑肿瘤位置、治疗机器参数等相关信息。为了保证 CTV 区域接受足够的照射剂量，以消除 CTV 位置、大小、形状的变化和患者本身以及射束位置等因素的影响，PTV 是 CTV 的适当外扩。此外解剖位置、相应的预处理方案（肠道处理等）及病人的特征性差异，患者的位置、设备的机械不确定性（机架角、准直器、治疗床等）、剂量学的不确定性（射束的穿射因素）、CT 图像的转换误差和人为因素等，在不同放疗中心、不同治疗机器以及处理方案之间、不同患者之间有着较大差异，而影响 PTV 的外放距离。为保证与其他 PTV、OAR 和 PRV 有重叠区的 PTV 吸收剂量记录准确性，在原发 PTV 勾画时，外放距离不进行折中处理。通过图像引导技术可有效减小 CTV 到 PTV 的外放距离。

环绕 CTV 的 PTV 应该是在三维上进行外放，虽然理论上应该是在所有方向上进行外放，但受计划系统影响，只能从直角坐标系方向上实现并考虑几何误差。为减少系统误差与随机误差对外放距离的影响，已经有多个外放距离的计算公式，如表 7.3.1 所示。

OAR 勾画中组织分类思想非常重要。从功能上分类，器官分为并行器官与串行器官。并行器官或类并行器官被认为包含链式功能单元，为保证器官的正常功能，所有功能单元都必须予以保护，如脊髓、神经与胃肠道等。并行器官或类并行器官指器官彼此功能单元相互独立，如肺与腮腺等。另外一些器官兼有串行与并行器官的特点，如肾脏、肾小球等。

串行器官照射体积对评估器官耐受性影响较小，因此这些器官的勾画程度对治疗的影响较小。对于这些器官在 OAR 勾画过程中一般遵循以下准则：如对头颈部肿瘤的脊髓勾画时，从其

表 7.3.1　CTV 和 OAR 外放距离计算公式的汇总

研究工作	区域	标准
Bel 等 [28]	PTV	0.7σ
Antolak 等 [29]	PTV	1.65σ
Stroom 等 [30]	PTV	$2\Sigma+0.7\sigma$
van Herk 等 [31]	PTV	$2.5\Sigma+0.7\sigma$，或更精确：$2.5\Sigma+1.64(\sigma-\sigma_e)$
McKenzie[32]	PTV	$2.5\Sigma+(\sigma-\sigma_e)$
Parker 等 [33]	PTV	$\Sigma+\sqrt{(\sigma^2+\Sigma^2)}$
van Herk 等 [34]	PTV	$2.5\Sigma+0.7\sigma+3\text{mm}$，或更精确：$\sqrt{2.7^2\Sigma^2+1.6^2\sigma^2}-2.8\text{mm}$
Ten Haken 等 [35]、Smits-Engelsman 等 [36]	PRV（肾脏与肺）	0
Mckenzie 等 [37]	PTV	A
van Herk 等 [38]	PTV（肺）	$0.25A$（脚方向），$0.45A$（头方向）
Mckenzie 等 [39]	PTV	$1.3\Sigma\pm0.5\sigma$

注：Σ 代表系统误差的总标准差，σ 代表随机误差的总标准差，σ_e 代表基于高斯功能射束半影描述，A 代表呼吸运动幅度。

与脑干的连接处到第一胸椎椎体；进行前列腺癌放疗勾画时，直肠应该起自肛门向上到直肠和乙状结肠移行处。

对于并行器官，在操作中应该记录 OAR 勾画区域体积，此外每种正常组织在接受大面积照射的情况下会造成不同反应，通过回顾性临床观察，得到目前风险器官的剂量体积 - 限值。各器官的耐受剂量在剂量和治疗次数发生显著变化时，需要重新进行估算。

相对于并行器官，串行器官外放 PRV 区域有临床意义。实际操作时，因为 PTV 与 PRV 在勾画过程中存在重叠部分，所以为了保护正常组织，将 PTV 与 PRV 分割为小部分并给予不同吸收剂量。TV 区域的处方剂量由放射肿瘤学团队指定，如在 ICRU 73 号报告中规定质子放疗 $D_{98\%}$ 所包含的区域为光子放疗的治疗区。

7.3.2　建模方法

对于所有接受放射治疗的患者，医师都需要手工对规范图像如 CT 或 MRI 扫描逐层绘制靶区以及风险器官（OAR）。因此放疗医师每天需要花费大量时间对病人的病灶区以及风险器官进行勾画，并且对医生的能力有着较高的要求。为提高放射治疗效率，实现精准放疗，许多研究学者将人工智能引入放射性治疗，并取得较好的成果。本小节主要介绍人工智能相关方法在放射区域分割与患者运动监控等方面的应用。

（1）放射区域分割

对于放射治疗中靶区以及风险器官的勾画，从计算机视觉角度来看属于图像分割问题。目前已经有多种商业分割软件（专门用于放射治疗）应用于治疗规划系统中。目前自动勾画系统的主要需求是保证自动勾画效果的准确性，实现风险器官以及靶区的标准化勾画。

传统图像自动分割算法主要使用图像中的轮廓、对比度等图像信息。通过设计者对图像信息的手工提取与处理，实现对目标区域的勾画。其中早期对于图像分割的尝试是通过使用边缘与区域信息，如活动轮廓算法、分水岭算法、启发式边缘检测算法等。后随着统计学的发展，基于概率的分割算法出现并应用到靶区勾画之中，如高斯混合模型、K 近邻算法、贝叶斯分类器等。这些算法可以在图像局部达到较好的效果，但缺乏全局性信息。一些研究学者将相对解剖位置等先验知识引入图像分割之中。

基于图谱的分割算法（atlas based segmentation）[40]是临床中取得较好效果并被广泛应用的算法。该算法使用图像对准算法将目标图像与一个或多个参考图像进行匹配，然后将参考图像的分割区域映射到目标图像中。然而该方法高度依赖于图像匹配策略。也可以使用机器学习算法将图像中的像素直接进行分类。如通过手工设计与提取图像中特征信息，使用支持向量机（SVM）算法实现对像素的分类，进而实现对脑肿瘤的分割[41]；基于图像高层次信息使用随机森林算法对脑肿瘤进行分割[42]，该算法流程如图 7.3.2 所示。

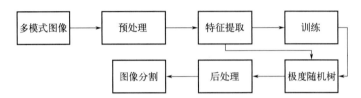

图 7.3.2　基于随机森林的脑肿瘤分割算法流程图 [42]

随着深度学习与卷积神经网络（convolutional neural networks, CNN）的兴起，基于神经网络对靶区与风险区域进行分割已经有许多应用。肿瘤体分割的任务通常更具有挑战性，因为肿瘤的形状、大小、外观和局部，以及缺乏明确的边界，使得这个过程更加依赖于肿瘤学家的知识和经验[43]。在风险器官的分割方面，卷积神经网络在治疗胸椎癌、头颈癌、前列腺癌以及其他更具挑战性的器官（如食管）中展示出更强的竞争力。Lustberg 等人研究[44]表明，基于深度学习的肺部癌症靶区和风险器官勾画与当前临床手工勾画相比，节省 61% 的时间；与图谱分割算法相比，节省 22% 的时间。在靶区勾画方面主要使用的卷积神经网络结构包括 3D-CNN、U-Net、FCN 等。对于 CTV 勾画主要面对的问题有[45]：①因为低能见度与高噪声水平使得 CT 图像中 CTV 边界与正常组织器官边界模糊；② CTV 的勾画依赖于医师的经验与对结构的认识；③ CTV 通常包括潜在肿瘤扩散区或临床组织，这些组织相对难以发现。这些问题成为限制 CTV 区域勾画的重要瓶颈。其中部分深度学习在肿瘤靶区分割与风险器官勾画中应用如表 7.3.2 所示。

表 7.3.2　深度学习在靶区勾画方面的部分应用

研究工作	目的	处理图像	模型结构
Feng 等 [46]	胸部风险器官勾画	CT	3D U-Net
Ibragimov 等 [8]	头部与颈部风险器官勾画	CT	CNN
Cardenas 等 [47]	口咽临床靶区勾画	CT	3D CNN
Gibson 等 [48]	腹部器官分割	CT	Dense V-Networks
Wang 等 [49]	男性盆腔器官分割	CT	CNN
Tong 等 [50]	头颈部肿瘤放疗多器官自动分割	CT	CNN
Men 等 [51]	临床靶区与风险器官	CT	CNN
Zhu 等 [52]	头部和颈部解剖整体分割	CT	AnatomyNet
Dong 等 [53]	胸部多器官分割	CT	U-Net-GAN
Seo 等 [54]	肝和肝肿瘤的分割	CT	mU-Net
Wang 等 [55]	鼻咽肿瘤的肿瘤区域勾画	MRI	CNN

研究工作	目的	处理图像	模型结构
Bi 等[56]	非小细胞肺癌 CTV 勾画	CT	ResNet101
Elguindi 等[57]	前列腺 CTV 勾画	MRI	3D U-Net
Men 等[51]	直肠 CTV 勾画	CT	DDNN
Men 等[58]	鼻咽肿瘤 CTV 勾画	CT	DDNN

有监督的深度学习系统在训练过程中需要使用大量数据进行训练。相对而言，医学影像出于患者隐私等相关因素一般较难获得。并且训练图像一般需要进行手工标注与勾画，在前期花费大量的人力。随着深度学习以及开源社区的不断发展，一些挑战比赛或开源项目提供肿瘤化疗相关数据集供下载，如 SegTHOR 2019[59] 包含了 60 例患者胸部 3D CT 扫描，并将其分为训练集与测试集，分别为 40 例与 20 例，其中风险器官已经由放射治疗相关专家进行勾画，主要分割器官包括食管、心脏、气管与主动脉。其中两侧患者的 OAR 勾画情况如图 7.3.3 所示。

2017 AAPM Thoracic Auto-segmentation Challenge 数据集[60] 中提供了肺部相关风险器官勾画的有关 CT 影像，该数据集已经对食管、心、左右肺、脊髓等进行了勾画与标注。AAPM RT-MAC Grand Challenge 2019[61] 提供了头颈部 MRI 图像，该数据集包括 55 位患者的 MRI 图像，并由 MD Anderson 癌症中心对图像进行了手动的轮廓勾画。其中主要区域为腮腺、颌下腺、二级淋巴结与三级淋巴结。

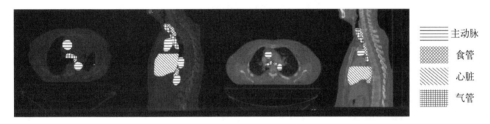

图 7.3.3　SegTHOR 数据集中两例患者的 OAR 勾画情况
每例患者图左侧为水平面 CT 影像，右侧为矢状面 CT 影像[59]

虽然使用深度学习在一些器官的临床靶区与风险器官勾画取得了较好的效果，但仍有一系列实际问题在分割过程中需要进行考虑，如不同 OAR 在图像中其对比度、形状等方面特征不同，医学影像范围过大等问题。在原图像上实现快速准确的多区域勾画仍是一项具有挑战性的任务。此外医学影像数据图像语义信息较为简单，即结构单一、数据量较少，对于同种器官可以有多种不同的医学图像；需要模型输出结果具有可解释性。这些问题给自动勾画模型设计带来挑战。

（2）运动监控与追踪

在放疗过程中如乳腺、肺部、支气管等的相关肿瘤受到脉搏、呼吸等影响，造成放射目标区域的移动。不同器官的运动频率不同，胸腹部肿瘤运动频率大于 25Hz，相对较高；呼吸和心脏运动频率为 0.1 ~ 5Hz，相对较低。诊断与放射治疗效果受到呼吸运动效果影响较大。为消除运动影响，目前主要的一种方法是扩大计划靶区体积，该方法可能对正常器官或组织造成不良影响；另一种方法为通过运动补偿方法减少运动对于放疗结果的影响。

目前，对于呼吸预测，主要有线性模型方法与非线性模型方法[62]。在线性模型方法方面，Bailes 等[63] 使用统计方法，假定目标区域位移与一个或多个因素变成线性关系，通过如最小二乘法等相关方法进行拟合。该方法存在的问题是在假设前提错误情况下不能得出准确结果，并且线性模型缺少鲁棒性。

Ernst 等 [64] 和 Hong 等 [65] 引入卡尔曼滤波器 [66] 实现对呼吸的实时预测。卡尔曼滤波器采用递归结构，利用线性系统状态方程，通过系统输入输出观测数据，对系统状态进行最优估计。该方法的两个主要缺陷是该系统中输入输出量都是线性关系（假设置信状态是高斯分布的）；并且该方法一些超参数需要进行手工设置。Bauer 等 [67] 将 ARMA 模型应用到呼吸预测算法中，该算法将呼吸曲线的过去值、过去误差、当前值的线性组合进行输出，进而预测呼吸运动曲线。但是该方法对于一段时间后的呼吸曲线预测结果相对较差。

呼吸运动预测不具有明显的线性特性，使用非线性的方式对其进行建模与预测可有效提高其准确性。目前人工神经网络在非线性系统建模方面有着一定的优势，因此近些年来应用人工神经网络实现呼吸预测成为重要的研究方向。

为了预测肺肿瘤位置的内在与外部运动，Park 等 [68] 开发了一种神经网络，使用从射波刀设备上收集的 130 名患者的呼吸数据对模型进行训练。该网络主要包括两个部分：基于呼吸相似度对呼吸运动进行聚类，使用 FDL 网络对三个维度的运动进行预测。

此外使用 MLP-NN[69] 可对线性与非线性呼吸信号进行有效预测，但该模型容易陷入局部极小值以及过拟合等问题。呼吸信号一般随着时间发生变化，如情绪、身体状况等患者情况可能影响治疗时的呼吸信号变化。使用固定模型预测精度，随着时间变化，精度逐渐降低。使用循环神经网络（recurrent neural network, RNN）等相关网络结构，充分利用呼吸信号的当前输入信息以及历史信息，从而实现对于时序信号的拟合与估计。

训练有监督的呼吸信号预测模型也需要使用一定数量的数据进行支持。如为研究体内体外呼吸运动数据之间的关系，可使用德国吕贝克大学机器人与认知系统研究所的开源数据集 [70]。该数据集采集自 7 名志愿者，分别采集其体内与体外运动情况，数据采集频率为 20Hz，包含 7 条从头到脚方向的内外同步呼吸信息。

7.3.3 模型框架与模型训练

本小节选择人工智能在放射医疗中具有代表性的算法进行详细介绍，重点说明神经网络在放射治疗风险区域分割中的应用。

在图像分割勾画的问题中，勾画结构一般与输入图像为相同分辨率，因此一般采用编码器 - 解码器结构。即编码器通过卷积操作提取图像信息，并使用下采样操作实现对图像局部信息以及全局信息的压缩与提取，将高维度图像转换为相对维度较低的特征向量或特征张量。解码器通过输入编码器提取的特征向量或特征张量，通过进一步的卷积、上采样如线性插值等操作将特征转换为目标图像。如 FCN[71] 网络架构（图 7.3.4）与一般卷积神经网络结构相比，将全连接层替换为卷积层，实现图像特征提取，最终使用上采样与卷积操作实现像素分类，进而实现图像分割。

因为 FCN 直接通过一级上采样实现低维度特征到像素分类信息的转换，使得对于不同粒度信息使用相同方式进行处理，造成整张图像细节信息缺失，在医学影像可能因为风险器官所占面积过小而无法实现勾画，影响勾画准确度。U-Net 在 FCN 结构的基础上，对解码器的上采样阶段采取分级策略，使用多个上采样，逐级恢复原始图像分辨率，进而实现目标区域的勾画与分割。此外，在解码器与编码器中引入跨越连接，将解码器中的输出图像拼接到编码器之中，在相同分辨率的图像之间充分交换图像信息，改善上采样过程中信息不足的问题，提高分割精度。在 U-Net 结构基础上，为充分利用信息，提高精度，增强模型可解释性，提出了 U-Net++、

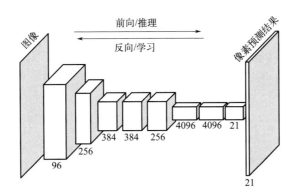

图 7.3.4　FCN 网络架构 [71]

Y-Net、M-Net 等深度学习网络。

为更好处理 CT、MRI 等医学图像，结合 3D-CNN 与 U-Net 结构，Milletari 等 [72] 提出 V-Net。V-Net 作为一个端到端全卷积网络，最初被训练用于前列腺 MRI 图像分割。该网络通过同时输入多帧医学影像，充分利用医学影像的三维上下文信息，从而提高勾画精度。其中该网络结构如图 7.3.5 所示。该模型主要用于像素的二元分类，即分割图像前景目标区域与背景其他区域。

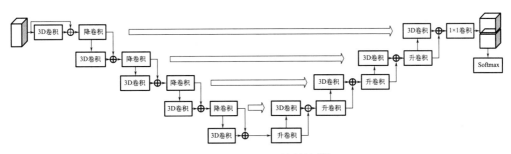

图 7.3.5　V-Net 网络结构 [72]

在放射治疗风险器官勾画中，因为不同器官可接受的放射剂量是不同的，所以需要在同一张图像中勾画出不同区域。以 SegTHOR 挑战中对于胸部放射风险器官勾画使用的多种模型为例，介绍深度学习在风险器官勾画中的应用。

在结合使用 3D-CNN 与 2D-CNN 方面，van Harten 等 [73] 结合两种不同的卷积模型分别对同一患者的水平面、矢状面以及冠状面进行勾画，并结合两个卷积模型的输出作为模型最终输出的结果。其中三维网络使用的是残差全卷积网络，其中该模型输入与输出都为相同大小。该网络输出四个通道分别包含一种风险器官。2D-CNN 网络由 10 层维度不断增加的 2D-CNN 结构组成，用来进行多类分割，最后通过 softmax 函数输出 5 个维度分别代表 4 种风险器官以及背景。在推理过程中，利用水平、冠状和矢状方向的所有 CT 图像输入到网络中进行评估，得到三个三维多类概率图，并将其平均得到每个像素的概率分布，选择其中最大值，作为该像素所属分类。这两种网络框架如图 7.3.6 与图 7.3.7 所示。在训练过程中对 3D-CNN 使用交叉熵作为损失函数，对 2D-CNN 使用 Dice 作为损失函数。

Men 等 [51, 58] 使用深度反卷积神经网络（deep deconvolutional neural network, DDNN）在 CT 图像中对直肠癌与鼻咽癌中 CTV 进行分割，并且在鼻咽 GTV 与 CTV 分割准确性方面优于 VGG 模型。该模型中使用编码器 - 解码器结构，运用卷积与反卷积运算实现 MRI 图像的采样与插值，最终实现对于目标 CTV 的勾画，该网络结构如图 7.3.8 所示。该模型在鼻咽 CTV 勾画性能方面

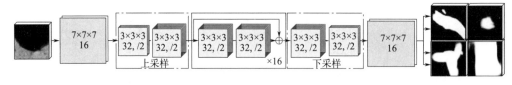

图 7.3.6　3D-CNN 网络架构[73]

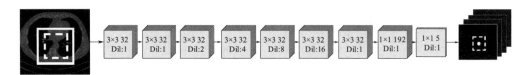

图 7.3.7　2D-CNN 网络架构[73]

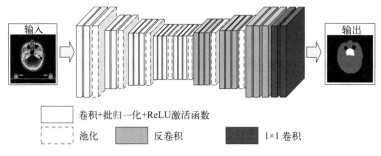

图 7.3.8　DDNN 网络结构[58]

优于 VGG 网络。

　　除上述模型外，可将多种模型结合（如 Dense 与 V-Net 网络结合），或将图像金字塔处理后的数据进行输入以获取不同分辨率图像信息，从而实现对不同大小区域的勾画。此外，GAN 网络也可以有效勾画目标区域并实现对放射剂量的规划。

7.3.4　性能测试与评估

（1）评价指标

　　为评估靶区以及风险器官等相关区域的勾画效果与情况，引入形状相似性系数（Dice similarity coefficient, DSC）、平均表面距离（mean surface distance, MSD）等。通过上述数值展示模型输出结果与真实区域之间的重合程度，进而评估模型性能。

　　其中 DSC 的计算公式如式（7.3.1）所示，式中 X、Y 分别表示真实勾画结果与模型输出勾画结果。计算每张医学影像中两个区域重合部分面积与两者面积总和的比值，从而从面积方面反映模型输出结果重合程度，该数值越大则勾画结果越好。

$$DSC = \frac{2|X \cap Y|}{|X| + |Y|} \tag{7.3.1}$$

　　平均豪斯多夫距离（average Hausdorff distance, AHD）通过统计图像 X 中每个点与 Y 中欧氏距离最近的点距离，对所有点的距离进行平均运算，其计算公式如式（7.3.2）所示。该量度主要应用在边缘像素中，比较两像素之间的重合程度，该数值越小，证明两区域重合度越高。

$$d_{\mathrm{H,avg}}(X,Y) = \frac{1}{|X|} \sum_{x \in |X|} \min_{y \in |Y|} d(x,y) \tag{7.3.2}$$

平均表面距离（MSD）分别计算图像 X 到图像 Y 与图像 Y 到图像 X 平均豪斯多夫距离，后进行算术平均。该指标是医疗图像分割竞赛 CHAOS（Combined Healthy Abdominal Organ Segmentation）中的一个评估指标。

$$MSD = \frac{d_{\mathrm{H,avg}}(X,Y) + d_{\mathrm{H,avg}}(Y,X)}{2} \tag{7.3.3}$$

（2）结果分析

本部分依据于 SegTHOR 数据集上的风险器官，给出勾画结果，主要指标为 DSC（形状相似系数）与 AHD（平均豪斯多夫距离）。文献 [59] 使用 U-Net 网络进行胸部风险器官勾画，并对比是否引入 dropout 策略对于模型性能的影响。结果如表 7.3.3 所示，其中 ± 符号前为数值的平均值，± 符号后为该数值的标准差。

表 7.3.3 U-Net 网络勾画性能 [59]

项目		U-Net 无 dropout	U-Net 使用 dropout
食管	DSC	0.76±0.10	0.79±0.08
	AHD	1.74±2.77	0.94±0.63
气管	DSC	0.85±0.05	0.85±0.04
	AHD	1.32±1.20	1.30±1.12
主动脉	DSC	0.92±0.05	0.91±0.04
	AHD	0.50±0.65	0.77±0.93
心脏	DSC	0.93±0.03	0.93±0.03
	AHD	0.23±0.21	0.25±0.28

通过上述风险器官勾画的 DSC 与 AHD 可以看出，引入 dropout 策略在一些器官的勾画中可以有效提升模型性能。

文献 [73] 分别训练了 3D-CNN 网络与 2D-CNN 网络用于风险器官分割，并尝试结合两者结果，通过设置合理阈值输出最终勾画结果。三种方法在验证集数据上进行测试，其中测试结果 DSC 数值如表 7.3.4 所示。

表 7.3.4 3D-CNN 与 2D-CNN 风险器勾画 DSC[73]

模型	食管	心脏	气管	主动脉
3D-CNN	0.83±0.05	0.95±0.01	0.90±0.01	0.93±0.01
2D-CNN	0.82±0.04	0.94±0.02	0.90±0.01	0.93±0.01
2D+3D	0.85±0.05	0.95±0.01	0.90±0.01	0.94±0.01

可以看出 3D-CNN 对一些器官的勾画性能优于 2D-CNN，结合 3D-CNN 与 2D-CNN 输出结果可以充分利用图像信息，使得模型性能取得进一步提升。对于联合模型，文献 [73] 在测试数据集上进行进一步测试，其中 DSC 与 AHD 如表 7.3.5 所示。

表 7.3.5 2D-CNN 与 3D-CNN 联合模型勾画性能 [73]

性能	食管	心脏	气管	主动脉
DSC	0.84±0.05	0.94±0.02	0.91±0.02	0.93±0.01
AHD	3.4±2.3	2.0±1.1	2.1±1.0	2.7±3.6

在 CTV 勾画方面，文献 [58] 对比 DDNN 网络与 VGG16 网络。通过两个网络在鼻咽总肿瘤体积（GTVnx）、转移淋巴结总肿瘤体积（GTVnd）、临床靶体积（CTV）方面勾画结果，其测试结果如表 7.3.6 所示。

表 7.3.6　DDNN 与 VGG16 在 CTV、GTVnx、GTVnd 勾画的性能 [58]

网络	DSC			AHD		
	CTV	GTVnx	GTVnd	CTV	GTVnx	GTVnd
DDNN	0.826	0.809	0.623	6.9	5.1	25.8
VGG16	0.737	0.723	0.337	11.1	7.7	51.5

通过上述数据可以得出结论，DDNN 网络可有效实现鼻咽癌 CTV 与 GTVnx 分割，GTVnd 分割效果还需要提升，这三种区域的勾画结果与 VGG16 勾画相比，效果有明显提升。可以看出 DDNN 网络勾画区域与手动标注的真实区域重合度较高，在形状、体积、位置等方面与目标值差距较小。

本章小结

本章简要介绍了人工智能在放射治疗领域的应用，重点描述了放疗靶区勾画的各种方法，相关数据证明这些方法可以实现较好的勾画结果，并且显著缩短勾画时间。人工智能在放射治疗应用方面，除进一步提升模型准确性与高效性，还可以引入弱监督学习或无监督学习方法解决数据量不足等问题。此外将放射治疗相关方法作为先验知识用于指导模型构建，提升模型的准确性与可解释性也是未来研究的方向。

参考文献

[1] 董蒙蒙，雷宏昌，杨红卫 . 放射治疗技术发展现状 [J]. 临床医药文献电子杂志，2016(35):7092-7093.

[2] 陈海斌 . 人工智能在放射治疗中的若干应用研究 [D]. 深圳 : 南方医科大学，2018.

[3] Hanson W F. Linacs for radiation therapy, 1978: physical characteristics, miarketing parameters and the "ideal accelerator"[J]. IEEE Transactions on Nuclear Science, 1979, 26(1): 1827-1832.

[4] 高丽娜，陈文革 .CT 技术的应用发展及前景 [J].CT 理论与应用研究，2009, 18(1): 99-109.

[5] 房爱玲 . 一种新型的肿瘤放射外科治疗设备——射波刀 [J]. 中国医疗器械信息，2006, 12(8): 58-68.

[6] 张玉海，李月敏 . 人工智能在肿瘤放射治疗中的研究进展 [J]. 实用肿瘤学杂志，2019, 33(6): 570-574.

[7] Sims R, Isambert A, Vincent Grégoire, et al. A pre-clinical assessment of an atlas-based automatic segmentation tool for the head and neck[J]. Radiotherapy and oncology: Journal of the European Society for Therapeutic Radiology and Oncology,2009,93(3):474-478.

[8] Ibragimov B, Xing L. Segmentation of organs-at-risks in head and neck CT images using convolutional neural networks[J]. Medical Physics, 2017, 44(2): 547-557.

[9] Dolz J, Leroy H A, Reyns N, et al. A fast and fully automated approach to segment optic nerves on MRI and its application to radiosurgery[C]//2015 IEEE 12th International Symposium on Biomedical Imaging (ISBI). IEEE, 2015: 1102-1105.

[10] Torshabi A E, Riboldi M, Fooladi A A I, et al. An adaptive fuzzy prediction model for real time tumor tracking in radiotherapy via external surrogates[J]. Journal of Applied Clinical Medical Physics, 2013, 14(1): 102-114.

[11] Ernst F, Schlaefer A, Schweikard A. Smoothing of respiratory motion traces for motion-compensated radiotherapy[J]. Medical Physics, 2010, 37(1): 282-294.

[12] 后鹏程 . 面向放疗机器人呼吸跟踪的体表呼吸运动建模及表征方法研究 [D]. 苏州 : 苏州大学，2020.

[13] 聂青，康静波 . 质子治疗恶性肿瘤的进展 [J]. 医疗卫生装备，2005, 26(7): 3.

[14] 钱道钧 . 基于服务设计理念的质子治疗设备设计研究 [D]. 武汉 : 华中科技大学，2017.

[15] 商海焦，蒲越虎，王雪桃 . 肿瘤 MRI 引导质子治疗技术进展 [J]. 中华放射肿瘤学杂志，2020, 29(6): 491-493.

[16] 吴军 . 上海先进质子治疗装置旋转机架优化设计 [D]. 上海：中国科学院研究生院（上海应用物理研究所），2015.

[17] 孙睿 . 重离子治癌装置终端设备运维系统研发 [D]. 兰州：兰州理工大学，2020.

[18] 谢俊祥，张琳 . 质子 / 重离子放射治疗技术及应用 [J]. 中国医疗器械信息，2017, 23(1): 1-4.

[19] 刘世耀 . 重离子治疗的物理与生物性能和装置原理 [J]. 现代物理知识，2003, 15(6): 29-35.

[20] Grégoire V, Mackie T R. State of the art on dose prescription, reporting and recording in Intensity-Modulated Radiation Therapy (ICRU report No. 83)[J]. Cancer/Radiothérapie, 2011, 15(6/7): 555-559.

[21] Citrin D E. Recent developments in radiotherapy[J]. New England journal of medicine, 2017, 377(11): 1065-1075.

[22] Jones D. ICRU report 50—prescribing, recording and reporting photon beam therapy[J]. Medical Physics, 1994, 21.

[23] Wambersie A. ICRU report 62, prescribing, recording and reporting photon beam therapy (supplement to ICRU Report 50)[J]. ICRU News, 1999.

[24] Gahbauer R, Landberg T, Chavaudra J, et al. Prescribing, recording, and reporting electron beam therapy[J]. Journal of the ICRU, 2004, 4(1): 1-2.

[25] Newhauser W. International commission on radiation units and measurements report 78: prescribing, recording and reporting proton-beam therapy[J]. 2009.

[26] 王若峥，尹勇 . 肿瘤精确放射治疗计划设计学 [M]. 北京：科学出版社，2014.

[27] Owrangi A M, Greer P B, Glide-Hurst C K. MRI-only treatment planning: benefits and challenges[J]. Physics in Medicine & Biology, 2018, 63(5): 05TR01.

[28] Bel A, van Herk M, Lebesque J V. Target margins for random geometrical treatment uncertainties in conformal radiotherapy[J]. Medical physics, 1996, 23(9): 1537-1545.

[29] Antolak J A, Rosen I I. Planning target volumes for radiotherapy: how much margin is needed?[J]. International Journal of Radiation Oncology* Biology* Physics, 1999, 44(5): 1165-1170.

[30] Stroom J C, De Boer H C J, Huizenga H, et al. Inclusion of geometrical uncertainties in radiotherapy treatment planning by means of coverage probability[J]. International Journal of Radiation Oncology • Biology • Physics, 1999, 43(4): 905-919.

[31] van Herk M, Remeijer P, Rasch C, et al. The probability of correct target dosage: dose-population histograms for deriving treatment margins in radiotherapy[J]. International Journal of Radiation Oncology • Biology • Physics, 2000, 47(4): 1121-1135.

[32] McKenzie A L, van Herk M, Mijnheer B. The width of margins in radiotherapy treatment plans[J]. Physics in Medicine & Biology, 2000, 45(11): 3331

[33] Parker B C, Shiu A S, Maor M H, et al. PTV margin determination in conformal SRT of intracranial lesions[J]. Journal of Applied Clinical Medical Physics, 2002, 3(3): 176-189.

[34] van Herk M, Remeijer P, Lebesque J V. Inclusion of geometric uncertainties in treatment plan evaluation[J]. International Journal of Radiation Oncology • Biology • Physics, 2002, 52(5): 1407-1422.

[35] Ten Haken R K, Balter J M, Marsh L H, et al. Potential benefits of eliminating planning target volume expansions for patient breathing in the treatment of liver tumors[J]. International journal of radiation oncology, biology, physics, 1997, 38(3): 613-617.

[36] Engelsman M, Remeijer P, van Herk M, et al. Field size reduction enables iso-NTCP escalation of tumor control probability for irradiation of lung tumors[J]. International Journal of Radiation Oncology • Biology • Physics, 2001, 51(5): 1290-1298.

[37] McKenzie A L. How should breathing motion be combined with other errors when drawing margins around clinical target volumes?[J]. The British Journal of Radiology, 2000, 73(873): 973-977.

[38] van Herk M, Witte M, van der Geer J, et al. Biologic and physical fractionation effects of random geometric errors[J]. International Journal of Radiation Oncology • Biology • Physics, 2003, 57(5): 1460-1471.

[39] McKenzie A, van Herk M, Mi jnheer B. Margins for geometric uncertainty around organs at risk in radiotherapy[J]. Radiotherapy and Oncology, 2002, 62(3): 299-307.

[40] Sharp G, Fritscher K D, Pekar V, et al. Vision 20/20: Perspectives on automated image segmentation for radiotherapy[J]. Medical Physics, 2014, 41(5)：050902.

[41] Dolz J, Laprie A, Ken S, et al. Supervised machine learning-based classification scheme to segment the brainstem on MRI in multicenter brain tumor treatment context[J]. International journal of computer assisted radiology and surgery, 2016, 11(1): 43-51.

[42] Pinto A, Pereira S, Correia H, et al. Brain tumour segmentation based on extremely randomized forest with high-level features[C]//2015 37th annual international conference of the IEEE engineering in medicine and biology society (EMBC). IEEE, 2015: 3037-3040.

[43] Jarrett D, Stride E, Vallis K, et al. Applications and limitations of machine learning in radiation oncology[J]. The British journal of radiology, 2019, 92(1100): 20190001.

[44] Lustberg T, van Soest J, Gooding M, et al. Clinical evaluation of atlas and deep learning based automatic contouring for lung cancer[J]. Radiotherapy and Oncology, 2018, 126(2): 312-317.

[45] Men K, Zhang T, Chen X, et al. Fully automatic and robust segmentation of the clinical target volume for radiotherapy of breast cancer using big data and deep learning[J]. Physica Medica, 2018, 50: 13-19.

[46] Feng X, Bernard M E, Hunter T, et al. Improving accuracy and robustness of deep convolutional neural network based thoracic OAR segmentation[J]. Physics in Medicine & Biology, 2020, 65(7): 07NT01.

[47] Cardenas C E, Anderson B M, Aristophanous M, et al. Autodelineation of oropharyngeal clinical target volume using 3D convolutional neural networks[J]. Physics in Medicine & Biology, 2018, 63(21): 215026.

[48] Gibson E, Giganti F, Hu Y, et al. Automatic multi-organ segmentation on abdominal CT with dense v-networks[J]. IEEE transactions on medical imaging, 2018, 37(8): 1822-1834.

[49] Wang S, He K, Nie D, et al. CT male pelvic organ segmentation using fully convolutional networks with boundary sensitive representation[J]. Medical image analysis, 2019, 54: 168-178.

[50] Tong N, Gou S, Yang S, et al. Fully automatic multi-organ segmentation for head and neck cancer radiotherapy using shape representation model constrained fully convolutional neural networks[J]. Medical physics, 2018, 45(10): 4558-4567.

[51] Men K, Dai J, Li Y. Automatic segmentation of the clinical target volume and organs at risk in the planning CT for rectal cancer using deep dilated convolutional neural networks[J]. Medical physics, 2017, 44(12): 6377-6389.

[52] Zhu W, Huang Y, Zeng L, et al. AnatomyNet: deep learning for fast and fully automated whole‐volume segmentation of head and neck anatomy[J]. Medical physics, 2019, 46(2): 576-589.

[53] Dong X, Lei Y, Wang T, et al. Automatic multiorgan segmentation in thorax CT images using U‐net‐GAN[J]. Medical physics, 2019, 46(5): 2157-2168.

[54] Seo H, Huang C, Bassenne M, et al. Modified U-Net (mU-Net) with incorporation of object-dependent high level features for improved liver and liver-tumor segmentation in CT images[J]. IEEE transactions on medical imaging, 2019, 39(5): 1316-1325.

[55] Wang Y, Zu C, Hu G, et al. Automatic tumor segmentation with deep convolutional neural networks for radiotherapy applications[J]. Neural Processing Letters, 2018, 48(3): 1323-1334.

[56] Bi N, Wang J, Zhang T, et al. Deep learning improved clinical target volume contouring quality and efficiency for postoperative radiation therapy in non-small cell lung cancer[J]. Frontiers in oncology, 2019, 9: 1192.

[57] Elguindi S, Zelefsky M J, Jiang J, et al. Deep learning-based auto-segmentation of targets and organs-at-risk for magnetic resonance imaging only planning of prostate radiotherapy[J]. Physics and imaging in radiation oncology, 2019, 12: 80-86.

[58] Men K, Chen X, Zhang Y, et al. Deep deconvolutional neural network for target segmentation of nasopharyngeal cancer in planning computed tomography images[J]. Frontiers in oncology, 2017, 7: 315.

[59] Lambert Z, Petitjean C, Dubray B, et al. SegTHOR: segmentation of thoracic organs at risk in CT images[C]//2020 Tenth International Conference on Image Processing Theory, Tools and Applications (IPTA). IEEE, 2020: 1-6.

[60] Yang J, Sharp G, Veeraraghavan H, et al. Data from lung CT segmentation challenge[J]. The cancer imaging archive, 2017.

[61] Cardenas C E, Mohamed A S R, Yang J, et al. Head and neck cancer patient images for determining auto-segmentation accuracy in T2-weighted magnetic resonance imaging through expert manual segmentations[J]. Medical physics, 2020, 47(5): 2317-2322.

[62] 王燃. 基于深度学习的胸腹部肿瘤呼吸运动的实时跟踪方法研究 [D]. 深圳：中国科学院大学（中国科学院深圳先进技术研究院），2019.

[63] Bailes D R, Gilderdale D J, Bydder G M, et al. Respiratory ordered phase encoding (ROPE): a method for reducing respiratory motion artefacts in MR imaging[J]. J Comput Assist Tomogr, 1985, 9(4): 835-838.

[64] Ernst F, Dürichen R, Schlaefer A, et al. Evaluating and comparing algorithms for respiratory motion prediction[J]. Physics in Medicine & Biology, 2013, 58(11): 3911.

[65] Hong S M, Jung B H, Ruan D. Real-time prediction of respiratory motion based on a local dynamic model in an augmented space[J]. Physics in Medicine & Biology, 2011, 56(6): 1775.

[66] Welch G, Bishop G. An introduction to the Kalman filter[J]. 1995.

[67] Bauer S, Berkels B, Ettl S, et al. Marker-less reconstruction of dense 4-D surface motion fields using active laser triangulation for respiratory motion management[C]//International Conference on Medical Image Computing and Computer-Assisted Intervention. Springer, Berlin, Heidelberg, 2012: 414-421.

[68] Park S, Lee S J, Weiss E, et al. Intra-and inter-fractional variation prediction of lung tumors using fuzzy deep learning[J]. IEEE journal of translational engineering in health and medicine, 2016, 4: 1-12.

[69] Tsai T I, Li D C. Approximate modeling for high order non-linear functions using small sample sets[J]. Expert Systems with Applications, 2008, 34(1): 564-569.

[70] Wong J W, Sharpe M B, Jaffray D A, et al. The use of active breathing control (ABC) to reduce margin for breathing motion[J]. International Journal of Radiation Oncology* Biology* Physics, 1999, 44(4): 911-919.

[71] Long J, Shelhamer E, Darrell T . Fully convolutional networks for semantic segmentation[J]. IEEE Transactions on Pattern Analysis and Machine Intelligence, 2015, 39(4):640-651.

[72] Milletari F, Navab N, Ahmadi S A. V-net: fully convolutional neural networks for volumetric medical image segmentation[C]//2016 fourth international conference on 3D vision (3DV). IEEE, 2016: 565-571.

[73] van Harten L D, Noothout J M H, Verhoeff J J C, et al. Automatic segmentation of organs at risk in thoracic CT scans by combining 2D and 3D convolutional neural networks[C]//SegTHOR@ ISBI, 2019.

习　题

7.1 简述放射治疗肿瘤的意义和挑战。

7.2 简述放射治疗的分类及其评价方法。

7.3 人工智能在放疗中有哪些应用？

7.4 简述质子放疗的原理和优势。

7.5 简述重离子放疗的原理和优势。

7.6 靶区勾画对于放疗有何重要意义？评价靶区勾画结果的指标有哪些？

7.7 在放疗过程中，器官或组织运动会造成什么影响？靶区勾画如何解决组织监控与追踪的问题？

7.8 查阅资料，结合表 7.3.2，总结目前深度学习的靶区勾画方法及性能比较。

第**8**章

慢性病饮食推荐

慢性病是严重威胁我国居民健康的一类疾病，已成为影响国家经济社会发展的重大公共卫生问题之一。慢性病患者常常罹患不止单一种类的慢性疾病，多病共存的现象十分常见，这使其防治工作变得愈加困难。慢性病多因饮食而起，因此合理饮食、注重饮食健康是预防和治疗慢性病的重要途径。

本章从慢性病角度出发，首先介绍常见的慢性病种类及特点，从营养干预的角度说明慢性病的预防与治疗；接着简要介绍基本营养素对人体的重要性，阐述膳食搭配原理；最后描述基于人工智能的食谱推荐方法，对患者的饮食结构进行优化，从而达到使患者营养均衡的目的。

8.1 慢性病概述

慢性病主要包括心脑血管疾病、糖尿病、慢性肾脏病、癌症、慢性呼吸系统疾病等，具有病程长、病因复杂、损害健康等特点。慢性病的发生和流行与社会经济、人类行为方式和饮食结构，以及环境等因素密切相关，合理饮食与营养干预是慢性病防治的重要措施。不同的慢性疾病营养和饮食指导原则不同，如高血压需要低盐饮食，糖尿病需要控制能量摄入并合理选择食物种类，慢性肾脏病需要低蛋白饮食，糖尿病合并慢性肾脏病患者需要同时兼顾两种疾病的饮食治疗原则，当患者合并多种慢性病时饮食调整原则尤为复杂。

本节重点介绍高血压、糖尿病与慢性肾脏病三类慢性病，首先简要介绍病种的类型、病因以及临床表现，接着阐述医学诊断标准，该标准也用于 8.2 节中，最后从营养治疗角度详细介绍慢性病患者的营养治疗原则，为 8.3 节提供营养素指标量化标准。

8.1.1 高血压

(1) 概述

高血压[1]是以收缩压或舒张压增高为主要特征，可伴有心、脑、肾等器官的功能或器质性损害的临床综合征。高血压是常见的慢性病，也是心脑血管疾病最主要的危险因素。原发性高血压是病因不明、以血压升高为临床表现的综合征，占所有高血压病例的 90% ～ 95%；剩余 5% ～ 10% 为继发性高血压，是某些疾病（如慢性肾脏病、内分泌疾病等）的临床表现。高血压可以发生于任何年龄，但随着年龄的增长，患高血压的风险也会增加，同时基因与环境因素也可导致高血压。

高血压患者的临床表现各异。早期高血压患者并无明显症状，部分患者出现头痛、头晕、注意力不集中、记忆力减退等症状；冠心病患者可能发生心绞痛，高血压的症状还表现为运动系统异常，如肢体麻木，乏力，颈背肌肉紧张、酸痛等。严重高血压可导致疲劳、恶心、呕吐、神志迷乱、焦虑、胸痛和肌束震颤。

（2）诊断标准

根据《高血压基层诊疗指南（2019 年）》[2]，高血压判定标准为：未使用降压药物的情况下，收缩压 ≥ 140mmHg（$1mmHg \approx 1.33 \times 10^2 Pa$）或舒张压 ≥ 90mmHg。若收缩压为 140 ～ 159mmHg 和 / 或舒张压为 90 ～ 99mmHg，则为轻度高血压；收缩压为 160 ～ 179mmHg 和 / 或舒张压为 100 ～ 109mmHg，则为中度高血压；收缩压 ≥ 180mmHg 和 / 或舒张压 ≥ 110mmHg，则为重度高血压。当收缩压与舒张压分属不同级别时，以较高分级为准。患者既往有高血压史，目前正在使用降压药，血压虽低于 140/90mmHg，仍应诊断为高血压。

（3）营养治疗原则

高血压治疗的根本目标是降低血压，降低高血压的心、脑、肾与心血管并发症发生和致死的总危险[1]。高血压患者应积极控制血压，不仅要谨遵医嘱服用药物，更应注意调整生活方式，从日常饮食入手，达到预防与治疗高血压的目的。高血压患者的营养治疗原则具体如下：

① 低盐、高钾饮食　食盐摄入量与高血压病的发生密切相关，食盐中含有的钠离子是引起高血压的高危因素。为预防高血压和降低高血压患者的血压，钠的摄入量应减少至 6g/d，尽量避免含盐量高的加工食品，如咸菜、各种腌制品等，酱油、味精等调味品中也包含大量的氯化钠，烹调时应尽可能减少它们的用量。

钾元素具有一定的降低血压和保护心脏的功能，在进行低钠饮食的同时需适当补充钾的摄入，增加富含钾食物（新鲜蔬菜、水果和豆类）的摄入量，肾功能良好者可选择低钠富钾替代盐。

② 控制能量摄入　超重和肥胖是导致高血压升高的重要原因，衡量二者最简单的生理测量指标是体质指数 BMI 值。成年人 BMI 值等于或大于 $25kg/m^2$ 时，为超重，等于或大于 30 时，为肥胖，需要控制体重。最有效的减重措施为控制能量摄入和增加体力活动。在饮食上，须控制热量的摄入，尽量少吃单糖类食物，避免血脂升高；多吃植物纤维较多的食物，如燕麦、玉米等。

③ 控制脂肪和胆固醇的摄入　脂肪摄入过多，可引起肥胖症和高血压，高血压病是冠心病的主要致病因素之一。长期进食高胆固醇食物，多余的脂肪、胆固醇不仅会造成血液黏稠，降低血液流量，也会堆积在血管壁，诱发动脉硬化，增加血管阻力，促使血压升高，故摄入过多的动物脂肪和胆固醇对高血压病防治不利。

高血压患者每日脂肪摄入应占每日总能量的 25% 以下，烹调时多选用植物油，如花生油、菜籽油、芝麻油等，少吃油炸的食物，主张多采用炖、煮、清蒸、凉拌等烹饪方法，少吃各类肥肉及动物油脂。胆固醇每日的摄入量应限制在 300mg 以下，少吃动物内脏、鸡蛋黄、鱼子等含胆固醇高的食物。

④ 多吃水果、蔬菜　水果中含有较为丰富的维生素，多吃绿色蔬菜和新鲜水果，有利于心肌代谢，改善心肌功能，促进血液循环，促使胆固醇的排泄，防止高血压病的发展。

8.1.2 糖尿病

（1）概述

糖尿病[3]是碳水化合物、蛋白质和脂肪代谢受损的常见慢性综合征，是由胰岛素分泌不足或靶组织胰岛素抵抗所致。临床表现为"三多一少"，即多尿、多饮、多食、消瘦，可并发眼、肾、神经、心脏、血管等组织的慢性损伤，病情严重时可发生急性代谢紊乱，如酮症酸中毒、高渗性昏迷等。作为一种常见病、多发病，糖尿病已成为继心血管病和肿瘤之后，排位第三的威胁人们健康和生命的非传染性疾病。

糖尿病可分为 1 型糖尿病、2 型糖尿病、妊娠糖尿病和其他特殊类型糖尿病四种。1 型糖尿病常见于 15 岁以下的青少年，占全部糖尿病的 5% 以下，一般与基因和遗传因素相关，青少年胰岛素分泌缺乏，必须依赖胰岛素治疗维持生命。2 型糖尿病多发生于 40 岁以上的成年人，占全部糖尿病的 90% ～ 95%，其主要原因包括遗传背景，但环境因素更为重要，包括肥胖、高龄、体力活动不足等，均会加重胰岛素分泌障碍和胰岛素抵抗，从而引起糖尿病，大多数患者需口服降糖药或胰岛素治疗。

由于血糖过高，超过肾糖阈，经肾小球滤出的葡萄糖不能完全被肾小球吸收，形成渗透性利尿，故血糖越高，尿量越多。高血糖使血浆渗透压明显升高，多尿使体内水分丢失过多，发生细胞内脱水，加重高血糖，使血浆渗透压进一步升高，刺激口渴中枢，导致口渴多饮[1]。另外，机体不能充分利用葡萄糖，大量葡萄糖从尿中排泄，使能量缺乏进而引起多食。

1 型糖尿病通常发病较急，如突然出现"三多一少"症状，有明显的低胰岛素血症和高葡萄糖血症，临床易发生酮症酸中毒，并合并各种急慢性感染。部分患者血糖波动较大，经常发生高血糖或低血糖，治疗较为困难。2 型糖尿病发病较为缓慢，"三多一少"症状较轻，或仅有疲倦、乏力、体重下降的非典型症状，通常在出现并发症时才被发现。

（2）诊断标准

糖尿病的诊断采用 WHO（1999）诊断标准[4]。有典型糖尿病症状且任意时间血糖水平大于或等于 11.1mmol/L；空腹血糖水平大于或等于 7.0mmol/L；若餐后和空腹血糖达不到上述标准，空腹血糖水平位于 6.1 ～ 6.9mmol/L，则在空腹时服用 75g 葡萄糖后 2h 再测量血糖，血糖水平大于或等于 11.1mmol/L。符合上述三种标准中的任何一条，均可诊断为糖尿病。

（3）营养治疗原则

目前糖尿病的主要治疗措施包括：营养治疗、运动治疗、口服降糖药、注射胰岛素。其中，营养治疗是所有类型糖尿病治疗的基础，是糖尿病自然病程中预防和控制所必不可少的措施。营养治疗原则具体如下：

① 控制能量摄入　合理控制每天摄入总能量，维持标准体重或略低于标准体重。总能量的目标值需根据患者年龄、性别、身高、体重、体力活动量以及病情等综合因素来确定，一般年龄大者较年龄小者需要热量少，成年女子比成年男子所需热量少。

② 合理调整三大营养素的比例　饮食中需合理安排和调整碳水化合物、脂肪和蛋白质的比例，既达到治疗疾病的目的，又满足人体的生理需要。碳水化合物是人体获取能量的主要来源，也是体内多个器官系统的主要能源物质，但碳水化合物摄入过多易影响血糖控制，增加胰腺负担，因此需合理控制每日碳水化合物的摄入量。糖尿病患者饮食中，碳水化合物占总能量的比例应为 45% ～ 60%[5]，推荐选择血糖指数低的食物，如玉米面、莜麦面、小麦粉等。膳食纤维

具有降低血糖和改善糖耐量的作用，同时还可降血压、血脂、胆固醇以及预防便秘，因此推荐患者每日膳食纤维摄入量为 25 ～ 30g/d。

膳食脂肪每日总摄入量应占总能量的 25% ～ 35%[5]，对于超重或肥胖患者，脂肪供能比应控制在 30% 左右。胆固醇摄入过量会导致高胆固醇血症，增加动脉硬化风险，因此对糖尿病患者，应限制胆固醇的摄入量，每日控制在 300mg 以下。

针对肾功能正常的糖尿病患者，推荐蛋白质的摄入量应占总能量的 15% ～ 20%，其中植物来源的蛋白质，如大豆蛋白，相比于动物蛋白更有助于降低血脂水平[5]。

8.1.3　慢性肾脏病

（1）概述

慢性肾脏病（简称 CKD），也称慢性肾衰竭，是由各种原因引起的慢性肾脏结构和功能障碍，定义为肾脏的病理性异常（如血尿或蛋白尿）或肾小球滤过率低于 60mL/（min·1.73m²），持续时间大于等于 3 个月。慢性肾脏病在我国成人中的发病率高达 10.8%，且知晓率低、预后差以及医疗费用高，若不加强诊治和管理，患者最终将发展为终末期肾病，进行费用昂贵的透析与肾移植。

依据肾小球滤过率（GFR）可将慢性肾脏病分为五期，不同阶段患者的临床表现也各不相同。最常见的症状是恶心、呕吐、厌食，CKD2 期患者容易出现的症状是贫血；同时高血压也是CKD 患者容易并发的症状。CKD3 期之前，患者无任何症状，或仅有乏力、腰酸、夜尿增多等轻度不适，少数患者出现食欲减退或轻度贫血。CKD3 期之后的患者，上述症状更为明显，进入末期后则进一步加重，可能出现高血压、严重高钾血症、心衰等并发症，甚至有生命危险。

（2）诊断标准

如表 8.1.1 所示，依据 GFR 指标对慢性肾脏病进行划分[6]，1 期是指有肾损伤证据，2 期为有肾损伤证据并伴有 GFR 轻度下降，1、2 期阶段肾的健康部分仍能完成清除"垃圾"的工作；3 期时 GFR 中度下降，肾脏已不能完成清除蛋白质代谢后的"垃圾"，患者未感觉到明显不适；4 期患者肾功能丢失达到 80% ～ 90%，肾脏清除体内垃圾及排水功能明显下降，毒素在体内蓄积并产生中毒症状；5 期（末期）患者肾功能丢失达到 95% 以上，肾功能基本丧失，毒素和水盐的蓄积可能威胁生命，需采用透析或肾移植等替代治疗。

表 8.1.1　慢性肾脏病分期标准[6]

分期	描述	GFR/［ml/（min·1.73m²）］
1	肾损伤，GFR 正常或增加	≥ 90
2	肾损伤，GFR 轻度降低	60 ～ 89
3	GFR 中度降低	30 ～ 59
4	GFR 重度降低	15 ～ 29
5	肾功能衰竭	<15（或透析）

（3）营养治疗原则

近年的研究表明，营养治疗法在改善慢性肾脏病患者的营养状况，提高患者生活质量及预后方面均有重要作用。为明确 CKD 不同阶段的防治目标，可进行三级预防措施。一级预防通过饮食和生活方式的调整预防 CKD 的发生；二级预防通过饮食和生活方式的调整延缓 CKD 进展，预防高血压、高磷血症等并发症的发生；三级预防则及时检出营养不良并给予适当的干预措施，减少由营养不良所致的死亡。具体的营养治疗原则如下。

① 低蛋白饮食与酮酸饮食结合　限制蛋白质饮食是治疗慢性肾脏病，特别是慢性肾衰竭的一个重要环节。在进行低蛋白饮食治疗时，为防止营养不良，可加入酮酸制剂治疗。研究表明，低蛋白饮食加酮酸制剂治疗可补充机体所缺氨基酸，改善蛋白质代谢；减轻氮质血症，改善代谢性酸中毒；降低血磷，增加血钙，减轻继发性甲状旁腺功能亢进；减少蛋白尿排泄，延缓慢性肾脏病的进展[7]。

CKD营养治疗方案如表8.1.2所示，不同阶段蛋白质的推荐摄入量不一致。针对CKD1～2期的患者，应采用限制蛋白质、低蛋白饮食方案，低蛋白饮食需满足至少50%蛋白质来自优质蛋白，如蛋、奶及大豆制品等，同时也需保证足够的能量摄入。当病情逐步恶化时，患者每日蛋白质进食量逐渐降低，其进食要求也越来越严格，同时随着肾小球滤过率的不断下降，为保证营养均衡，则需进行酮酸制剂的补充治疗。当患者进入透析状态时，对蛋白质的需求也会增加，此时单一的蛋白质饮食已不能从根本上改善患者机体的病理、生理代谢状况，则需补充复方α酮酸制剂以满足身体代谢的需求，改善透析患者的营养状态，提高其生存率与生存质量。

表8.1.2　CKD营养治疗方案[6]

类别	分期	蛋白质 / [g/（kg·d）]	
		非酮酸饮食	酮酸饮食
透析前	CKD1～2期	0.8～1.0	—
	CKD3期	0.8	0.6
	CKD4～5期未透析	0.6	0.3
透析后	维持性血液透析	1.0～1.2	0.075～0.12
	维持性腹膜透析	1.0～1.2	0.075～0.12

② 其他营养素的补充　对包含有高潜在肾脏病发病风险的人在内的健康成年人来讲，每日推荐钾摄入量为4700mg，而高钾摄入对CKD分级较高的患者来说则是一个疾病进展的危险因素，高钾血症是CKD患者常见的并发症，一般对有高钾血倾向的患者，推荐每日钾摄入量小于3000mg。

不同阶段的CKD患者每日钠的摄入量应低于4000mg，有蛋白尿的患者每日推荐量则为3000mg；对有中后期肾脏病的患者，每日磷摄入量应低于800mg；每日钙摄入量不应超过2000mg[6]。当出现贫血时，应补充含铁量高的食物，如豆类、干果等。CKD患者每日脂肪供能比为25%～35%，可适当提高不饱和脂肪酸的摄入量，如用橄榄油或菜籽油替代其他烹调用油。

8.2　慢性病的饮食指导

本节从基本营养素出发，简要介绍其对人体的重要性，分析营养素含量缺失或过量对人体的危害并给出合理的饮食建议；其次介绍膳食平衡宝塔结构，描述每日人体应摄入的食物种类及数量，对合理调配平衡膳食进行具体的指导；接着从医学角度介绍营养配餐知识，针对不同个体，使用食物交换份法对每日三餐进行营养的合理搭配；最后提出个性化饮食推荐方法，从人工智能角度为慢性病患者进行每日食谱推荐。

8.2.1　基本营养素

（1）蛋白质

蛋白质[1]是由氨基酸构成的高分子含氮化合物，平均含氮量是 16%。它是一切生命的物质基础，是机体细胞最基本、最重要的组成部分。成年人体内蛋白质含量约占人体组成的 17%，体内的蛋白质处于不断分解又不断合成的动态平衡之中，借此达到组织蛋白不断更新和修复的目的。

人体内含有十万种以上不同结构的蛋白质，分别具有不同的生理功能，它们相互协作完成复杂的生命活动。合成蛋白质需要一定数量和比例的必需氨基酸与非必需氨基酸。当摄入能量不足时，作为三大供能物质之一的蛋白质可转换为葡萄糖来供给能量，造成蛋白质缺乏。通常蛋白质缺乏与能量不足是并存的，即蛋白质 - 能量营养不良，此时人体出现生长缓慢、体重下降、贫血等现象。慢性肾炎患者长期从尿中丢失大量蛋白质，体内合成机制难以补偿，则会出现低蛋白血症；一些慢性病，如恶性肿瘤因组织蛋白分解过多则会产生恶病质。

蛋白质，尤其是动物性蛋白摄入过多，也会对人体造成危害。其在人体内会以脂肪的形式贮存起来，导致体重增加；同时加重消化系统、肝脏及肾脏的负担，对肾功能不全的人危害更大。东芬兰大学 2018 年 5 月发表的一份报告指出[8]，高蛋白饮食会导致心脏衰竭的风险增加 49%，还有迹象表明，食用大量蛋白质尤其是加工肉类的人，更容易肥胖或患 2 型糖尿病、心血管病与结肠癌。

平衡饮食即可满足人体的营养需求。营养不良的慢性病患者，可选择多吃优质蛋白以维持平衡，如牛奶、鸡蛋、豆制品等；对于单纯性肥胖以及合并高甘油三酯血症者、高胆固醇症者，采用高蛋白膳食有利于减轻体重以及改善血脂情况，并有利于控制减重后体重的反弹，合并慢性病患者则应慎重选择高蛋白饮食。

（2）脂类

脂类[1]包含脂肪与类脂，其中脂肪的主要成分是脂肪酸，必需脂肪酸是人体内不能合成，必须由食物供给的脂肪酸；类脂是磷脂、糖脂和固醇等化合物的总称。脂类是人体重要组成部分，对维持细胞结构与功能有着重要作用。

脂肪受营养状况与机体活动影响较大，成年男子体内平均脂肪含量在 13% 以上。当机体能量不足时，脂肪可通过在体内氧化释放能量，其产生的能量高于蛋白质与碳水化合物。人体所需的必需脂肪酸主要由食物脂肪获取，必需脂肪酸可促进发育，维持皮肤与毛细血管的健康，促进胆固醇代谢，防治冠心病等；当人体内必需脂肪酸缺乏时，轻者使皮肤变得粗糙，抵抗力减弱，抵抗疾病能力下降，重者使人发育迟缓，生长停滞。脂肪摄入过量则会加重心脏负担，导致肥胖、心血管疾病和某些癌症发病率的升高。

在日常饮食中，淀粉、糖类与动物脂肪是造成人体脂肪堆积的罪魁祸首，可适当减少这三者的比例，多摄入一些膳食纤维，既可以减脂，也不会堆积新的脂肪；同时可补充足够的不饱和脂肪酸，尤其是 Ω-3 多不饱和脂肪酸，有助于维持体内脂肪酸平衡，调节血脂，降低胆固醇，预防冠心病、高血压、脑中风等疾病。

（3）碳水化合物

碳水化合物[1]由碳、氢、氧三种元素组成，是身体最主要的能量来源，膳食中 40% ～ 80% 的能量来源于碳水化合物。碳水化合物可分为四类：单糖、双糖、寡糖与多糖。单糖主要包括葡萄糖、果糖和半乳糖；多糖是由 10 个以上单糖组成的大分子糖，如膳食纤维、淀粉是具有重要营养意义的多糖。

碳水化合物是人类获取能量最为经济的来源，它在体内消化后，以葡萄糖的形式被吸收，并迅速氧化为人体提供能量。碳水化合物与某些营养素的代谢密切相关，一般情况下人体不易出现碳水化合物缺乏，但可能出现代谢紊乱与胃肠功能紊乱，大脑血糖值降低，导致全身疲惫无力，容易犯困，严重时会引发昏迷；摄入不足也会使得身体燃烧脂肪来提供能量，虽可以减重，也会导致酮体的产生，严重时会造成酸中毒，同时增加糖尿病的患病风险。

在日常饮食中，糖尿病患者应注意"粗细搭配"，即白面包、米粉等高升糖指数食物与燕麦、荞麦等低升糖指数食物搭配，尽量避免吃加糖的主食，保证血糖稳定。避免摄入过度去除纤维的精致淀粉食物，如白米饭、面条等；保留较多纤维的碳水化合物、膳食纤维可降低血糖与胆固醇，改善肠道功能，还可增加饱腹感，帮助减重，降低心血管疾病与糖尿病风险。

（4）矿物质与维生素

矿物质 [1] 是维持正常生理功能和代谢必需的微量元素，包括常量元素和微量元素。常量元素包括钙、磷、钠、钾、氯、镁、硫 7 种，矿物质在体内分布极不均匀，如钙、磷主要存在于骨和牙齿中，铁集中在红细胞，碘集中在甲状腺等。

与其他营养素不同，矿物质本身并不供能，也无法在体内合成，必须从食物中摄取，而且除非排出体外，否则不可能在体内消失，因此矿物质缺乏和过量均会对身体造成损害。钙元素缺乏较为常见，主要表现为骨骼的病变，儿童常发生佝偻病，老年人易发生骨质疏松症；钙摄入过量也会增加肾结石的患病风险。通常钾摄入过度不会导致钾过量，血钾浓度增高一般由补钾过多或排除困难导致，肾功能不全者若每日钾摄入量超过 8000mg，可发生高钾血症。人体一般不易缺乏钠元素，钠在体内并不蓄积，但过量钠可对肾功能不全者产生毒性作用，急性过量摄入食盐可引起急性钠中毒，出现水肿、血压上升等，血压升高进而会引起各类心脑血管疾病的发生。

维生素是维持人体正常生理功能必需的一类有机化合物，既不参与机体组成，也不提供能量。除维生素 D 外，其他的维生素也不能在体内合成或合成量过少，需由食物供给。维生素的缺乏也可能会引起骨质疏松、心血管病、老年痴呆等慢性病。

8.2.2 主食与副食分析

（1）中国居民膳食平衡宝塔

近年来，因营养问题引发的慢性病人数不断攀升，包括高血压、血脂异常、超重肥胖等，甚至某些癌症的发生也与饮食营养因素密切相关。不健康的饮食结构和习惯是引发多种慢性病的原因，也是慢性病自我管理控制不佳的主要原因，因此对慢性病患者来讲，科学的饮食管理至关重要。如图 8.2.1 所示，中国营养学会修订的《中国居民膳食指南（2022）》[9] 提出了食物定量指导方案，并以宝塔图表示。它直观地告诉用户每天应吃的主要食物种类及合理的摄入范围，对合理调配平衡膳食具有指导作用。平衡膳食宝塔共分为五层，每层位置和面积各不相同，一定程度上反映出各类食物在膳食中的地位和比重。

运动和饮食平衡是健康最重要的基础，身体活动能有效消耗能量，促进能量平衡。按照平衡膳食宝塔指示，成年人每天应主动进行 6000 步以上的身体活动，如骑车、跑步等，达到健康最重要的动静平衡。其次是饮水，水是食物消化吸收和营养输送的载体，成年人每天应至少饮水 1500mL，这是身体的基本需求。在高温或强体力劳动的条件下，饮水量还需适当增加。

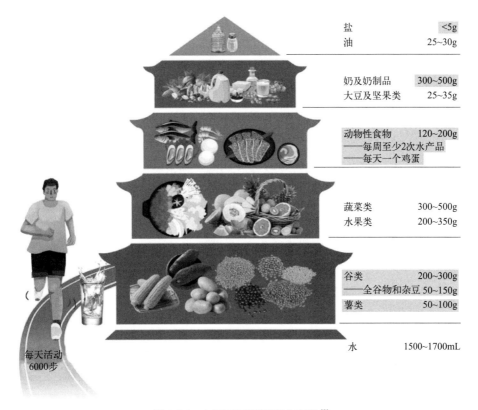

盐　　　　　　　　　<5g
油　　　　　　　　　25~30g

奶及奶制品　　　　　300~500g
大豆及坚果类　　　　25~35g

动物性食物　　　　　120~200g
——每周至少2次水产品
——每天一个鸡蛋

蔬菜类　　　　　　　300~500g
水果类　　　　　　　200~350g

谷类　　　　　　　　200~300g
——全谷物和杂豆 50~150g
薯类　　　　　　　　50~100g

水　　　　　　　　　1500~1700mL

每天活动
6000步

图 8.2.1　中国居民平衡膳食宝塔[9]

除水以外，人体所需的营养素包含蛋白质、脂类、碳水化合物、维生素、矿物质和膳食纤维等，均衡摄入营养素是健康的根本。慢性病突发的主要原因是营养素摄入不均衡，其中最常见的原因是脂肪和蛋白质摄入过量，导致代谢难以正常进行而使其遗留体内形成毒素以致患病，因此调整饮食、进行合理的膳食搭配有助于提升患者免疫力，降低并发症的发生。

膳食宝塔给出各类食物的推荐摄入量，谷类和薯类位于底层，是膳食能量和碳水化合物的主要来源，通常作为每日的"主食"，成人每日谷类摄入量为 200 ~ 300g，每日薯类摄入量为50 ~ 100g。《中国居民膳食指南（2022）》指出[9]，大量研究表明，增加全谷物或谷物纤维摄入，对预防 2 型糖尿病、心血管疾病、癌症和肥胖均具有潜在的效果。蔬菜类和水果类占据第二层，是矿物质、维生素和膳食纤维的主要来源，每日摄入量分别为 300 ~ 500g 和 200 ~ 350g。蔬菜和水果中丰富的膳食纤维对预防慢性病，包括某些癌症有益处。鱼、禽、肉、蛋等动物性食物位于第三层，主要提供动物性蛋白质和一些重要的矿物质、维生素，每日摄入量为 120 ~ 200g。奶及奶制品与大豆及坚果类占据第四层，每日摄入量分别为 300g 和 25 ~ 35g。奶及奶制品是首选的补钙食物，大豆及坚果类则可提供优质蛋白、维生素和矿物质。宝塔最顶层为油、盐，油的每日摄入量控制为 25 ~ 30g，盐的每日食用量不超过 5g。

日常生活中无须每天均按照"宝塔"推荐量进行饮食，保证各类食物的大致比例即可。灵活合理地安排饮食，获得营养均衡，同时每日三餐的能量分配控制在早餐、晚餐各占30%，中餐占40%较为合适。

（2）营养配餐——食物交换份法

食物交换份法[10]由美国糖尿病协会（American Diabetes Association, ADA）最先提出，也称

ADA 饮食。该方法计算简单，使用方便，常用于需要控制饮食的膳食管理中。膳食平衡宝塔中的每类食物中均包含多个品种，同一类的食物所含营养成分也大致相似，因此在饮食中可以进行相互替换。为保证每日营养均衡，同时使饮食更加丰富多彩以满足人们的口味享受，引入食物交换份[1]进行一日三餐的搭配，还可进行食物的同类替换，即以粮换粮、以肉换肉，大豆可与相当量的豆制品或杂豆类互换，使每日食谱丰富多样且有营养。

以患者 A 为例，利用食物交换份法设计患者每日食谱。假定患者 A 为男性，年龄 50 岁，身高 175cm，体重 70kg，一日三餐具体设计流程如下：

① 确定每日所需能量　人体每日所需能量与身高、体重密切相关，依据式（8.2.1）计算出体重指数 BMI，其次使用式（8.2.2）计算出理想体重，对照表 8.2.1 即可得到每日所需总能量。

$$BMI= 体重 (kg)/ 身高 (m)^2 \tag{8.2.1}$$

$$理想体重 (kg)= 身高 (cm)-105 \tag{8.2.2}$$

表 8.2.1　不同人群每日所需能量对照表

体型	BMI	能量（理想体重）/(kcal·kg^{-1}·d^{-1})
偏瘦	<18.5	30～35
正常	18.5～24（不包含）	25～30
肥胖	24～28（不包含）	25
超重	≥28	25

注：1kcal=4.184×10^{3}J。

依据以上公式，可得患者 A 的 BMI 指数为 22.86，即体型正常，理想体重为 70kg，则每日所需能量为 1750～2100kcal。

② 确定交换份　设置产生 90kcal 热量的食物质量为一个交换份，如 35g 馒头可产生 90kcal 的热量，即可作为一个交换份，则每日食物总交换份数 = 每日总热量 /90。假定患者 A 每日所需能量为 1800kcal，则他每日大约需 20 个食物能量等值交换份。

在日常饮食中，仅三大营养素，即碳水化合物、脂肪与蛋白质可提供能量，因此计算食谱时，仅需计算三大营养素的量即可。三大营养素的供能比为：碳水化合物供能占 55%～60%，蛋白质占 15%～20%，脂肪占 25%～30%，依据供能比即可得到三大营养素所对应的份数。若患者需低蛋白饮食或低脂饮食，则三大营养素的比例会有所变化，食物之间的份数也会有所差异，但计算方式相似。为方便计算，可取三者供能比例为 60%、15%、25%，即患者 A 每日需碳水化合物 12 份，蛋白质 3 份，脂肪 5 份。

碳水化合物含量较高的类别为谷薯类与蔬菜水果类，根据《中国居民膳食指南》的要求，一般将蔬菜、水果类食物定为每天 1 份，因此可得患者 A 每日所需谷薯类为 11 份；蛋白质含量较高的类别为肉蛋类与豆乳类，其中豆乳类每日一般为 2 份；主要提供脂肪的食物为油脂类与肉蛋类，一般每日油脂类摄入为 2 份，因此肉蛋类所需为 3 份。

③ 合理调配一日三餐　将全天食物按照早餐、中餐、晚餐比例为 1:1:1 或 1:2:2 的方式进行分配，加餐可占总能量的 5%～10%。依据以上分配，具体到每类食物的选择，依据单位交换份食物的产能营养素含量表（表 8.2.2）可得：应吃谷薯类 275g；蔬菜类 500g，可添加 1 份水果作为加餐食谱；肉蛋类可选鸡蛋 1 个、猪瘦肉 100g；豆类选豆腐 50g，乳类选牛奶 1 袋（250g）；油脂类选择植物油 20g。将这些食物安排至一日三餐，即可完成配餐，搭配示例如表 8.2.3 所示。

表 8.2.2　单位交换份食物的产能营养素含量表①

组别	食品类别	每份质量 /g	能量 /kcal	蛋白质	脂肪	碳水化合物	主要营养素
谷薯类	谷薯类	25	90	2.0	—	20.0	碳水化合物、膳食纤维
蔬果类	蔬菜类	500	90	5.0	—	17.0	矿物质、维生素、膳食纤维
	水果类	200	90	1.0	—	21.0	
豆奶肉蛋类	大豆类	25	90	9.0	4.0	4.0	蛋白质
	奶类	160	90	5.0	5.0	6.0	
	肉蛋类	50	90	9.0	6.0		
坚果油脂类	坚果类	15	90	4.0	7.0	2.0	脂肪
	油脂类	10	90	—	10.0	—	

① 来源于北京协和医院。

表 8.2.3　一日食谱示例

餐次	食谱
早餐	煮鸡蛋（1 个） 牛奶（1 袋 250g） 馒头（含面粉 50g） 炒豆芽（含豆芽 150g）
午餐	米饭 100g 蒜蓉菠菜（含菠菜 100g） 芹菜木耳肉（含芹菜 100g、猪瘦肉 50g、木耳 10g） 番茄烩豆腐（番茄 100g、豆腐 50g）
晚餐	青菜肉丝面（含肉丝 50g、油菜 40g、挂面 100g）
加餐	橙子 200g
全天烹调用植物油 20g，盐 5g	

　　一日三餐的食谱可依据患者的饮食喜好进行搭配，对不合适的食谱可依据食谱能量等值交换份表进行同类替换，搭配出不同的食谱，满足患者的饮食喜好并获得均衡的营养需求。

　　④ 食谱评价　基于以上食物交换份法得到的食谱营养素基本符合要求，整体来看食谱种类齐全，主食与副食搭配合理。主食种类丰富，且干湿搭配合理，利于提高营养价值，促进食欲；副食中包含肉蛋奶，配合豆制品，既可保持酸碱平衡，又可防止肉类过于油腻，使食欲降低，当日摄入优质蛋白比例也较高；搭配蔬菜与水果，还可补充丰富的维生素与矿物质，整日食谱设计较为科学合理。

（3）营养配餐——个性化饮食推荐法

　　现阶段，计算机技术与医疗相结合的应用场景丰富，已经在疾病筛查、慢性病管理、健康管理等领域表现出很大的发展潜力。当前，针对慢性病患者饮食结构的研究可以分成非个性化处理与个性化处理。针对慢性病患者的日常饮食营养，国内外专业营养师大多采用概括性的健康教育方法，包括饮食原则的宣教[11-13]、食物交换份法的使用等。文献 [14] 中利用自组织神经网络（SOM）和 K-means 对食材聚类，寻找食材的最佳替代物，为糖尿病患者进行饮食结构的优化。文献 [15] 利用模糊机制，为糖尿病患者进行食谱推荐。

　　这些方法属于非个性化处理，只能向患者推荐一些笼统模糊的饮食原则、食材和食谱，无法提供饮食结构优化方案，难以满足慢性病尤其是共病患者的饮食指导需求。而在个性化处理方面，大多利用患者对食谱的评分记录，采用推荐算法实现饮食推荐，考虑患者的个人喜好，而忽视了营养素摄入量对于慢性病发展的影响。例如，文献 [16][17] 分别采用基于 Adaboost 概率矩阵分解和改进的协同过滤的推荐算法进行糖尿病的饮食推荐。以上方法对患者的评分记录有很强的依赖性，存在冷启动和评分矩阵稀疏的问题；而且大多关注糖尿病等单一病种管理，内容以自我体征监测、营养知识和健康宣教为主，针对慢性病患者多病共存状态下的个体化营养与饮食管理的研究很少。

　　本小节介绍一种面向慢性病患者的个性化饮食推荐方法，结合慢性病患者的疾病特点与个人饮食喜好特征，挖掘与其特征相匹配的食谱集合，丰富患者的选择，同时对患者当日的各项营养素摄入进行监测和提醒。

　　针对慢性病患者的个性化饮食推荐方法如图 8.2.2 所示，包括患者信息处理、数据库搭建、食谱推荐与食谱优化四个模块。

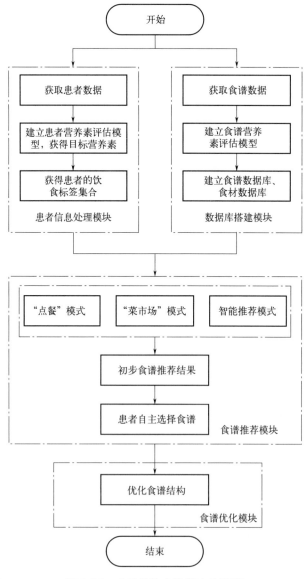

图 8.2.2　个性化饮食推荐方法流程

① 患者信息处理模块　由于不同慢性病患者的营养治疗要求不同，在对慢性病患者进行饮食推荐之前，需要从大量的非结构化数据中挖掘出患者的特征数据，实现精准的人群定位。用户画像就是根据患者的基本病历数据、疾病特征数据、生化和营养指标，以及个体化饮食特征数据，进行抽象处理的标签化画像。建立基于患者画像的营养素评估模型，能够为后续的饮食结构优化提供相应的营养素约束条件与优化目标。

a. 获取慢性病患者的特征数据。慢性病患者的特征数据包括基本病历数据、疾病特征数据、生化和营养指标，以及个体化饮食特征数据四个部分。基本病历数据包括身高、体重、年龄、性别；疾病特征数据包括高血压、心血管病、脑血管病、慢性肾脏病（疾病分期、治疗方法）、糖尿病、周围血管病等，以及是否患有痛风；生化和营养指标包括例如白蛋白、肌酐、尿素氮、血脂、尿酸、血钙、血磷、血钾、血钠、瘦体重、血压和尿量等；个体化饮食特征数据包括进食功能、消化功能、便秘指数、腹泻指数、饮食排斥和饮食喜好等。

b. 建立患者营养素评估模型。根据 a. 中获得的患者特征数据，依次计算患者每日所需的蛋白质、能量以及钾的摄入量，建立综合的患者营养素评估模型。

患者每日所需的蛋白质摄入量：根据患者疾病特征数据，参考相关营养治疗指南，获得单位理想体重的每日蛋白质摄入量（daily protein intake, DPI）推荐量；结合患者自身的身高数据，计算患者的理想体重及每日所需的蛋白质摄入量。

患者每日所需的能量摄入量：根据患者基本病历数据中的身高、体重信息，计算患者 BMI；根据 BMI 值对患者进行分组，可分成体重过低、体重正常和超重或肥胖，获得单位理想体重的每日能量摄入量（daily energy intake, DEI）推荐量；结合患者自身的身高数据和疾病特征数据，计算患者的理想体重及每日所需的能量摄入量。

患者每日所需的钾摄入量：根据患者的疾病状态、生化和营养指标数据，例如血钾数据，判断患者自身状况，参照营养相关指南，获得患者每日所需的钾推荐摄入量。不同情况下的钾推荐摄入量见表 8.2.4。

表 8.2.4　钾的推荐摄入量

血钾情况 /（mmol/L）	是否含有慢性肾脏病	钾的摄入量范围 /mg
K<3.5	是 / 否	0 ～ 3000
3.5<K<5.5	是	0 ～ 4700
3.5<K<5.5	否	0 ～∞
K>5.5	是 / 否	4000 ～∞

c. 获得患者的饮食标签集合。根据 a. 中患者的疾病特征数据、生化和营养指标数据、个体化饮食特征数据以及步骤 b. 得到的患者每日目标营养素摄入量，在专业营养师的指导下，实现患者数据到患者饮食标签的转换，得到患者的饮食标签集合。患者的饮食标签可选低盐饮食（高血压、心血管病、脑血管病以及周围血管病患者）、低钾饮食（高钾血症患者）、高钾饮食（低钾血症患者）、低磷饮食（高磷血症患者）、低脂饮食（高脂血症患者）、低嘌呤饮食（高尿酸血症及痛风患者）等。

② 数据库搭建模块

a. 获取食谱、食材数据。本方法获取的食材数据，附有食材名称、食材类别、食材每份的推荐量、食材饮食标签以及食材的营养素含量详情。

b. 建立食谱营养素评估模型。食谱营养素评估模型如图 8.2.3 所示。

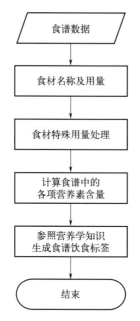

图 8.2.3　食谱营养素评估模型

首先获得食谱中食材名称以及用量。假设第 k 个食谱中包含 R 个食材，为 $\{f_1, \cdots, f_r, \cdots, f_R\}$，其中 f_r 为第 r 个食材名称；上述食材的用量分别为 $\{m_1, \cdots, m_r, \cdots, m_R\}$，$m_r$ 为第 r 个食材的用量。

有些食谱中，食材的用量并未精确表示成"xx 克"，而是采用"适量""少许"等词语。对此，有以下两种处理方法：第一种，系统依据患者饮食标签，提供整体的配料用量建议；第二种，通常此类食材的实际用量较少，从营养素计算角度来说，对患者的整体饮食结构不会造成较大影响，系统可直接忽略此类食材的用量，不计其营养素含量。

根据食材名称和精确量化后的食材用量，计算出第 k 个食谱的第 i 种营养素含量为

$$N_k^i = \sum_{r=1}^{R} m_r \times n_r^i \times p_r \tag{8.2.3}$$

式中，n_r^i 为每 100g 第 r 个食材中所含有的第 i 类营养素含量；p_r 为每 100g 第 r 个食材中可以食用部分的质量。

最后参照营养学知识生成食谱的饮食标签。将食谱的各项营养素含量信息与 a. 中食谱的做法信息相结合，获得食谱的饮食标签。例如，食谱的名称中包含"汤"字且食材中包含肉类，对于需要低嘌呤饮食的患者而言属于不宜摄入食物。上述情况，需为食谱添加上相应的饮食标签。

c. 建立食谱数据库与食材数据库。根据 b. 中获得的食谱饮食标签集合，构建食谱数据库；根据食物成分表数据与专业营养学知识，获得食材的饮食标签集合，构建食材数据库。将所有食谱分为主食、副食。其中为了满足慢性肾脏病患者的低蛋白饮食要求，将主食类分为低蛋白主食与普通主食，其中低蛋白主食数量需保持一定的比例；副食类分为含肉禽蛋菜、含水产品类菜、大豆制品菜、纯蔬菜，其中含肉禽蛋菜中内脏类、非内脏类食谱均需满足科学的比例。

③ 食谱推荐模块

a. 建立初步的个性化饮食推荐模型。结合患者的饮食标签，挖掘出与其相匹配的食谱集合，实现个性化饮食推荐。基于构建好的食谱数据库，使用穷搜法对数据库进行搜索，推荐出适合

患者的个性化主食食谱与副食食谱。在本方法中，食谱推荐将分为三种模式，即"菜市场"模式、"点餐"模式与智能推荐模式，均可由患者自主选择食谱。

（a）"菜市场"模式。在该模式下，由患者自主选择全天的食材，流程图如图 8.2.4 所示。

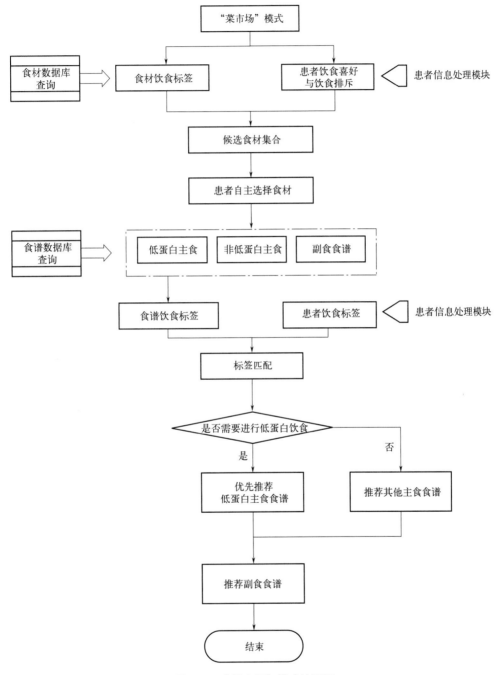

图 8.2.4　"菜市场"模式流程图

　　具体步骤为：结合患者信息处理模块获得的患者饮食喜好与饮食排斥信息，检索食材数据库，筛选出候选食材集合；患者自主选择食材；搜索食谱数据库，获得患者所选食材的食谱；依据食谱饮食标签与患者信息处理模块的患者饮食标签，筛选出匹配的主食食谱与副食食谱。

（b）"点餐"模式。在该模式下，由患者直接选择主食食谱与副食食谱，流程图如图8.2.5所示。

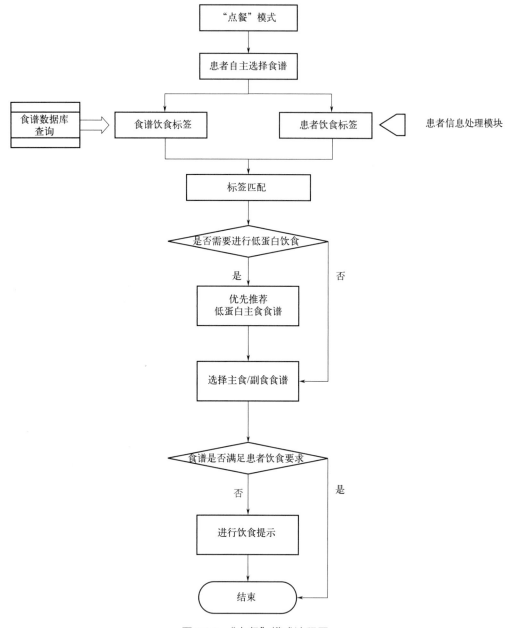

图 8.2.5 "点餐"模式流程图

具体步骤如下：搜索食谱数据库，筛选出与患者信息处理模块的患者饮食标签所匹配的主食食谱与副食食谱，并为匹配患者饮食要求的食谱添加备注信息；在患者的食谱选择过程中，进行相对应的饮食提示。最终由患者选择食谱。

（c）智能推荐模式。在该模式下，直接为患者推荐全天的候选食谱与搭配，流程图如图8.2.6所示。

具体步骤如下：搜索食谱数据库，筛选出与患者信息处理模块的患者饮食标签所匹配的主食食谱与副食食谱；根据患者当日的目标营养素需求，分别选择早餐食谱与正餐食谱；将食谱

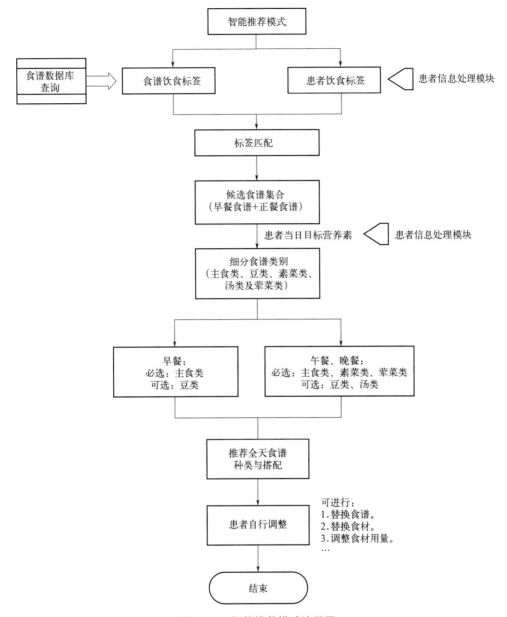

图 8.2.6　智能推荐模式流程图

细分为主食类、豆类、素菜类、汤类及荤菜类五种；早餐食谱中必包含主食类，其次依据早餐营养素摄入情况、主副食搭配及食谱干湿类标签选择性推荐豆类食谱，午餐与晚餐食谱中需包含主食类、素菜类及荤菜类，若营养素摄入不达标，则可依据患者饮食标签及饮食喜好选择性推荐豆类及汤类食谱；最终将全天的食谱套餐搭配推荐给患者，患者可自行替换套餐中的食谱，调整食谱中食材的用量。

　　b. 患者自主选择食谱。如图 8.2.7 所示，患者可以根据食谱推荐的结果，进行食谱选择，并且输入想摄入的份数，以及食材是否为净菜（食材已除去不可食用部分）；计算出患者所选食谱的营养素含量反馈给患者，并且储存患者的选择信息。

　　④ 食谱优化模块　本方法将结合患者信息处理模块的患者目标营养素数据、食谱推荐模块

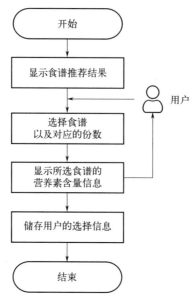

图 8.2.7 患者自主选择食谱流程图

中的患者历史食谱选择数据和患者当前食谱选择数据，对当前食谱进行优化。具体优化方法可参见 8.3 节。

利用个性化饮食推荐法进行配餐，可为患者推荐丰富的食谱选择与搭配方案，并得到较为精确的营养素信息，达到提醒与监测的目的；同时本方法提出三种配餐模式，可供患者灵活选择；相较于食物交换份法，本方法可挖掘出不同慢性病患者的特征信息，并制订针对不同种类慢性病患者的个性化饮食方案，在一定程度上也可减轻营养师的工作，辅助营养师完成慢性病患者的每日食谱搭配，并提高患者的依从性。

8.3 慢性病的饮食推荐

正如前文所描述的，合理饮食与营养干预是慢性病防治的重要措施：从经济角度来看，它的投入相对较低，医疗资源耗费较少；从效果角度来看，它能够有效降低多种慢性病的并发症发生率和病死率，提高患者的生命质量，延长患者的生存时间。但是，目前大多数慢性病患者（尤其是在家疗养的患者）对自身病情缺少科学、准确的认知，难以在纷繁复杂的食谱中选择出符合医学标准的食谱，容易摄入不符合自己病情的食物，从而导致病情加重。

慢性病患者的饮食管理问题，可以将其拆分成两个子问题："可以吃什么？"及"应该吃多少？"。在 8.2.2 节中介绍了两种营养配餐法，用于解决前一个问题。食物交换份法，是希望通过"授之以渔"，让慢性病患者自己学会营养搭配；个性化饮食（人工智能）推荐法，则是主动为患者提供候选的食谱搭配方案。

第二个"应该吃多少"问题的答案，是希望能够随着患者实际摄入情况进行动态变化，而不是简单提供一成不变的摄入量。这样能够考虑到患者自身的饮食喜好，提供更加多样化的选择结果，提高患者的依从性。现有的一些饮食推荐系统，有的侧重于记录患者每日的某些指标变化情况（例如血糖、体重等），有的只关注于患者的每日热量是否达标，忽略了其他营养素的摄入对于慢性病发展的影响。对于慢性病人群而言，尤其是多病共存的慢性病人群，需要综合考虑多种营养素，才能实现科学合理的饮食摄入。因此，有必要以患者每日所需的目标营养素为基础，检查患者当前所选食谱的营养素含量是否符合慢性病饮食治疗原则。如果当前营养素摄入情况未达标（不足／过量），将参照相应的营养学知识，对患者当日的食谱结构优化。

解决慢性病患者的饮食结构优化问题，一方面需要在慢性病营养治疗原则的约束条件之下，综合分析不同食材各种营养素的含量与特性关系，在可行解的空间中找到合适的食材搭配组合；另一方面，还需要考虑慢性病患者自身的饮食标签，需要尽量控制某几种特定营养素的摄入量，从而使得饮食结构优化过程对患者产生的影响最小。这意味着慢性病患者的饮食结构优化问题是一个多约束条件、多目标优化问题。

目前对于多目标优化问题可以总结成两个类别：传统优化算法和智能优化算法。传统优化算法主要有线性规划、约束法、加权法等，它们实质上是将多目标优化问题转换成单目标优化问题，然后采用单目标优化的方法进行求解。智能优化算法主要有遗传算法、粒子群算法、模拟退火算法等，它们是一些启发式优化算法，通过迭代求得近似最优解。本节将分别采用单目标的线性规划算法和多目标的遗传算法，对患者的饮食结构进行优化，从而达到营养均衡的目的。

8.3.1　基于线性规划的饮食推荐

作为运筹学的重要分支之一，线性规划的应用非常广泛。在文献 [18][19][20] 中曾利用线性规划获得最佳的食物组合方式，为特定人群（孕妇、乳母、婴幼儿、学龄前儿童、儿童青少年）提供尽可能多的营养素种类，以解决营养不良的问题。对于慢性病患者饮食结构优化这一多目标优化问题，可以选择化"繁"为简，对多个目标函数进行线性加权求和，转变成单目标问题，然后再利用线性规划算法对其进行优化求解，获得最佳的食材组合方案。

（1）基于线性规划的推荐方案框架

基于线性规划的单目标饮食结构优化的整体方案，如图 8.3.1 所示，主要包括以下三个部分内容：

① 基于慢性病患者的个性化特征和食谱选择情况，选择合适的优化变量；

② 基于患者的个性化特征整理优化约束条件，并且设计单目标优化函数；

③ 利用线性规划算法进行求解优化。

下面分别介绍各个模块的具体流程。

（2）基于个体化特征的优化变量选择方法

从 8.2.1 节基本营养素的介绍中可知，能量、蛋白质等营养素能够保证人体正常的生理功能，有利于健康，促进生长发育，提高机体的抵抗力和免疫力，尤其是针对慢性病患者而言，营养素缺失／过量将严重影响慢性病的发展进程。

食材是人类活动所需能量和各种营养素的基本来源，不同食物因所含营养素的种类和数量不同，其营养价值也就不同，食物的营养价值是相对的。因此，人们应当根据不同食品的营养价值特点和慢性病防治知识，合理地选择食材作为优化变量，进行当日饮食结构的优化，以保证营养平衡，满足人体的营养需要。

自然饮食中食谱优化原则是通过调节食谱中部分食材的用量，从而使食谱的蛋白质、能量、优质蛋白质比例以及钾的摄入量均符合目标值。而且，根据食材自身的特点，可将食谱中的食材划分成 6 个类别，分别为富含蛋白质的食材、富含优质蛋白质的食材、低蛋白质食材、富含碳水化合物的食材、高钾食材和低钾食材，从而整理出优化变量的选择原则（表 8.3.1）。

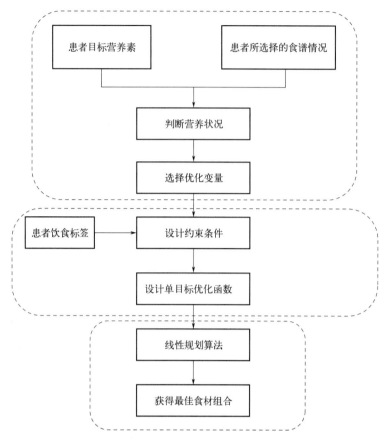

图 8.3.1　基于线性规划的饮食结构优化方案图

表 8.3.1　优化变量（食材）选取指导原则

营养状况	优先考虑调整的食材
蛋白质不足或超标	富含蛋白质的食材
能量不足或超标	富含碳水化合物的食材
钾不足或超标	富含钾的食材（如绿叶类蔬菜）
优质蛋白质含量不足	肉、蛋、奶、大豆类食材

从表 8.3.1 中可以看出，首先需要基于慢性病患者的个性化特征，建立基于用户画像的营养评估模型（参照 8.2 节），获得慢性病患者的目标营养素，结合患者选择的食谱情况对当前的营养状况进行分类。随后根据营养状况的分类结果，从符合条件的食材集合中选择需要进行数量优化的食材作为优化变量。假设 $A = \{a_1, a_2, \cdots, a_m\}$ 为患者所选食谱中富含蛋白质的食材集合，$B = \{b_1, b_2, \cdots, b_n\}$ 为患者所选食谱中富含碳水化合物的食材集合，从集合 A 和集合中 B 挑选 k 个食材，构成候选食材集合 $h' = \{h_1, h_2, \cdots, h_k\}$，一共可以构成 K 种食材组合方案 $H = \{h'_1, h'_2, \cdots, h'_K\}$，分别为每一种食材组合方案构建如下矩阵 L，即

$$L = \begin{bmatrix} pr_1 & pr_2 & \dots & pr_n \\ e_1 & e_2 & \dots & e_n \\ k_1 & k_2 & \dots & k_n \\ gp_1 & gp_2 & \dots & gp_n \end{bmatrix} \tag{8.3.1}$$

式中，n 为需要优化的食材数量；列向量 $\boldsymbol{L}_i = [pr_i, e_i, k_i, gp_i]^{\mathrm{T}}$ 表示第 i 种食材的蛋白质、能量、钾以及优质蛋白质含量。

（3）基于个体化特征的单目标优化函数的设计方法

根据 8.2 节中的营养素评估模型，可以得到营养素推荐摄入矩阵 $\boldsymbol{B}$，第 1 列为营养素推荐摄入量下限 $\boldsymbol{B}_{\mathrm{low}}$，第 2 列为营养素推荐摄入量上限 $\boldsymbol{B}_{\mathrm{high}}$。

$$\boldsymbol{B} = \begin{bmatrix} pr_{\mathrm{low}}, & pr_{\mathrm{high}} \\ e_{\mathrm{low}}, & e_{\mathrm{high}} \\ k_{\mathrm{low}}, & k_{\mathrm{high}} \\ g_{\mathrm{low}}, & g_{\mathrm{high}} \end{bmatrix} \tag{8.3.2}$$

设 $\boldsymbol{X} = [x_1, x_2, \cdots, x_n]^{\mathrm{T}}$ 为各个食材的数量优化解向量，即需要满足下列不等式，即

$$\boldsymbol{B}_{\mathrm{low}} \leqslant \boldsymbol{LX} \leqslant \boldsymbol{B}_{\mathrm{high}} \tag{8.3.3}$$

由以上公式求解 $\boldsymbol{X}$，可以获得各个食材的优化数量，但这仅仅是满足了患者的一部分饮食需求。在满足上述公式的同时，需要尽量控制某几种特定营养素的摄入量，从而使该饮食结构优化过程对患者产生的影响最小，需要根据患者的饮食标签，进行个性化优化目标函数的设定。

$$f(\boldsymbol{X}) = \left\{ w_{\mathrm{Na}} \cdot g_{\mathrm{Na}}(\boldsymbol{X}), w_{\mathrm{P}} \cdot g_{\mathrm{P}}(\boldsymbol{X}), w_{\mathrm{fat}} \cdot g_{\mathrm{fat}}(\boldsymbol{X}), w_{\mathrm{pr}} \cdot g_{\mathrm{pr}}(\boldsymbol{X}) \right\} \tag{8.3.4}$$

式中，$g_{\mathrm{Na}}(\boldsymbol{X})$、$g_{\mathrm{P}}(\boldsymbol{X})$、$g_{\mathrm{fat}}(\boldsymbol{X})$、$g_{\mathrm{pr}}(\boldsymbol{X})$ 分别为食材中钠、磷、脂肪与蛋白质的摄入量。w_{Na}、w_{P}、w_{fat}、w_{pr} 为个性化变量，分别与低盐饮食、低磷饮食、低脂饮食、低蛋白饮食相对应。例如，若患者的饮食标签为"低盐饮食、低磷饮食"，则 w_{Na}、w_{P}、w_{fat}、w_{pr} 取值为 1、1、0、0。关于慢性病患者的饮食结构优化问题，可以整理成以下多目标优化求解问题，即

$$\min f(\boldsymbol{X}) = \left\{ w_{\mathrm{Na}} \cdot g_{\mathrm{Na}}(\boldsymbol{X}), w_{\mathrm{P}} \cdot g_{\mathrm{P}}(\boldsymbol{X}), w_{\mathrm{fat}} \cdot g_{\mathrm{fat}}(\boldsymbol{X}), w_{\mathrm{pr}} \cdot g_{\mathrm{pr}}(\boldsymbol{X}) \right\}$$
$$\text{s.t.} \begin{cases} \boldsymbol{X} > \left(-\boldsymbol{X}^0 \right) \\ \boldsymbol{B}_{\mathrm{low}} \leqslant \boldsymbol{LX} \leqslant \boldsymbol{B}_{\mathrm{high}} \end{cases} \tag{8.3.5}$$

式中，$\boldsymbol{X}^0$ 是初始值。

下面采用线性加权求和法，将多目标优化问题转换成单目标优化问题，利用单目标优化的线性规划（linear programming, LP）算法[21] 进行求解。

$$\min F(\boldsymbol{X}) = w_{\mathrm{Na}} \cdot g_{\mathrm{Na}}(\boldsymbol{X}) + w_{\mathrm{P}} \cdot g_{\mathrm{P}}(\boldsymbol{X}) + w_{\mathrm{fat}} \cdot g_{\mathrm{fat}}(\boldsymbol{X}) + w_{\mathrm{pr}} \cdot g_{\mathrm{pr}}(\boldsymbol{X}) \tag{8.3.6}$$

该算法的基本流程如图 8.3.2 所示，操作步骤说明如下：

① 以已经选定的 n 种优化食材为基础，并且在每个食材的合理调整范围内获得初始可行解（满足约束条件），即每个食材的初始优化值，记为 $\boldsymbol{X}^0 = \left[x_1^0, x_2^0, \cdots, x_n^0 \right]^{\mathrm{T}}$；

② 将可行解代入目标函数 $F(\boldsymbol{X})$，进行最优性检验，如果为最优解，直接返回食材的优化结果；

③ 转换可行基，得到相邻的基（第 i 个基）的可行解 $[x_1^i, x_2^i, \cdots, x_n^i]^{\mathrm{T}}$，重复步骤②，直到获得最佳的食材搭配组合或者返回无解答案。

（4）实验数据与结果分析

考虑到慢性病人群饮食的特殊性，为了确保饮食推荐结果、饮食结构优化结果满足慢性病患者的营养治疗原则，从美食网站、慢性病患者的日常饮食和专业的营养配餐书籍等各个渠道，

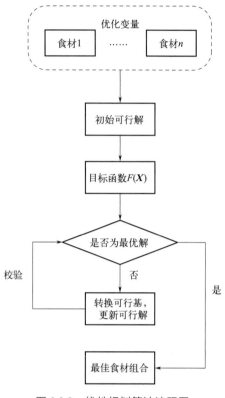

图 8.3.2　线性规划算法流程图

收集大量的美食食谱，并且对其进行特征化处理，构建了覆盖范围广、品种齐全、菜系多样的食谱数据库。

最终，食谱数据库拥有 1352 种食谱，包含食谱名称、食材、菜系、做法以及对应的慢性病饮食标签信息；采用的食材数据库中包含 1661 种食材，包括类别信息、营养素含量、营养特征信息等。

以患者 B 为例，其身高 165cm，性别女。假设其为患有高血压的慢性病患者，饮食标签为"低盐饮食"，又因血钾含量过高，需要进行低钾饮食。根据 8.2.2 小节中的患者营养素评估模型可以得知，每日 B 的蛋白质推荐摄入量 48 ～ 72g，能量推荐摄入量 1350 ～ 1650kcal，钾的摄入量应该低于 4700mg。

假设患者 B 自行选择了一套食谱组合，详情参见表 8.3.2。

以上述一日食谱为基础，结合患者 B 的目标营养素需求，可以发现，患者自行选择的食谱组合营养素并未达到每日目标营养素摄入量。具体情况为能量摄入量过低，蛋白质与钾元素摄入量则均达标，因此可以适当增加低蛋白主食的食材量，利用本小节提出的线性规划算法对其进行饮食结构优化，可以获得如表 8.3.3 所示的结果。

如表 8.3.3 所示，本小节设计的算法可输出多种调整方案供患者 B 选择，每种调整方案均可满足其每日目标营养素需求。基于患者 B 选择的食谱组合及其目标营养素需求，在调整的食材种类选择上，以优先调整低蛋白主食的食材量为主，如面粉、粗粮类食材等，使患者每日能量摄入量达标；而单一增加主食食材量较容易引起蛋白质摄入量超标，因此适当下调富含蛋白质的食材量，如鸡蛋、肉类等食材，从而达到各个营养素的摄入均衡。

表 8.3.2　患者 B 的一日食谱选择

食谱名称 / 总量	能量 /kcal	蛋白质 /g	碳水化合物 /g	脂肪 /g	钙 /mg	磷 /mg	钾 /mg	钠 /mg	优质蛋白质 /g
白菜鸡蛋汤馄饨	644.9	26.42	23.88	49.37	47.8	216.5	250.2	247.6	17.19
鸡蛋	86.4	7.98	1.68	5.28	33.6	78	92.4	78.9	7.98
米饭	150.8	3.38	33.67	0.39	9.1	80.6	39	3.25	0
抄手	312.9	16.98	7.48	24.18	78.6	197	441.4	116.7	14.58
鸡蓉玉米汤	77.85	6.85	4.32	3.79	15.35	73.45	111.85	42.53	6.22
总量	1272.85	61.61	71.03	83.01	184.45	645.55	934.85	488.98	45.97

表 8.3.3　线性规划的食材优化结果

项目	方案一		方案二		方案三
食谱	白菜鸡蛋汤馄饨	抄手	白菜鸡蛋汤馄饨	抄手	鸡蓉玉米汤
调整方案	鸡蛋：−15g；馄饨皮：+40g	鸡蛋：−15g	猪肉：−5g；馄饨皮：+40g	猪肉：−5g	鸡肉：−5g；玉米：+75g

8.3.2　基于遗传算法的饮食推荐

在多目标优化过程中，由于每一个子目标之间存在相互的影响和约束，从而使得最终的解不仅需要满足每一个子目标的最佳优化条件，还需要满足子目标之间的约束条件。在 8.3.1 小节中利用线性加权进行多目标问题优化求解，模型简单，求解效率较高，但是容易忽略不同目标函数量纲之间存在的明显差异性，求解结果可能与最佳解之间存在差距。

此外，由于慢性病患者个体的情况复杂，多病共存状态十分常见，多目标优化问题的可行域可能不存在，导致无法提供食材优化结果。基于实际情况，若无法提供多目标均达到最优的解，可以退而求其次提供一个满意解（大多数目标函数达到最优）。

遗传算法通过模拟自然选择和遗传学机理的生物进化过程，实现问题近似最优解的搜索。它以一种群体中的所有个体为对象，并利用随机化技术指导对一个被编码的参数空间进行高效搜索。其中，选择、交叉和变异构成了遗传算法的遗传操作。有效利用遗传算法的全局搜索能力，避免传统的多目标优化方法在寻优过程中陷入局部最优解，可以使解个体保持多样性。为了解决慢性病患者的饮食结构优化问题，本部分将采用 NSGA-II[22]（带精英策略的非支配排序的遗传算法），进行最优解求解。

（1）基于遗传算法的推荐方案框架

基于遗传算法的多目标饮食结构优化的整体方案，如图 8.3.3 所示，主要包括以下内容：

① 与线性规划算法类似，需要基于慢性病患者的个性化特征和食谱选择情况判断患者的营养状况；

② 以慢性病患者的营养状况为基础，结合食谱数据库中的单位份食材用量信息，选择合适的优化变量；

③ 分析慢性病患者个性化体征特点，整理优化约束条件和设计多目标优化函数；

④ 利用遗传算法求解最优解。

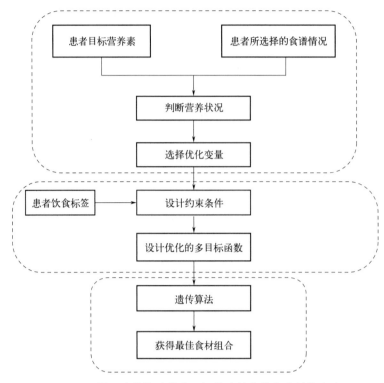

图 8.3.3　基于遗传算法的多目标饮食结构优化的整体方案

（2）基于个体化特征和可实施性相结合的优化变量选择方法

如果当前慢性病患者的营养素摄入需求与目标需求相差较大，利用线性规划进行求解，可能会出现以下问题：遍历所有的食材集合方案，都无法寻找到可行解；因为食材种类较少，最终的食材优化结果数值可能偏大、偏小，不符合正常人的进食量。

因此在采用遗传算法进行优化的过程中，将不再直接限制优化变量的个数，并且利用单位份偏差函数 $h(\boldsymbol{X})$ 间接约束需要进行优化的食材个数。患者初始选择的食谱来自食谱数据库，其中每个食谱的食材数量都经过专业的营养师团队核对、设计，将其设置成单位份用量。考虑到患者的进食能力，优化过后的食材用量与原始推荐用量 $\boldsymbol{X}^0 = [x_1^0, x_2^0, \cdots, x_n^0]^{\mathrm{T}}$ 不应该相差太大，添加 $h(\boldsymbol{X})$ 作为目标函数，即

$$h(\boldsymbol{X}) = \sum_{i=1}^{n} \frac{x_i^2}{x_i^0} \tag{8.3.7}$$

（3）基于个体化特征的多目标优化设计方法

与线性规划算法不同，遗传算法结合慢性病患者自身的饮食标签和食材的单位份偏差函数，将慢性病患者的饮食结构优化问题转变成以下多目标优化求解问题，即

$$\min \begin{cases} f(\boldsymbol{X}) = \left\{ w_{\mathrm{Na}} \cdot g_{\mathrm{Na}}(\boldsymbol{X}), w_{\mathrm{P}} \cdot g_{\mathrm{P}}(\boldsymbol{X}), w_{\mathrm{fat}} \cdot g_{\mathrm{fat}}(\boldsymbol{X}), w_{\mathrm{pr}} \cdot g_{\mathrm{pr}}(\boldsymbol{X}) \right\} \\ h(\boldsymbol{X}) = \sum_{i=1}^{n} \frac{x_i^2}{x_i^0} \end{cases} \tag{8.3.8}$$

$$\mathrm{s.t} \begin{cases} \boldsymbol{X} > (-\boldsymbol{X}^0) \\ \boldsymbol{B}_{\mathrm{low}} \leqslant \boldsymbol{L}\boldsymbol{X} \leqslant \boldsymbol{B}_{\mathrm{high}} \end{cases}$$

在单目标优化问题中，通常最优解只有一个，而且能用比较简单和常用的数学方法求出。然而在多目标优化问题中，各个目标之间相互制约，可能使得一个目标性能的改善往往是以损失其他目标性能为代价，不一定存在使所有目标性能都达到最优的解，所以对于多目标优化问题，其解通常是一个非劣解的集合——Pareto 解集。由此可知，对于多目标优化问题，最重要的任务是找到尽可能多的关于该优化问题的 Pareto 最优解。

NSGA- Ⅱ 作为影响大、应用广泛的一种多目标遗传算法，提出快速非支配的排序算法，降低了计算非支配序的复杂度；引入精英策略，扩大了采样空间；引入拥挤度和拥挤度比较算子，保证了种群的多样性。NSGA-Ⅱ算法的基本流程如图 8.3.4 所示。

① 初始化种群：选择合适的用于优化的食材种类，作为每一个个体的表现型基因数量，并且根据食谱中食材的原始数量，随机产生一组满足条件的数值，得到初始化种群 Pgen，即 $[x_1^0, x_2^0, \cdots, x_n^0]^T$。

② 进行遗传操作，即选择、交叉和变异，产生第一代子代种群 Child。

③ 第二代开始，将父代种群 Pgen 与子代种群 Child 合并，进行快速非支配排序，同时对每

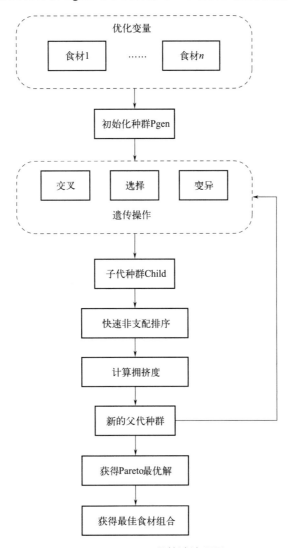

图 8.3.4 NSGA-Ⅱ算法流程图

个非支配层中的个体进行拥挤度计算，根据非支配关系以及个体的拥挤度选取合适的个体组成新的父代种群。

④ 通过遗传算法的基本操作产生新的子代种群。

⑤ 重复步骤③、④，直到获得 Pareto 最优解，输出食材优化方案。

（4）实验数据与结果分析

假设以患者 B 的一日食谱选择情况（如表 8.3.4 所示）作为实验基础，根据患者 B 自身的营养素需求量，分别采用线性规划算法与 NSGA-Ⅱ 算法，求解最佳的食材优化方案，并且比较两种方案结果的优劣性。其中 NSGA-Ⅱ 算法的迭代次数 $k=300$，种群数量 $num=50$。

表 8.3.4　高血压患者的一日食谱选择

食谱名称 / 总量	能量 /kcal	蛋白质 /g	碳水化合物 /g	脂肪 /g	钙 /mg	磷 /mg	钾 /mg	钠 /mg	优质蛋白质 /g
麦淀粉金银卷	105.45	1.245	24.18	0.57	5.4	34.35	38.55	0.795	0
米饭	150.8	3.38	33.67	0.39	9.1	80.6	39	3.25	0
千层饼	174.5	5.6	36.8	0.75	15.5	94	95	1.55	0
牛奶	135	7.5	8.5	8	260	182.5	272.5	93	7.5
红烩牛肉	37.25	4.585	2.845	0.93	10	48.65	157.85	20.695	3.98
豆角烧茄子	57	3.6	11.6	0.4	53	78	349	8.8	0
总量	660	25.91	117.595	11.04	353	518.1	951.9	128.09	11.48

① 优化结果与分析　线性规划算法与 NSGA-Ⅱ 算法进行食材优化的具体结果如下（参见表 8.3.5），为比较两者的性能优劣，分别从优化结果的匹配度与可实施性两个方面进行分析。

表 8.3.5　食材优化方案

组号	LP 算法	NSGA-Ⅱ 算法
1	牛肉（肥瘦）（均值）：75g； 米饭（蒸）（均值）：280g	牛肉（肥瘦）（均值）：65g；牛乳（均值）：115g； 米饭（蒸）（均值）：90g；玉米面（黄）：45g； 淀粉（小麦）：5g
2	牛肉（肥瘦）（均值）：110g； 淀粉（小麦）：80g	牛肉（肥瘦）（均值）：65g；牛乳（均值）：65g； 米饭（蒸）（均值）：115g；玉米面（黄）：55g； 淀粉（小麦）：5g
3	牛乳（均值）：710g； 米饭（蒸）（均值）：30g	牛肉（肥瘦）（均值）：70g； 米饭（蒸）（均值）：130g； 玉米面（黄）：60g
4	牛乳（均值）：705g； 玉米面（黄）：10g	牛肉（肥瘦）（均值）：60g；牛乳（均值）：5g； 米饭（蒸）（均值）：45g；玉米面（黄）：110g； 淀粉（小麦）：5g
5	牛乳（均值）：735g； 淀粉（小麦）：5g	牛肉（肥瘦）（均值）：65g； 米饭（蒸）（均值）：65g； 玉米面（黄）：135g； 淀粉（小麦）：5g

② 匹配度的比较　以营养素实际摄入量与推荐摄入量之间的误差百分比，作为食材优化匹配度的评价指标，具体定义公式如下：

$$P = \left| \frac{M_{\text{stand}} - M_{\text{real}}}{M_{\text{stand}}} \right| \times 100\% \tag{8.3.9}$$

式中，M_{stand} 为营养素推荐摄入量；M_{real} 为营养素实际摄入量。由于本小节提供的营养素摄入量为一个可选择的范围，并非某一定值，因此，若营养素摄入不足，则 M_{stand} 取摄入量下限；若营养素摄入超标，M_{stand} 取摄入量上限；若营养素符合要求，则 $M_{\text{real}}=M_{\text{stand}}$。

实验结果（如表 8.3.6 所示）表明，采用遗传算法实现的食材优化方案，能量与蛋白质的平均偏差量均为 0，分别小于线性优化的 0.19% 与 0.07%。而且因为患者需要进行"低盐饮食"，LP 算法中钠的平均含量为 262mg，高于遗传算法中的 200.844mg。此外，在优质蛋白质含量这一指标上，两者相差较小。

表 8.3.6　LP 和 NSGA-Ⅱ两者获得的食谱优化方案的营养素含量对比

营养素	算法	平均含量	平均偏差量
能量	LP	1348.925kcal	0.19%
	NSGA-Ⅱ	1384.09kcal	0
蛋白质	LP	48.0725g	0.07%
	NSGA-Ⅱ	48.154g	0
钾	LP	1496.29mg	0
	NSGA-Ⅱ	1328.22mg	0
钠	LP	262mg	
	NSGA-Ⅱ	200.844mg	
优质蛋白质	LP	33.645g	
	NSGA-Ⅱ	33.724g	

③ 可实施性比较　从食材优化方案的食材数量与种类两方面，定义优化结果的可实施度指标如下：

$$P_{\text{c}} = \sum_{i=1}^{k} \left(\frac{x_i^{\text{fix}} - x_i^{\text{rec}}}{x_i^{\text{rec}}} \right)^2 \tag{8.3.10}$$

式中，k 为食材的种类；x_i^{fix} 为第 i 种食材的调整分量；x_i^{rec} 为营养师设定的食材推荐分量。P_{c} 值越小，代表优化方案中食材调整更符合日常饮食中的调整习惯，可实施性更高。

从食材优化的具体方案与可实施度指标两个方面进行比较：基于表 8.3.5 中的食材优化方案及式（8.3.10），计算各个方案的可实施度指标，结果如表 8.3.7 所示。在 LP 算法的第 3、4、5 组实验结果中，"牛乳（均值）"这一食材的分量接近单人份推荐摄入量的 3 倍；LP 的 P_{c} 平均值为 3.028，大于 NSGA-Ⅱ的 P_{c} 平均值 1.784。综上可说明 NSGA-Ⅱ提供食材优化方案的可实施性更高。

表 8.3.7　LP 和 NSGA-Ⅱ的可实施度指标对比

算法	组号					平均值
	1	2	3	4	5	
LP	1.58	1.06	3.98	3.95	4.57	3.028
NSGA-Ⅱ	1.29	1.87	0.2	4.07	1.49	1.784

本章小结

本章重在介绍面向慢性病人群的饮食推荐方法。首先介绍了高血压、糖尿病、慢性肾脏病这三种常见慢性病的发病机制、诊断标准和营养治疗原则，强调营养治疗对于慢性病防治工作的重要性。而后从慢性病患者自身饮食管理的特殊性出发，以慢性病管理医学知识与基础营养学知识为参考，设计营养配餐方法，包括医学上常用的食物交换份法以及个性化饮食推荐方法。在进行营养素优化问题上，介绍了基于线性规划算法和遗传算法的饮食推荐方法，对患者的饮食结构进行优化处理。这些方法重在挖掘出不同慢性病患者的特征信息，并针对不同种类慢性病患者制订个性化饮食方案，在一定程度上可减轻营养师的工作，辅助营养师完成慢性病患者的每日食谱搭配，并提高患者的依从性，有助于慢性病人群的日常饮食营养素摄入达到健康标准。

参考文献

[1] 焦广宇，蒋卓勤.图书目录 [M].北京：人民卫生出版社，2001.

[2] 中华医学会，中华医学杂志社.高血压基层诊疗指南 (2019 年)[J].中华全科医师杂志，2019, 18(4): 301-313.

[3] 裴晓蓓，郭立新.糖尿病分型的若干问题探讨 [J].中华糖尿病杂志，2019, 11(6): 379-383.

[4] 钱荣立.关于糖尿病的新诊断标准与分型 [J].中国糖尿病杂志，2000, 8(1): 2.

[5] 中华医学会糖尿病学分会.中国糖尿病医学营养治疗指南 (2013) [J].中华糖尿病杂志，2015, 7(2): 73-88.

[6] 慢性肾脏病患者膳食指导：WS/T 557—2017 [S].

[7] 马培龙，姜国红，王锐艳，等.低蛋白饮食联合复方 α- 酮酸治疗在慢性肾脏病中的应用 [J].中国血液净化，2008, 7(9): 494-497.

[8] Virtanen H E K, Voutilainen S, Koskinen T T, et al. Intake of different dietary proteins and risk of heart failure in men: the Kuopio Ischaemic Heart Disease risk factor study[J]. Circ Heart Fail, 2018, 11(6): e004531.

[9]《中国居民膳食指南 (2022)》[EB/OL]. [2023-06-29].

[10] Ma Y, Olendzki B C, Merriam P A, et al. A randomized clinical trial comparing low-glycemic index versus ADA dietary education among individuals with type 2 diabetes[J]. Nutrition, 2008, 24(1): 45-56.

[11] Ingelfinger J R, Kalantar-Zadeh K, Fouque D. Nutritional management of chronic kidney disease[J]. New England Journal of Medicine, 2017, 377(18): 1765-1776.

[12] Mann J, Hermansen K, Vessby B, et al. Evidence-based nutritional recommendations for the treatment andprevention of diabetes and related complications: a European perspective[J]. Journal of the American Dietetic Association, 2002, 25(7): 1256.

[13] Mccarron D A. Nutritional management of cardiovascular risk factors: a randomized clinical trial[J]. Annals of internal medicine, 1997, 157(2):169-177.

[14] Anthimopoulos M M, Gianola L, Scarnato L, et al. A food recognition system for diabetic patients based on an optimized bag-of-features model[J]. IEEE Journal of Biomedical and Health Informatics, 2014 (4): 1261-1271.

[15] Lee C S, Wang M H, Li H C, et al. Intelligent ontological agent for diabetic food recommendation[C]//IEEE International Conference on Fuzzy Systems (IEEE World Congress on Computational Intelligence). Hong Kong, China: IEEE, 2008: 1803-1810.

[16] 李轩.引入 Adaboost 概率矩阵分解的糖尿病个性化饮食推荐算法 [D].长春：吉林大学，2018.

[17] 邢磊.基于改进协同过滤的糖尿病饮食推荐系统 [D].兰州：兰州大学，2016.

[18] Tharrey M, Olaya G A, Fewtrell M, et al. Adaptation of new Colombian food-based complementary feeding recommendations using linear programming[J]. Journal of pediatric gastroenterology and nutrition, 2017, 65(6): 667-672.

[19] Kujinga P, Borgonjen-van den Berg K J, Superchi C, et al. Combining food-based dietary recommendations using Optifood with zinc-fortified water potentially improves nutrient adequacy among 4- to 6-year-old children in Kisumu West district, Kenya[J]. Maternal & child nutrition, 2018, 14(2): e12515.

[20] Wessells K, Young R, Ferguson E, et al. Assessment of dietary intake and nutrient gaps, and development of food-based recommendations, among pregnant and lactating women in Zinder, Niger: an Optifood linear programming analysis[J].

Nutrients, 2019, 11(1): 72.

[21] Hillier F S, Lieberman G J, Lieberman G . Introduction to mathematical programming[M]. 北京：机械工业出版社，2005.

[22] Deb K, Pratap A, Agarwal S, et al. A fast and elitist multiobjective genetic algorithm: NSGA-Ⅱ[J]. IEEE Transactions on Evolutionary Computation, 2002, 6(2): 182-197.

习　题

8.1 查阅医学专业书籍，简述高血压的病因、诊断标准与营养治疗原则。

8.2 查阅医学专业书籍，简述糖尿病的病因、诊断标准与营养治疗原则。

8.3 查阅医学专业书籍，简述慢性肾脏病的病因、诊断标准与营养治疗原则。

8.4 简述中国居民膳食平衡指南的基本内容，并分析正常人的营养素摄入要求。

8.5 简述食物交换份法的基本原理，并制订一个具体的营养配餐示例。

8.6 采用线性规划方法，针对高血压患者，编程设计饮食推荐方案。

8.7 采用线性规划方法，针对糖尿病患者，编程设计饮食推荐方案。

8.8 简述蛋白质与脂类对于人体营养的作用。

8.9 简述碳水化合物对于人体营养的作用。

8.10 简述矿物质与维生素对于人体营养的作用。

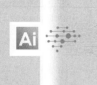

第 9 章

流行病大数据分析

随着云计算、移动互联网及物联网等新一代技术的创新及普及，人类迅速进入大数据时代。将大数据分析与流行病学结合，实现疫情的可追溯、预测、可视化与可量化，为疫情防控提供科学决策依据，具有重要的现实意义。

本章以流行病传播模型为基础，首先介绍常见的传播模型及应用场景，然后重点介绍严重急性呼吸综合征（曾称传染性非典型肺炎，severe acute respiratory syndrome, SARS）和中东呼吸综合征（Middle East respiratory syndrome, MERS）两类流行病，从疫情概况、医学背景概述及传播特点三方面阐述疫情特点，建立符合特定疫情的传播模型，并对模型进行参数估计，从不同角度对模型结果进行分析，为疫情防控与管理提出合理建议。

9.1 流行病传播模型

本节首先对流行病传播模型进行简要介绍，分析传播模型在疫情防控中的应用，并比较常见的传播模型；接着分析 SIR 模型与 SEIR 模型的模型假设、流程并构建微分方程，基于微分方程对模型进行参数估计与求解，得到符合特定疫情的最优模型。

9.1.1 流行病传播模型概述

（1）传播模型在流行病防治中的应用

传染病是威胁人类身体健康的重要因素之一，长期以来，使用数学模型来探究传染病的传播过程，分析感染人群的变化规律，预测传播周期以及感染风险，是国际社会关注的重要问题。作为一个社会现象，学者们构建出传染病的传播模型，基于各种假设进行预测，其合理性与有效性已得到证实，在当今全球传染病防控方面发挥着重要作用。

国内外学者建立了大量传播模型研究流行病的传播规律与趋势，以及各种预防措施对控制疾病的影响，为决策部门提供参考。对于 2002 年冬至 2003 年春在我国部分地区流行的 SARS 疫情，石耀霖[1]建立了 SARS 传播的系统动力学模型，结果表明感染率及其随时间的变化是影响

SARS 病毒的重要因素。发表在 *Science* 的文献则基于 SEIR 模型对 SARS 的传播趋势进行分析并得出结论：通过良好的公共卫生措施的干预，SARS 病毒是可控的。Drosten 等人[2]建立数学模型，分析 2015 年中东呼吸综合征的传播效率，发现 MERS 在医院内的传播效率比社区传播效率高 4 倍。

近期传播模型则被大量应用于新冠病毒感染的传播研究上，钟南山团队[3]建立 SEIR 优化模型，基于人口迁徙数据与新冠病毒数据得出流行曲线，并使用长短期记忆网络（LSTM）对新冠病毒感染疫情的流行趋势进行了预测，证实加入公共卫生干预措施对控制疫情的发展有效，同时北京师范大学龙永尚[4]、中山大学 Li 等[5]均对新冠病毒感染开展了建模分析。

（2）基本模型假设

一般将流行病流行范围的人群分为 S（susceptible）类、E（exposed）类、I（infectious）类与 R（recovered）类。其中 S 类为易感人群，特指未得病者，但缺乏免疫能力，与感染者接触后容易受到感染；E 类为暴露者，该类人群接触过感染者，但暂时无能力传染给其他人，适用于对潜伏期较长的流行病；I 类为感染者，即感染上流行病的人，可以传播给 S 类人群，将其变为 E 类或 I 类人群；R 类为移除者，指被隔离或因病愈而具有免疫力的人，若免疫期有限，R 类人群可重新变为 S 类。

假设在时刻 t，易感人群的人数为 $S(t)$，暴露者的人数为 $E(t)$，感染人群的人数为 $I(t)$，移除者的人数为 $R(t)$，人群总数为常数 N。定义 β 为传染率，即易感者接触到感染者后得病的概率；γ 表示移除率，即感染者转变为移除者的概率，即感染者有可能变成易感者，可再次感染，也有可能变成移除者。

（3）常见模型简介

经典的流行病传播模型包括 SI（susceptible- infectious）模型、SIS（susceptible-infectious-susceptible）模型、SIR（susceptible-infectious- recovered）模型以及 SEIR（susceptible-exposed-infectious-recovered）模型[6]等，这些模型在流行病传播分析中起到了重要作用[7]。最基础的 SI 模型将人群划分为易感者（S）和感染者（I）两大类，人群规模为易感人群与感染人群之和。易感人群以传染概率 β 被感染人群传染，感染后不能恢复，在该假设下，全部人群最后均被感染。此类病症的代表为人类免疫缺陷病毒（HIV）等。除 HIV 这种较严重的疾病外，还有一些病是可以恢复且反复感染的，如日常的感冒发烧等，此时感染者就有一定的概率重新转换为易感者。

SIS 模型[8]考虑了重复传染的情况，经历完整感染周期后，感染人群以一定的概率由感染状态转移至易感状态。SIR 模型[9]在 SI 模型上考虑了移除状态，这里假设移除状态的病人获得了永久免疫，因此可以移出系统，将死亡的人群也归为 R 类。该模型适用于天花、流感、麻疹等治愈后有很强免疫力的疾病。SEIR 模型则在 SIR 模型基础上考虑了潜伏期，易感状态以单位时间传染概率 β 转移至潜伏状态，潜伏状态以单位时间传染概率 δ 转移至感染状态。SEIR 模型相较于 SIR 模型，进一步考虑了与患者接触过的人中仅有一部分具有传染性的因素，使疾病的延长周期变长，也更适合应用于实际场景中。

9.1.2　SIR 模型

（1）模型假设

SIR 模型[9]将人群划分为易感者、感染者与移除者，易感人群 $S(t)$、感染人群 $I(t)$ 以及移除人群 $R(t)$ 均是随时间变化的函数，SIR 模型的假设如下。

① 人群总数 N 不变　总人数满足 $N=S(t)+I(t)+R(t)$，理想情况下流行病地区的总人数为恒定值。定义 $s(t)=\dfrac{S(t)}{N}$，$i(t)=\dfrac{I(t)}{N}$，$r(t)=\dfrac{R(t)}{N}$ 分别代表易感染比例、已感染比例及移除比例，可得 $s(t)+i(t)+r(t)=1$。

② 传染率 β　假设一个已感染者每天接触 n 个人，每次接触会将病毒传播给接触者的概率为 p，则定义传染率 β 为 np，即一个已感染患者每天有效传播病毒的人数，其中被传播病毒的人中易感染者的比例为 $s(t)$，因此一个已感染者每天可造成 $\beta s(t)$ 位新增感染者，对应整个人群则每天新增感染者 $\beta s(t)I(t)$。β 值与流行病的传染力有关。

③ 移除率 γ　假设感染病毒的患者可能治愈而具有终身免疫能力，也可能因病死亡。假设 t 时刻内，从已感染人群中移除的人数与已感染人数成正比，比例系数为 γ，则每天移除感染人数增加 $\gamma I(t)$，感染期为 $1/\gamma$。

（2）数学模型

SIR 模型状态转移图如图 9.1.1 所示，在 Δt 时间内，会有 $\beta s(t)I(t)\Delta t$ 个易感染者的状态发生变化，转移至感染状态，同时有 $\gamma I(t)\Delta t$ 个感染者转移至移除状态。

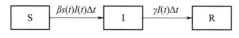

图 9.1.1　SIR 模型状态转移图

由此可得

$$\Delta S = -\beta s(t)I(t)\Delta t \tag{9.1.1}$$

$$\Delta I = \big[\beta s(t)I(t)-\gamma I(t)\big]\Delta t \tag{9.1.2}$$

$$\Delta R = \gamma I(t)\Delta t \tag{9.1.3}$$

对以上三个等式同时除以人群总数 N，Δt 趋近于 0 时，可得

$$\frac{\mathrm{d}s}{\mathrm{d}t} = -\beta s(t)i(t) \tag{9.1.4}$$

$$\frac{\mathrm{d}i}{\mathrm{d}t} = \beta s(t)i(t)-\gamma i(t) \tag{9.1.5}$$

$$\frac{\mathrm{d}r}{\mathrm{d}t} = \gamma i(t) \tag{9.1.6}$$

其中，$s(i)+i(t)+r(t)=1$，且初始时刻易感染比例 s_0、已感染比例 i_0 均大于 0。模型参数为传染率 β 与移除率 γ，反映特定疫情的特征。

（3）参数估计

对式（9.1.4）～式（9.1.6）进行求解，可得

$$\frac{\mathrm{d}i}{\mathrm{d}s} = -1+\frac{\gamma}{\beta}\times\frac{1}{s} \tag{9.1.7}$$

若以 s 为横坐标，i 为纵坐标，则此微分方程的斜率场在相平面 $s \sim i$ 上；相轨迹 $i(s)$ 的定义域为 $D = \{(s,i)\,|\,s\geqslant 0, i\geqslant 0, s+i\leqslant 1\}$。

利用分离变量法求解微分方程式（9.1.7），可得

$$i = -s + \frac{\gamma}{\beta} \ln s + C \tag{9.1.8}$$

式中，C 为积分常数。假设一开始所有人对病毒均无免疫力，即 $r_0 = 0$，则 $s_0 + i_0 = 1$，可得 $C = -1 - \frac{\gamma}{\beta} \ln s_0$，因此 $i(s) = 1 - s + \frac{\gamma}{\beta} \ln \frac{s}{s_0}$。

由式（9.1.4）可得，易感染比例 $s(t)$ 是时间 t 的单调递减函数，因此随着时间的增加，曲线从点 (s_0, i_0) 开始逐渐向 s 轴负方向移动，如图 9.1.2 所示。当 $s = \frac{\gamma}{\beta}$ 时，$i(t)$ 达到最大值；当 t 趋于无穷时，不论初始条件如何，患者人数终将降为 0，即 $i_\infty = 0$，此时 s_∞ 满足 $1 - s_\infty + \frac{\gamma}{\beta} \ln \frac{s_\infty}{s_0} = 0$。由曲线 P_1 可得，当 $s_0 > \frac{\gamma}{\beta}$ 时，已感染比例 $i(t)$ 先升高至最大值 $i_{\max}$ 后下降为 0，即传染病会发生蔓延趋势；由曲线 P_2 可得，当 $s_0 < \frac{\gamma}{\beta}$ 时，已感染比例 $i(t)$ 单调递减直至为 0，此时传染病不会发生蔓延趋势。

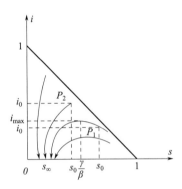

图 9.1.2　相轨线 $i(s)$ 曲线图

综上所述，可从两方面对传染病进行防控。一是提高阈值 $\frac{\gamma}{\beta}$，即降低传染率 β，提升移除率 γ。当地卫生水平越高，传染率越小，同时医疗水平越高，移除率越大，阈值越高，因此提高当地卫生水平与医疗水平有助于控制传染病的蔓延。二是降低初始的感染比例 s_0，提高移除比例 r_0，即在病毒出现时，尽可能控制感染人群，必要时采取隔离措施进行防控，还可通过施打疫苗避免感染比例暴增，提高群体免疫能力。

9.1.3　SEIR 模型

（1）模型假设
SEIR 模型 [9] 将人群划分为易感者、潜伏者、感染者与移除者，易感人群 $S(t)$、潜伏人群 $E(t)$、感染人群 $I(t)$ 以及移除人群 $R(t)$ 均是随时间变化的函数，SEIR 模型的假设如下：

① 人群总数 N 不变　与 SIR 模型类似，SEIR 模型总人数满足 $N = S(t) + E(t) + I(t) + R(t)$，理想情况下流行病地区的总人数为恒定值。定义 $s(t) = \frac{S(t)}{N}$，$e(t) = \frac{E(t)}{N}$，$i(t) = \frac{I(t)}{N}$，$r(t) = \frac{R(t)}{N}$ 分别代表易感染比例、潜伏比例、已感染比例及移除比例，可得 $s(t) + e(t) + i(t) + r(t) = 1$。

② 传染率 β 假设一个感染者每天有效接触的易感人群的平均人数为 β，则一个感染者每天造成 $\beta s(t)$ 位新增暴露者，因此整个人群每天新增暴露者的人数为 $\beta s(t)I(t)$。

③ 潜伏者患病率 δ 潜伏者发病率 δ 为每天发病成为感染者的暴露者占暴露者总数的比例，因此整个人群每天新增感染者的人数为 $\delta E(t)$。$1/\delta$ 则为易感染患者感染病毒后但无传染性时期的平均长度。

④ 移除率 γ 移除率与 SIR 模型一致，每天新增移除者 $\gamma I(t)$。

（2）数学模型

SEIR 模型状态转移图如图 9.1.3 所示。在 Δt 时间内，$\beta s(t)I(t)\Delta t$ 位易感染者的状态发生变化，转移至潜伏状态；$\delta E(t)\Delta t$ 位潜伏者转移至感染状态，同时 $\gamma I(t)\Delta t$ 位感染者转变为移除人群。

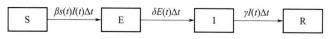

图 9.1.3 SEIR 模型状态转移图

由此可得

$$\Delta S = -\beta s(t)I(t)\Delta t \tag{9.1.9}$$

$$\Delta E = \left[\beta s(t)I(t) - \delta E(t)\right]\Delta t \tag{9.1.10}$$

$$\Delta I = \left[\delta E(t) - \gamma I(t)\right]\Delta t \tag{9.1.11}$$

$$\Delta R = \gamma I(t)\Delta t \tag{9.1.12}$$

对以上四个等式同时除以人群总数 N，Δt 趋近于 0 时，可得

$$\frac{\mathrm{d}s}{\mathrm{d}t} = -\beta s(t)i(t) \tag{9.1.13}$$

$$\frac{\mathrm{d}e}{\mathrm{d}t} = \beta s(t)i(t) - \delta e(t) \tag{9.1.14}$$

$$\frac{\mathrm{d}i}{\mathrm{d}t} = \delta e(t) - \gamma i(t) \tag{9.1.15}$$

$$\frac{\mathrm{d}r}{\mathrm{d}t} = \gamma i(t) \tag{9.1.16}$$

（3）参数估计

病毒流行开始时，病例数与总人数相比仍然很小，因此 $s(t)\approx1$，可得

$$\frac{\mathrm{d}e}{\mathrm{d}t} = \beta(t) - \delta e(t) \tag{9.1.17}$$

$$\frac{\mathrm{d}i}{\mathrm{d}t} = \delta e(t) - \gamma i(t) \tag{9.1.18}$$

随着时间的增长，$e(t)$ 与 $i(t)$ 趋向于指数增长 $\mathrm{e}^{\lambda t}$，λ 为式（9.1.19）所示矩阵的最大特征值[6]。

$$\begin{bmatrix} -\delta & \beta \\ \delta & -\gamma \end{bmatrix} \tag{9.1.19}$$

特征多项式为

$$\lambda^2 + (\delta + \gamma)\lambda + \delta(\gamma - \beta) = 0 \tag{9.1.20}$$

因此有

$$\lambda = \frac{-(\delta + \gamma) + \sqrt{(\delta + \gamma)^2 - 4\delta(\gamma - \beta)}}{2} \tag{9.1.21}$$

参数传染率 β、潜伏者患病率 σ 以及移除率 γ 与特定疫情相关，通常在实际场景中，可通过数值模拟得到。如针对新冠病毒的传播模型，文献 [7] 采用启发式算法模拟参数 β、γ 与总人数 N，代入微分方程求解，并通过均方误差最小原则对模型进行优化得到最优解参数；文献 [10] 则对新冠病毒感染疫情的潜伏期进行评估，结合本国疫情的发展趋势，估计出潜伏期患病概率 δ 与移除率 γ，从而得到符合新冠病毒的最优传播模型。

9.2　SARS 传播分析

严重急性呼吸综合征，我国一般称为非典型病原体肺炎，简称非典，是 2003 年世界范围内流行的传染病，其中共有 29 个国家和地区报告 SARS 病例。该传染病先后在我国广东、香港、北京等地和全球一些地区暴发，给社会和经济带来了巨大冲击和影响。本节首先概述 SARS 相关情况，然后使用数学模型对 SARS 传播进行分析。

9.2.1　SARS 概述

（1）SARS 疫情概况

SARS 于 2002 年 11 月在我国广东省首先发现，随后蔓延到世界 28 个国家与地区。

在病原发现方面，2003 年 3 月 17 日，世界卫生组织组织全球科研实验室，对 SARS 病原进行研究。经过全球多个国家与网络实验室的科学家从多方面（如病毒形态学、分子生物学、血清学及动物实验等）进行研究，4 月 16 日世界卫生组织在日内瓦宣布，SARS 病原为 SARS 冠状病毒（SARS-CoV）。

根据世界卫生组织统计数据显示[11]，从 2002 年 11 月 1 日至 2003 年 8 月 31 日，全世界共 8096 人感染 SARS 病毒，死亡 774 人，平均死亡率为 9.6%。2003 年 7 月 5 日世界卫生组织宣布全球 SARS 流行结束，此后全球陆续发生几例 SARS 感染事件，均未造成大规模传播与流行。

（2）SARS 病理概述

SARS-Cov 病毒基因组为单股正链 RNA，约有 3 万个核苷酸基因，组织形式与其他冠状病毒相似，约有 60% 的基因与其他冠状病毒具有同源性。国内外科学家已经报道了多株 SARS-Cov 的全基因组序列，在 13 个毒株中发现了 129 处变异，变异程度不高，其中毒株分布在新加坡、加拿大、美国和中国。对 63 株 SARS-Cov 的遗传进化分析，目前从多种动物体内都检测到冠状病毒基因，并与 SARS-Cov 病毒高度同源相似，支持该病毒来源于动物假说。

大多数情况下，SARS-Cov 感染时，病毒主要通过人体免疫系统中体液免疫和细胞免疫反应清除。SARS-Cov 的感染者可能出现淋巴细胞明显减少和外周淋巴组织病理损伤等情况。其中 T 淋巴细胞计数明显低于正常人，随着病情发展，T 淋巴细胞明显降低，而当病情好转时，病人 T 淋巴细胞的数量与功能将逐步恢复。

在病情判断方面，主要通过病人体内的 N 蛋白与其对应抗体、病毒核酸等方式进行判断。在感染初期，一般 1 ～ 10 天内可在患者血清中检测到病毒 N 蛋白与核酸。病人的鼻腔分泌物中在临床症状出现 5 天后可检测出病毒核酸，并在 10 天左右达到高峰。N 蛋白引发的免疫反应产生的抗体也可以作为检测标志。发病 7 天病人体内产生 IgM，最多持续时间为三个月，在 7 ～ 10 天内产生 IgG，并在一个月左右抗体滴度达到峰值，有些病人恢复 1 年内抗体仍呈阳性。

SARS 潜伏期通常在 14 天之内，一般在 2 ～ 10 天内发病。中国、新加坡和加拿大对平均潜伏期的估计十分相似，为 4 ～ 6 天，欧洲对此的估计是 7.2 天。该病属于急性病，并在 2 ～ 3 周内处于发展状态。临床症状方面，SARS 患者主要有以下三类症状：发热及相关症状、呼吸系统症状以及其他方面症状。发热为感染者首发和主要症状，体温一般高于 38℃，常呈持续性高热。呼吸系统症状表现为干咳、少痰以及咽痛。严重患者可能出现呼吸加速、气促，甚至呼吸窘迫等症状。部分病人可能出现消化道症状如腹泻、恶心、呕吐等。

根据我国《传染性非典型肺炎（SARS）诊疗方案》[12] 所述，临床中主要将 SARS 患者分为三期：早期、进展期、恢复期。早期一般为病初的 1 ～ 7 天，进展期多发生在病程的 8 ～ 14 天。部分患者的病程时间可能多于 14 天，少数病人（10% ～ 15%）在该时期出现急性呼吸窘迫综合征而危及生命。恢复期在进展期过后，体温逐渐下降，临床症状缓解，肺部病变开始吸收，多数病人恢复期为 2 周左右，可达到出院标准。

（3）SARS 传播特点

与其他传染病相同，SARS 传播必须具有三个条件，即传染源、传播途径与易感人群。这三个环节共同存在且在一定的自然因素与社会因素共同影响下才能造成传播。此外了解 SARS 传播途径，有利于构建传播模型，更全面地分析疫情。

根据文献 [12] 所述，SARS 病人是主要的传染源。一般情况下传染性随病程而逐渐增强，在发病的第 2 周最具传染力。未发现潜伏期与治愈患者传染他人案例，已有研究证据表明，SARS-Cov 感染以显性感染为主。在传染能力方面，患者之间具有较大差异，存在超级传播现象，例如淘大花园的聚集性病例。超级传播现象的发生，通常由病人与易感者的接触方式和频次、个人免疫功能以及个人防护情况等因素决定。

SARS 主要的传播途径包括近距离呼吸道飞沫传播、气溶胶传播、接触传播。其中与病人近距离接触，吸入病人咳出的含有病毒颗粒的飞沫是 SARS 经呼吸道传播的主要方式。对于易感人群，该人群普遍易感，但相对来说，儿童感染率偏低。SARS 的主要高危人群是与 SARS 患者的密切接触者，如防护措施不足的医护人员与病人家属。在一定情况下，从事 SARS-Cov 相关实验室操作的工作人员和从事野生动物饲养销售的人员也可能被视作高危人群。

此外 SARS 传播同时受到自然与社会因素影响。在自然因素方面，病原体在空气流通不畅以及室内集聚的环境条件下易于传播。与疾病传播相关的社会因素包括人口密度、流动性、卫生条件等。大城市常因病人集中，容易造成 SARS 的疫情暴发和流行。医院内感染常由预防措施不力以及防护措施不当造成。患者通过现代化交通工具的流动和迁移，成为 SARS 远距离传播的主要原因。

根据临床研究结果，我国科研人员总结 SARS 传播具有 5 大特点 [13]：有慢性病的老人感染SARS 病毒后易成超级传播者；所有感染者均与上一代患者有症状期接触；接触越是密切，就越容易被感染；未发现潜伏期 SARS 病人具有传染性；隔离病人终止了进一步传播。

在时间分布方面，2002 年 11 月到 2003 年 2 月期间，中国、越南、加拿大、新加坡等地开始出现病例，呈现全球流行趋势。2003 年 3 月中旬至 5 月中旬为 SARA 主要传播与暴发期，并在 6 月份疫情基本得到有效控制。中国疫情于 2003 年 1 ～ 2 月，首先在广东省内局部暴发，该地区发病高峰期为 2 月份；3 月上旬全国各地均出现疫情，流行时间为 4 月中旬到 5 月中旬左右。

在人群分布方面，中国 SARS 病人主要发病患者为青壮年，其中 20 ～ 29 岁患者占比最高，其比例高达 30%。男女性别的发病比例相近。在职业方面，由于前期防护措施不足等，造成大规模感染，医务人员患者占总患者比例的 20%，在后期因为防护措施的跟进，感染者减少。

2002 ～ 2003 年疫情中，按年龄阶段对死亡病例进行统计分析，SARS 患者病死率在 0 ～ 50% 之间；随着年龄的增长，病死率增长，存在其他基础疾病患者，如脑卒中、糖尿病、心脏病、肺气肿、肿瘤病人病死率较高[14]。

9.2.2　SARS 传播模型分析

基于传染病的传播规律，使用不同的研究方法进行建模，主要分为三类：微分方程为基础的 SIR 传播模型及其修正模型、使用统计学手段对数据变化进行拟合分析，以及引入空间信息建立时空传播模型。本小节主要采用 SIR 模型与 Logistics 回归模型，对 SARS 发病及流行趋势进行建模与分析，并对传染病时间与空间结合模型进行简单介绍。

（1）模型假设

根据现有 SARS 研究作为基础，提出下列合理假设与前提，从而使模型在反映实际情况的基础上进行简化。

① 虽然 SARS 病毒的传染来源仍未明确，但多数地区以输入病例传播开始，因此本模型中并未考虑人与人之外的传播方式。

② 虽然人群个体之间存在差异性，不同个体的传染概率并不相同，但为简化模型，假设在同一群体内接触病人的概率和被感染的概率相同，在多数情况下，人群中与感染者接触患病而处于潜伏期未被发现的人群与易感人群均匀分布。

③ 对于处于潜伏期的患者，目前出现感染案例较少，并且在感染末期的传染性没有定论，所以本模型只考虑发病患者为感染性人群。

④ 假设在 SARS 治疗过程中，被隔离人群（确诊人群）能够被完全隔离，不再能传染其他人。

⑤ 当前研究未发现隐性感染者传染案例，所以不考虑隐性感染者，SARS 感染者在潜伏期后均表现出典型症状。

⑥ 目前资料暂未发现 SARS 治愈者复发情况，并且未发现治愈者感染他人的案例，所以假设 SARS 治愈者不具有感染他人与被感染的能力。

⑦ 在 SARS 治疗过程中未发现有效的特效药以及特效疗法，所以认为患者的治愈率保持不变。

⑧ 在疫情期间 SARS-Cov 病毒并未发现传染性与致命性的相关突变，所以假设疫情期间患者的死亡率与感染率不发生明显变化。

⑨ 因为疫情持续时间较短，所以不考虑人群的出生率与死亡率以及人群的迁入与迁出的影响。

⑩ 目前研究没有表明 SARS 传播与外界环境之间的关系，且疫情存在时间较短，所以本模型不考虑疫情期间的温度等相关外界环境的变化。

在逻辑回归方法分析中，要求观察对象相互独立，这种情况下对于传染性的计算需要通过数学变换来解决。

（2）数学模型

对 SARS 疫情发展过程进行回顾，可将整个疫情分为两个阶段。

第一阶段：因为人们对新型传染病了解不足，并未采取有效的隔离防控措施，低估了 SARS-

Cov 病毒的传染能力，导致疫情暴发。因此这一阶段可以认为病毒在没有人为干预的情况下自由传播。这一阶段感染者人数增长情况可以选择使用 Logistics（阻滞增长）模型来进行刻画。

Logistics 模型是基于马尔萨斯人口模型改进而来的。根据实际情况可知，因为被感染者人数不可能无限大，SARS 传播逐渐出现阻滞效应，即增长率受到被感染者人数的限制，所以随着感染人数的增加，感染率逐渐降低，增长率与感染人数负相关。Logistics 模型可以描述为式（9.2.1），即

$$\frac{\mathrm{d}x}{\mathrm{d}t} = r(x)x, x(0) = x_0 \tag{9.2.1}$$

式中，$r(x)$ 为增长率函数；x 为被感染的人数。

为了简化模型，$r(x)$ 通常设为线性函数，即 $r(x)=r-sx$。r 为固定传染率，$r>0$，$s>0$。为表示人口全部感染的情况下不再有新增感染者，因此 $r(x_m)=0$，所以增长率采用如下表达式，即

$$r(x) = r_0\left(1 - \frac{x}{x_m}\right) \tag{9.2.2}$$

式中，r_0 为初始感染率。

联立式（9.2.1）与式（9.2.2），得到最终模型方程，如式（9.2.3）所示。

$$\begin{cases} \dfrac{\mathrm{d}x}{\mathrm{d}t} = r_0\left(1 - \dfrac{x}{x_m}\right)x \\ x(0) = x_0 \end{cases} \tag{9.2.3}$$

式中，x_0 为初始状态下的感染者人数，代表该地区首次输入或发现确诊的人数；x_m 为该地区人口总数；r_0 为初始感染率，需要通过现有数据进行参数求解。

对该方程进行求解，得到感染人数随时间变化规律如下：

$$x(t) = \frac{x_m}{1 + \left(\dfrac{x_m}{x_0} - 1\right)\mathrm{e}^{-r_0 t}} \tag{9.2.4}$$

该模型的感染者数量 $x(t)$ 随时间变化曲线如图 9.2.1 所示，该曲线中分别假设 $x_m=1000$，$x_0=1$，$r_0=0.08$。

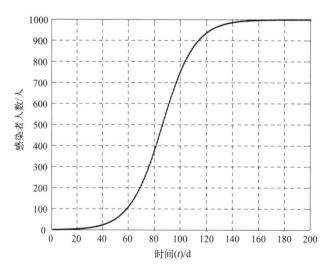

图 9.2.1 Logistics 模型感染者数量随时间变化曲线

第二阶段：指当疫情发展到一定程度后，政府与群众意识到 SARS 病毒的危害，该阶段采取相对较为严格的隔离措施并对病人进行集中收治。随着 SARS 病毒相关知识的宣传，人群主动采取防护措施并远离疑似病例。因此该阶段感染者人数先增长后逐渐减少。随着时间的推移，感染者逐步被治愈或死亡患者数逐步减少并清零，最终疫情结束。此阶段使用 SIR 模型。

因为第二阶段持续时间较短并且采取较为严格的出入管制，所以该段时间内不考虑人口总数的变化，因此 $S(t)+I(t)+R(t)=N$，其中 N 为人口总数。化简 SIR 模型微分方程结果如下：

$$\begin{cases} \dfrac{\mathrm{d}S(t)}{\mathrm{d}t} = -\beta S(t)I(t) \\ \dfrac{\mathrm{d}I(t)}{\mathrm{d}t} = \beta S(t)I(t) - \gamma I(t) \end{cases} \tag{9.2.5}$$

式中，$S(0) \geqslant 0$；$I(0) \geqslant 0$；$R(0) \geqslant 0$；β 为感染强度；γ 为转移率，包括死亡率与治愈率。给定 $\beta=0.004$、$\gamma=0.025$、$S_0=300$、$I_0=4$、$R_0=0$，易感者、感染者、移除者人数随时间变化的曲线如图 9.2.2 所示。

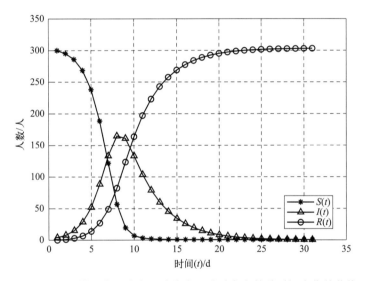

图 9.2.2　SIR 模型中易感者、感染者、移除者人数随时间变化的曲线

在易感者人数过大的情况下，可以将 $\beta S(t)$ 作为单位时间内每个感染者的传染人数。此外感染率 β 与移除率 γ 随时间变化。在应用过程中对感染者的变化情况使用差分形式表示，如式（9.2.6）所示。

$$I(t+1) = I(t) + \beta(t)I(t) - \gamma(t)I(t) \tag{9.2.6}$$

因为病毒在人群之间的传播具有随机性，所以将 SIR 模型视作三个状态相互转换的连续时间马尔可夫链模型，同样分为易感者 S_t、感染者 I_t 和移除者 R_t。并且，由于短时间内人口总数不发生变化，因此只有两个随机变量相互独立，该过程为二元随机过程。

在时间间隔 $\mathrm{d}t$ 内，一个易感者被传染的概率为 $\beta S_t I_t \mathrm{d}t$，一个感染者被治愈或死亡，转换为移除者的概率为 $\gamma I_t \mathrm{d}t$，两个事件均不发生的概率为 $1-\beta S_t I_t \mathrm{d}t - \gamma I_t \mathrm{d}t$。因此该过程的转移概率如式（9.2.7）所示。

$$P\{(S,I)_{t+dt}=(i,j)|(S,I)_t=(m,n)\}=\begin{cases}\beta S_t I_t dt+o(dt), i=m-1, j=n+1\\ \gamma I_t dt+o(dt), i=m, j=n-1\\ 1-\beta S_t I_t dt-\gamma I_t dt+o(dt), i=m, j=n\end{cases} \quad (9.2.7)$$

式中，β 为感染率；γ 为死亡率。

将两个随机过程分开研究，对于易感者来说，该随机过程为纯灭过程，在极小时间段 dt 内的转移概率如式（9.2.8）所示。

$$P\{S_{t+dt}=i|S_t=m\}=\begin{cases}\beta S_t I_t dt+o(dt), i=m-1\\ 1-\beta S_t I_t dt+o(dt), i=m\\ o(dt), 其他\end{cases} \quad (9.2.8)$$

对于感染者而言，该过程中既有从易感者的转入，也有到移除者的转出，所以该过程为生灭过程，在极短时间 dt 内转移概率如式（9.2.9）所示。

$$P\{I_{t+dt}=j|I_t=n\}=\begin{cases}\beta S_t I_t dt+o(dt), j=n+1\\ \gamma I_t dt+o(dt), j=n-1\\ 1-\beta S_t I_t dt-\gamma I_t dt+o(dt), j=n\\ o(dt), 其他\end{cases} \quad (9.2.9)$$

由于假设 SARS 的治愈者与死亡者不具有病毒传播能力，并且治愈者携带抗体，在疫情期间不会再次感染，因此对于移除者而言，该随机过程为纯生过程，在较短时间 dt 内，移除者的转移概率如式（9.2.10）所示。

$$P\{R_{t+dt}=k|R_t=q\}=\begin{cases}\gamma I_t dt+o(dt), k=q\\ 1-\gamma I_t dt+o(dt), k=q+1\\ o(dt), 其他\end{cases} \quad (9.2.10)$$

在时刻 t 发生状态转化的时间间隔服从指数分布，如式（9.2.11）所示。

$$f(x)=\begin{cases}\dfrac{1}{\lambda}e^{-\frac{x}{\lambda}}, x>0\\ 0, x\leqslant 0\end{cases} \quad (9.2.11)$$

式中，参数 $\lambda=\beta S_t I_t+\gamma I_t$。

当发生状态转移时，$(S,I)_{t+dt}=(m-1,n+1)$ 的概率为 $\dfrac{\beta S_t}{\beta S_t+\gamma}$，$(S,I)_{t+dt}=(m,n-1)$ 的概率为 $\dfrac{\gamma}{\beta S_t+\gamma}$。给定 $\beta=0.004$，$\gamma=0.25$，$S_0=300$，在 $I_0=4$，$R_0=0$ 条件下，随机 SIR 模型易感者、感染者、移除者人数随时间变化的曲线如图 9.2.3 所示。

上述对于疫情第一、二阶段的研究主要是关注一个地区人群感染者数量情况，对传染人数随时间变化过程进行建模。在随机 SIR 模型中易感者与感染者的均值如式（9.2.12）所示。

$$\begin{cases}\dfrac{dE(S_t)}{dt}=-\beta E(S_t)E(I_t)-\beta Cov(S_t,I_t)\\ \dfrac{dE(I_t)}{dt}=\beta E(S_t)E(I_t)-\gamma E(I_t)+\beta Cov(S_t,I_t)\end{cases} \quad (9.2.12)$$

对比确定 SIR 模型中计算公式可以发现，在忽略协方差 $Cov(S_t, I_t)$ 的情况下，随机 SIR 模型与确定 SIR 模型是等价的。

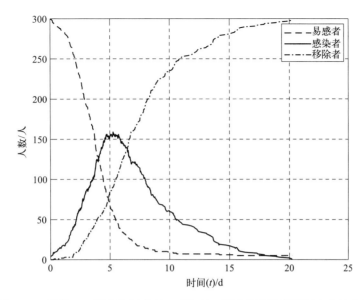

图 9.2.3 随机 SIR 模型中易感者、感染者、移除者人数随时间变化的曲线

SARS 传染过程中同时具有时间分布特征与空间分布特征。通过对空间与时间联合分析，可以从多个维度分析疫情的发展情况。下面对 SARS 的时空模型进行简单介绍。

为描述人群的随机接触传播，Aschwanden[15] 对病毒在人群中传播过程进行建模分析，不但表现了在人群随机相互接触的情况下感染疾病的过程，也表现了采取有效防控手段对病毒传播的影响。此外通过对二维空间中 SARS 传播进行模拟，可有效评估隔离措施实行效果，从而判断疫情是否得到有效控制。

在使用空间分析方面，人地互动逻辑模型[16] 从系统科学的角度，对人地互动之间的 SARS 病毒传染规律分析。通过分析国内 SARS 病毒传染源、传播途径、易感人群特点，将传播模式划分为 5 种类型：异类病毒转移传播、家庭社区接触传播、医院门诊感染传播、市内随机扩散传播以及飞点跳跃跨区传播。该文献认为飞点跳跃跨区传播对于病毒传播具有较大影响，并基于上述传播类型提出相应的应急措施，对疫情应急能力形成途径进行论述。

人与人之间的关系通常建模为规则网络，并使用反应 - 扩散模型进行分析。但是随着出行方式的改变，人群的活动范围进一步扩展，传统模型并不能很好地反映 SARS 疫情的传播情况。Watts 等人 [17] 提出的小世界模型与真实世界中人际关系更为接近。林国基等人 [18] 基于该模型，引入负反馈计件制以及信息流效应对 SARS 疫情进行建模。该模型主要对疫情的发展趋势进行模拟，研究人与人之间的接触密切程度，以及感染者从患病到隔离的时间，并就信息透明度、反馈机制对病毒传播的影响进行讨论。此外 Small 等人 [19] 结合小世界网络模型与 SIR 模型对疫情进行研究。该模型可对区域性暴发传播与超级传播事件进行解释与描述。

此外在结合地理信息方面，还可以基于模拟地理环境的智能体模型 [20] 与地理信息系统（GIS）[21] 等技术进行模型构建，或使用蒙特卡洛方法对疫情的时空变化特征进行模拟 [22]。以上这些时空模型主要偏重对疫情进行宏观研究，因为只能使用现有数据进行拟合，所以并不能对疫情的发展进行有效预测。

（3）参数估计

对于 SARS 疫情的第一、第二阶段使用的数学模型，都需要对其中使用的参数进行估计。此部分将分别介绍 Logistics 模型与 SIR 模型中相应参数的估计。

对于疫情的第一阶段，使用 Logistics 模型进行建模，需要确定的参数包括：最大感染者数量 x_m、初始感染者数量 x_0 以及初始传播率 r_0。该阶段主要对香港的 SARS 疫情进行模拟。香港 SARS 首例病例发现于 2003 年 2 月 21 日，前期没有采取严格的隔离措施，直到三月底才开始采取有效管理措施，因此将 2003 年 2 月 21 日至 2003 年 3 月 31 日视作一阶段。根据统计数据可知 2003 年香港的常住人口数量，所以取 $x_m=N=6730800$。根据报告第一例感染者发病时间，设 2 月 21 日 $x_0=1$。其中 3 月 31 日感染者数据为 503 例，代入这 40 天的数据变化，计算初始感染率为 $r_0=0.1568$，因此该阶段的感染者人数变化如式（9.2.13）所示。

$$I(t) = \frac{N}{1+(N+1)\mathrm{e}^{-rt}} = \frac{N}{1+(N+1)\mathrm{e}^{-0.1568t}} \tag{9.2.13}$$

对于北京的疫情，认为第一例病例的输入时间为 2003 年 3 月 6 日。2003 年 4 月 17 日因为疫情加剧，全国加大防控力度，数据追溯时间为 4 月 20 日，截至 4 月 20 日已累计确诊 339 例。所以将 2003 年 3 月 6 日到 2003 年 4 月 20 日作为北京疫情的第一阶段。根据统计数据可知 2003 年北京常住人口数量为 1456.4 万，通过这些信息可以计算得出 $r_0=0.1267$，因此北京疫情公式如下：

$$I(t) = \frac{N}{1+(N+1)\mathrm{e}^{-rt}} = \frac{N}{1+(N+1)\mathrm{e}^{-0.1267t}} \tag{9.2.14}$$

对于疫情的第二阶段，使用 SIR 模型进行相应的拟合与预测。根据现有数据，每日感染者数量与每日新增人数是已知的。此外移除者通过统计治愈者以及死亡人数求和得出。因此对于该模型，需要确定感染率 β、移除率 γ 与初始感染者人数 S_0。因为易感者数量远远大于感染者人数，则将整体易感者人数视作常数并与感染率进行合并。其中感染率为当天新增 SARS 患者人数除以当天 SARS 感染者人数，移除率为治愈患者人数与死亡人数求和并除以当天 SARS 感染者人数。通过统计北京感染者数据发现，随着时间的变化，感染率逐渐降低，而移除率逐渐上升。对于感染率 $\beta(t)$ 随时间的变化使用指数函数 $y=a\mathrm{e}^{bx}$，采用最小二乘法进行拟合。对北京增长率拟合的结果如图 9.2.4 所示；移除率使用相同方法进行拟合，如图 9.2.5 所示。

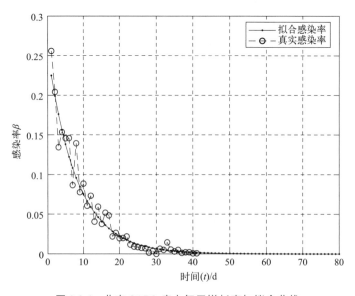

图 9.2.4　北京 SARS 病人每日增长率与拟合曲线

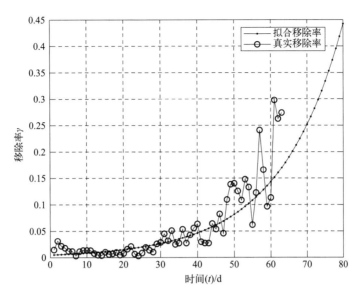

图 9.2.5　北京 SARS 病人每日移除率与拟合曲线

（4）结果分析

对于第一阶段，按照式（9.2.13）与式（9.2.14）对北京 45 天与香港 40 天的感染者数量曲线进行绘制，结果如图 9.2.6 所示。由图 9.2.6 可知，这一阶段感染速率不断增长，以香港为例，第 25 天左右感染者达到 50 人，第 40 天感染者达到 500 多人，北京在 24 天左右感染者达到 20 多人，第 45 天达到 300 多人。根据曲线的变化趋势可知，随着时间推移，如果不能及时采取有效的隔离防控措施，短期内感染者人数将迅速增长，使得第二阶段初期感染者人数急剧增加，给第二阶段的防疫带来更大压力。

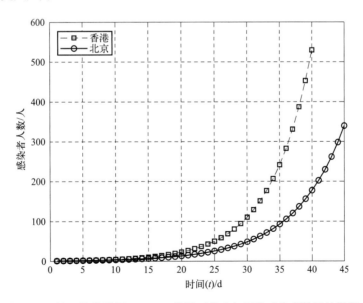

图 9.2.6　第一阶段采用 Logistics 模型对北京与香港感染者数量的模拟

对于疫情第二阶段，计算 $\beta(t)$ 与 γ 的曲线，使用北京 2003 年 4 月 21 日后 64 天内感染者与移除者（即治愈者和死亡者）人数进行拟合，结果如图 9.2.7 所示。通过计算，拟合曲线与真实曲线之间的均方误差为 5.8903×10^{-3}。由此可见，该模型可以较好地拟合北京疫情发展情况，第二阶段约经历 80 天，并在 20～30 天内感染者人数达到峰值。

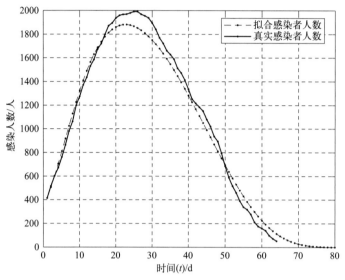

图 9.2.7　北京第二阶段感染者拟合

根据第一阶段结果，如果对于疫情的防控延后 10 天，则北京感染者人数可能达到 1200 多人；如果防控时间提前 10 天，则第二阶段初期感染者人数将减少到 100 人左右。分别对第二阶段初始感染者数目为 1200 与 100 使用拟合感染率与移除率预测变化趋势，如图 9.2.8 所示。由图 9.2.8 可知，当初始感染者增加时，与当前情况相比峰值感染者将翻好几倍，使得疫情持续时间增加，峰值到达时间延后，有可能造成医疗资源不足以及医疗挤兑导致治愈率降低、死亡率增加等情况，带来更大的损失。如果能够提前进入防控阶段，则能够有效减少峰值人数，提高治愈率，降低死亡率，缩短疫情持续时间。因此可以看出，传染性疾病早发现、早隔离能有效缩短疫情持续的时间，减少感染者与死亡者数量，降低疫情影响。

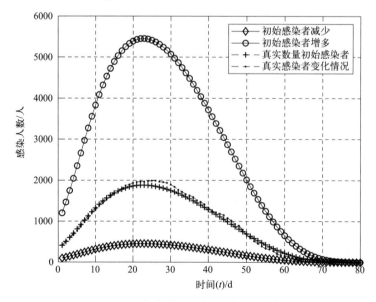

图 9.2.8　不同初始情况下第二阶段感染者情况

此外，评估疫情的一个重要参数为基本传染数 R_0，即完全易感人群的单个感染者引起新感染者的平均数量。该系数主要用于刻画感染能力，其计算公式如下：

$$R_0 = S_0 \frac{\beta}{\gamma} \tag{9.2.15}$$

当该系数 $R_0 < 1$ 时疫情得到控制，而 $R_0 > 1$ 将引发传播。根据数据显示[23]，在 2003 年 SARS 疫情出现的前几个月（至 4 月底），SARS 病毒的 R_0 值为 2.0 ～ 3.0，随着公共卫生控制措施落地，该数值很快降低至约 1.1。SIR 模型拟合过程中再生系数变化如图 9.2.9 所示，在第二阶段 20 天左右数值达到 1.1，此时感染者人数达到峰值，以后感染者数量逐渐降低。

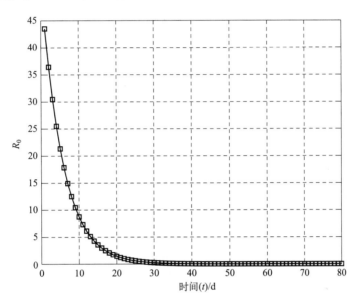

图 9.2.9　SIR 拟合模型 R_0 变化

综上所述，该模型通过感染率与移除率变化情况的拟合，可对疫情感染者变化趋势做出预测与拟合，从而为疫情控制与管理提出合理建议，通过科学有效的措施，降低感染人数，缩短疫情发生时间，降低生命财产损失。

9.3　MERS 传播分析

中东呼吸综合征是一种由冠状病毒引起的急性呼吸道疾病，于 2012 年 6 月在沙特阿拉伯首次被发现。此后，在欧洲、非洲、亚洲和北美报告了零星的感染病例，这些病例均与来自中东的国际旅行有关。尽管其他地区有病例报告，但直到 2015 年，中东以外地区都未发现持续传播。然而，2015 年一名从阿拉伯联合酋长国返回韩国的旅行者，造成了韩国 185 例确诊病例的暴发。迄今为止，它是中东地区以外 MERS 疫情中最大的一次暴发[24]，并在学术界引起了人们的广泛关注，学者们采用多种方式评估其传播能力。本节以韩国暴发的中东呼吸系统综合征冠状病毒（Middle East respiratory syndrome coronavirus, MERS-CoV）感染病例为数据基础，介绍一种定量估算传播情况的数学建模方法[25]。

9.3.1 MERS 简介

（1）韩国 MERS 疫情概况

2015 年 5 月 24 日，世界卫生组织（WHO）通报了韩国首例中东呼吸综合征的病例，该病例后续在韩国医院内持续传播。自 2012 年 9 月 23 日 WHO 发布 MERS 病毒感染病例以来，截至 2015 年 7 月 13 日，全球共有 26 个国家向 WHO 报告了 1368 例 MERS 确诊病例，其中 489 人死亡，病死率约为 36%。截至 2015 年 7 月 13 日，韩国共报告 MERS 确诊病例 186 例，其中死亡 36 例。病例中包括 2 名无症状感染者，占比约 1%[26]。

中东呼吸系统综合征冠状病毒在韩国医院中的传播速度非常快，这导致了除中东地区以外最大规模的 MERS 暴发，并使韩国成为目前全球报告 MERS 病例数居第二位的国家。韩国此次 MERS 疫情起源自中东地区的单个病例，由于传播早期感染预防和控制措施的准备不足，导致了 MERS-CoV 通过医院内部的交叉感染和感染者的活动而逐渐扩散，产生了二代以上的病例。

（2）MERS 数据特征

韩国 MERS 疫情的暴发始于一名中东旅客，该旅客于 2015 年 5 月 20 日确认感染 MERS-CoV。这次疫情暴发导致 186 例病例，其中 36 例死亡。疫情病例散布在韩国各地，其中 1 例前往中国，确诊后在中国得到治疗。由于中国政府的快速反应和有效控制，该病例并未引起任何进一步的传播。

根据韩国疾病控制与预防中心（Korea Centers for Disease Control and Prevention, KCDC）发布的详细数据[27]来看，自 2015 年 5 月 11 日出现首例病例后，5 月 19 日出现第 1 例二代病例后持续有确诊病例报告；5 月 22 日第 1 例三代病例发病；5 月 30 日至 6 月 10 日共 120 例（约占此次疫情总病例的 65%）发病，其中 6 月 1 日发病 20 例，达到日发病例数高峰，6 月 5 日出现首例四代病例；6 月 10 日疫情开始呈明显下降趋势，自 6 月 23 日发生 1 例病例后，6 月 24～29 日连续 6 天无新发病例报告，6 月 30 日和 7 月 2 日又各发生 1 例（图 9.3.1）。2 名无症状感染者分别在 7 月 2 日和 3 日的检测中被确诊。

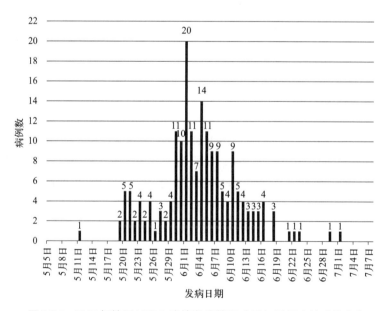

图 9.3.1　2015 年韩国 MERS 疫情发病情况（不包括无症状感染者）

在韩国 MERS 疫情中，首发病例于 2015 年 5 月 11 日发病，其后共发生 29 例二代病例（5 月 19 日至 6 月 2 日）、125 例三代病例（5 月 22 日至 6 月 13 日）、25 例四代病例（6 月 5 日至 7 月 2 日），另有 5 例传染源及传播代数不详，1 例仅传播代数不详。除 2 例病例为家庭内感染外，其余病例均在医疗机构相关场所感染。病例发病至确诊的平均时间间隔逐渐缩短。如表 9.3.1 所示，发病至确诊时间间隔从最初的 9 天，逐渐降至 5 天和 2 天[26]。

表 9.3.1　2015 年韩国 MERS 确诊病例发病至确诊时间间隔

发病日期	确诊例数	发病至确诊时间间隔 /d
5 月 11～29 日	34	9（0～17）
5 月 30 日至 6 月 9 日	110	5（0～17）
自 6 月 10 日起	39	2（0～12）

9.3.2　MERS 传播模型分析

（1）模型假设

面对新出现的呼吸道传染病，当地政府想要进行有效防备和采取最佳干预策略，就需要尽快测量出该传染病的传播能力。表征传染病可传播性的关键参数是基本传染数 R_0[28]。这是一个阈值参数：如果 $R_0 < 1$，则该传染病无需任何干预即可消亡；否则，传染病会持续传播下去。

为了描述韩国的 MERS 疫情暴发过程，本小节介绍一种传播动力学方法[25]。该方法忽略诸如年龄、地理差异等影响传播速度的复杂因素，着重关注韩国疫情中传播动力学的关键参数。虽然 MERS-CoV 是人畜共患病，通过直接接触或携带大量病毒的小液滴传播，可以从动物传播给人类，也可以从人类传播给人类[29]。但由于韩国疫情中没有人畜共患感染，因此本方法仅考虑人与人之间的传播。

虽然大部分病例传播发生在医院内，但这些医院分布于韩国各个地区，因此本模型认为 2015 年韩国 N=51413925 的人口均涉及了此次疫情的暴发。除了携带病毒直到 5 月 11 日发病的首例病例外，假设在 5 月 4 日所有人都是易感人群 S（susceptible）。病例的接触者将首先变成被感染者 E（exposed），在经过潜伏期后变成出现症状者 I（infectious）。

医学界已经注意到在其他地区无症状的 MERS 冠状病毒感染者并不罕见[30]。然而，在韩国疫情暴发期间，16752 名密切接触者中仅发现 2 例无症状感染者。由于这些无症状病例不会引起进一步的感染，因此本模型假设所有感染者都是有症状的。这些感染者均会入院治疗，然后被确诊为 C（confirmed）。需要注意的是，在韩国疫情暴发期间，所有传播都发生在医院里。也就是说，被感染者（首例病人除外）可能是由于其他疾病而住院的患者、医护人员、前往医院探亲的访客等。这些病人一经确诊，就会被安置于指定区域设施中进行隔离，来保证安全和避免疫情进一步大面积传播。

韩国的疫情暴发数据表明，确诊的病例没有引起进一步感染，因此本模型认为感染者确诊后对传播过程没有影响。文献 [31][32] 证明已确诊的患者只会痊愈或死亡，不会再引发传染。因此，韩国的人口被分解为四个部分，即 S、E、I、C，传输动力学近似描述为

$$\begin{cases} \dfrac{\mathrm{d}S}{\mathrm{d}t} = -\omega(t)\beta\dfrac{I(t)S(t)}{N} \\[2mm] \dfrac{\mathrm{d}E}{\mathrm{d}t} = \omega(t)\beta\dfrac{I(t)S(t)}{N} - E/L \\[2mm] \dfrac{\mathrm{d}I}{\mathrm{d}t} = (E/L) - (I/D) \\[2mm] \dfrac{\mathrm{d}C}{\mathrm{d}t} = I/D \end{cases} \tag{9.3.1}$$

上述参数的定义和先验值可见表 9.3.2。本模型假设该流行病始于 5 月 11 日，从当时首例感染者出现症状开始，初始的传播参数设置为 $E(0)=0$，$I(0)=1$，$C(0)=0$。下面定义两种类型的函数来反映人们对 MERS 感染的反应和对策：感染者在确诊前的自我保护系数 ω，从症状发作到确诊的延迟时间 D。该延迟时间反映诊断的检测率。假设这两类函数按如下方式变化，即

$$\begin{aligned} \omega(t) &= \begin{cases} 1, & t < t_1 \\ \omega, & t \geq t_1 \end{cases} \\[2mm] D(t) &= \begin{cases} D_0, & t < t_1 \\ D_1, & t \geq t_1 \end{cases} \end{aligned} \tag{9.3.2}$$

式中，t_1 表示时间节点。因为没有任何一项事件可以看作起始时间节点，所以需要通过比较不同日期模型变量之间的偏差信息标准（deviance information criterion, DIC）来客观地找到 t_1。在 t_1 日期干预前的基本传染数为

$$R_0 = \beta E(D_0) \tag{9.3.3}$$

在采取干预措施后，它变成

$$R_c = \omega\beta E(D_1) \tag{9.3.4}$$

式中，$E(\cdot)$ 表示数学期望；R_c 为有效干预后的感染率。为了简化处理，该方法还忽略了人们的反应差异，并假设整个暴发期间有相同的诊断率（即从症状发作到确诊的持续延迟时间）。

（2）参数估计

为了反映每天病例数的分布情况，该方法使用负二项分布函数来建立数学模型。第 t 天病例数 $x^i(t)$ 的分布为

$$l^i\left(x^i(t)\big|\Theta,\eta\right) = \frac{\Gamma\left(x^i(t)+r_t^i\right)}{\Gamma\left(r_t^i\right)\Gamma\left(x^i(t)+1\right)}\left(\frac{1}{\eta}\right)^{r_t^i}\left(1-\frac{1}{\eta}\right)^{x^i(t)} \tag{9.3.5}$$

$$r_t^i = \frac{\mu^i(t)}{\eta-1} \tag{9.3.6}$$

其中，η 是弥散参数；$\mu^i(t)$ 是传播动力学对第 t 天的病例数目的预测；索引 i 代表三种不同的观察数据，即感染病例（E）、有症状的病例（I）和确诊的病例（C）。

假定观测的病例数 $x^i(1), x^i(2), \cdots, x^T(T^i)$ 是条件独立的，则给定参数 Θ 的总似然度为

$$L(\Theta,\eta;x) = \prod_{i=\mathrm{E,I,C}} \prod_{\tau=t^i}^{T^i} l^i\left(x^i(\tau)\,|\,\Theta,\eta\right) \tag{9.3.7}$$

其中三个系列的起始点分别为 $t^E=3$，$t^I=1$，$t^C=10$，并且它们的终点分别为 $T^E=48$，$T^I=53$，$T^C=55$。

参数的先验值 $f(\Theta)$ 是从文献中提取的，或者是从韩国疫情暴发数据中直接估算的（参见表 9.3.2）。通过先验 $f(\Theta)$ 和似然 $L(\Theta, \eta; x)$ 的组合，使用贝叶斯方法，采用马尔可夫链蒙特卡洛模拟（Monte Carlo simulations, MCMC）获得后验分布[33]，表 9.3.2 中也给出了置信度 95% 的置信区间（CI）。

用于比较模型性能的偏差信息标准 DIC 定义为

$$DIC = \frac{1}{2}\mathrm{Var}\Big[\mathrm{Dev}(\Theta, \eta)\Big] - 2\log\Big[L(\Theta, \eta; x)\Big] \tag{9.3.8}$$

最简约的模型变量即为 DIC 最小的模型变量。

表 9.3.2　模型参数估计值

参数	定义	先验	后验
β	传播系数	Γ（1.5,2.0） mean=0.75 SD=0.61	0.99 （95%CI：[0.74,1.42]）
L	潜伏期	Γ（4.44,0.55） mean=8.07 SD=3.83	8.19 （95%CI：[5.49,11.66]）
D_0	5 月 28 日前从症状出现到确诊的延迟时间	Γ（3.28,0.48） mean=6.83 SD=3.77	9.26 （95%CI：[4.25,18.03]）
D_1	5 月 28 日后从症状出现到确诊的延迟时间	Γ（3.28,0.48） mean=6.83 SD=3.77	4.05 （95%CI：[1.80,6.93]）
ω	自我保护系数	Γ（2,2） mean=0.50 SD=0.22	0.091 （95%CI：[0.043,0.235]）
η	弥散参数	Γ（3.125,0.3125） mean=10.0 SD=5.6	3.72 （95%CI：[2.89,4.93]）
SI	序列间隔	Γ（9.83,0.72） mean=13.65 SD=4.35	Γ（8.33,0.66） mean=12.62 SD=4.37
R_0	基本传染数		9.11 （95%CI：[5.32,15.92]）
R_c	有效干预后的传染数		0.368 （95%CI：[0.251,0.508]）

序列间隔（serial interval, SI）指传染者和被传染者症状发作日期之差。当知道了发生病例的时间序列数据和序列间隔后，就可以使用计算编程工具来估计该传染病的传递性。这里的序列间隔采用 Cowling 等人的先前估算值，假设其平均值为 12.62 天，标准差（standard deviation, SD）为 4.29 天[34]。

（3）结果分析

表 9.3.3 给出了模型比较结果。传播动力学模型表明干预前的基础感染率 R_0 的中位数为 9.11，95% 置信区间为 [5.32，15.92]，其节点为 5 月 28 日。这些估计与以前的研究文献 [31][32][35] 一致。

上述文献使用累计数据，而本方法使用每日发病率数据，获得了相似的估计结果，意味着使用不同的数据集对结果影响有限。这些估计表明，韩国 MERS 的 R_0 远远超过阈值水平。

表 9.3.3　模型变量随节点变化的比较

节点 t_1	接触率和诊断率均随节点 t_1 的变化而变化		仅接触率随节点 t_1 而变化	
	DIC	$R_0[95\%CI]$	DIC	$R_0[95\%CI]$
2015 年 5 月 25 日	671.4	6.97　[3.64, 13.67]	680	3.46　[2.08, 5.98]
2015 年 5 月 26 日	656.9	8.07　[4.32, 15.32]	660.81	5.07　[3.05, 8.25]
2015 年 5 月 27 日	636.2	9.86　[5.56, 17.81]	639.4	6.20　[4.10, 9.24]
2015 年 5 月 28 日	626.5	9.11　[5.32, 15.92]	628.2	6.07　[4.20, 8.70]
2015 年 5 月 29 日	631.5	6.85　[4.13, 11.92]	630.8	5.36　[3.76, 7.60]
2015 年 5 月 30 日	644.5	5.65　[3.46, 9.74]	643.9	4.35　[3.02, 6.19]
2015 年 5 月 31 日	652.7	4.34　[2.76, 7.31]	650.7	3.70　[2.57, 5.26]
2015 年 6 月 2 日	669.8	2.99　[1.98, 4.86]	666.4	2.60　[1.81, 3.71]
2015 年 6 月 4 日	677.1	2.44　[1.64, 3.82]	673.1	2.15　[1.54, 3.01]
2015 年 6 月 6 日	688	1.78　[1.32, 2.64]	683.9	1.85　[1.34, 2.56]
2015 年 6 月 8 日	698.6	1.39　[1.17, 1.88]	701.7	1.51　[1.17, 2.10]

进一步，表 9.3.4 给出了相关分析结果。由此可知，自我保护效果和从症状发作到确诊所需的时间，是影响传染性的两大主要因素。从 5 月 28 日开始执行的应对政策，既反映了自我保护系数的变化，又缩短了从症状发作到确诊的延迟时间（从 D_0=9.3 天减少到 D_1=4.1 天），R_0 从 9.1[5.3, 15.9] 大大降低到阈值水平以下，即 R_c=0.37[0.25, 0.51]，因此从该节点开始，疫情完全处于控制之下并逐渐终止。干预措施包含增加指定的检疫医院，公众提升自我保护以降低接触率，对症状发作者进行快速诊断并执行适当的隔离程序。

表 9.3.4　最佳模型变量与基本感染率之间的相关系数

输入参数	相关系数	
	R_0	R_c
传播系数 β	−0.313	−0.266
潜伏期 L	0.308	−0.424
自 5 月 28 日起的自我保护系数 ω	−0.171	0.650
5 月 28 日前从症状发作到确诊的延迟时间 D_0	0.911	−0.166
5 月 28 日后从症状发作到确诊的延迟时间 D_1	0.167	−0.243
弥散参数 η	0.0953	0.306

本小节介绍的传播动力学模型表明，通过缩短症状发作到确诊的时间，实施感染控制措施（如自我保护和隔离）促进早期诊断是卓有成效的。两者都反映出人们在了解疫情后的行为变化。第一个因素意味着对感染者的快速反应和确认，从而缩短感染者传播的时间。第二个因素可减少与感染者的接触，这意味着让社区基层了解真实疫情对控制传染至关重要。两种干预措施（自我保护和隔离）可能由不同的人来完成。对于前者，每个人都可以改变自己的行为来实现；而后者只能由病人和密切接触者来完成。实际上，这两种影响很可能是在不同时间引发的。但是，

单独的措施可能对结果的影响不大，如表 9.3.3 中所示，仅假设自我保护随时间节点变化的模型性能几乎与假定自我保护和诊断率同时随时间变化的最佳模型性能相近。

该传播动力学模型确定了 2015 年 5 月 28 日的接触率和诊断率的时间节点。这个节点反映了人们出于自我保护行为的变化以及韩国当局隔离密切接触者的影响。通过快速诊断和自我隔离并避免高风险接触来限制此类行为，实际上可阻止进一步的传播。

本章小结

本章主要介绍常见的传播模型在流行病大数据分析中的应用。首先回顾了代表性的流行病传播模型，包括 SIR 模型、SEIR 模型结构与参数估计，并分析模型各自的特点与发展趋势。接着针对严重急性呼吸综合征（SARS）和中东呼吸综合征（MERS）两类大型流行病，依据流行病的医学背景与传播特点分别建立数学模型并进行参数估计，分析发病与流行趋势、干预政策对疫情防控的影响等，并与流行病发生地区实际发病数据进行对比分析，评估模型性能。这些流行病模型均可以较好地拟合疫情发展趋势，并在实例中得到验证。由此可见，流行病大数据分析在疫情防控、疫情趋势分析等方面的应用前景广阔，同时它也有助于理解流行病的传染特性、传播规律，提供有效的防控策略，从而提升社会抗灾能力。

参考文献

[1] 石耀霖 .SARS 传染扩散的动力学随机模型 [J]. 科学通报，2003, 48(13): 1373-1377.

[2] Drosten C, Meyer B, Marcel A, et al. Transmission of MERS-coronavirus in household contacts[J]. N Engl J Med,2014,371(9): 828-835.

[3] Yang Z, Zeng Z, Wang K, et al. Modified SEIR and AI prediction of the epidemics trend of COVID-19 in China under public health interventions[J]. Journal of Thoracic Disease, 2020, 12(3): 165.

[4] Long Y S, Zhai Z M, Han L L, et al. Quantitative assessment of the role of undocumented infection in the 2019 novel coronavirus (COVID-19) pandemic[J]. arXiv preprint arXiv: 2003. 12028, 2020.

[5] Li J, Wang Y, Gilmour S, et al. Estimation of the epidemic properties of the 2019 novel coronavirus: a mathematical modeling study[J]. 2020.

[6] Anderson R M, Anderson B, May R M. Infectious diseases of humans: dynamics and control[M]. Oxford: Oxford university press, 1992.

[7] 范如国，王奕博，罗明，等 . 基于 SEIR 的新冠肺炎传播模型及拐点预测分析 [J]. 电子科技大学学报，2020, 49(3): 369-374.

[8] Kermack W O, Mckendrick A G. Contributions to the mathematical theory of epidemics. Ⅱ. The problem of endemicity[J]. Proceedings of the Royal Society of London. Series A, containing papers of a mathematical and physical character, 1932, 138(834): 55-83.

[9] 马知恩，周义仓，王稳地，等 . 传染病动力学的数学建模与研究 [M]. 北京：科学出版社，2004.

[10] Bacaër N. Un modèle mathématique des débuts de l'épidémie de coronavirus en France[J]. Mathematical Modelling of Natural Phenomena, 2020, 15: 29.

[11] WHO (World Health Organization). Summary of probable SARS cases with onset of illness from 1 November 2002 to 31 July 2003 [R/OL]. [2009-04-08].

[12] 钟南山 . 传染性非典型肺炎（SARS）诊疗方案 [J]. 中华医学杂志，2003, 83(19): 1731-1752.

[13] 佚名 . 我国科学家最新科研项目揭示非典传播五大特点 [J]. 医院管理论坛，2003, 20(6): 63.

[14] Wong W W, Chen T L, Yang S P, et al. Clinical characteristics of fatal patients with severe acute respiratory syndrome in a medical center in Taipei[J]. Journal of the Chinese Medical Association: JCMA, 2003, 66(6): 323-327.

[15] Aschwanden C. Spatial simulation model for infectious viral diseases with focus on SARS and the common flu[C]//37th Annual Hawaii International Conference on System Sciences. IEEE, 2004: 5.

[16] 阎守邕，刘亚岚，李小文，等 . SARS 空间传播模式及其在疫情监控信息系统设计中的应用 [J]. 遥感学报，2003, 7(4): 266-272.

[17] Watts D J, Strogatz S H. Collective dynamics of 'small-world' networks[J]. nature, 1998, 393(6684): 440-442.

[18] 林国基，贾珣，欧阳颀 . 用小世界网络模型研究 SARS 病毒的传播 [J]. 北京大学学报（医学版），2003, 35(S1): 66-69.

[19] Small M, Tse C K. Clustering model for transmission of the SARS virus: application to epidemic control and risk assessment[J]. Physica A: Statistical Mechanics and its Applications, 2005, 351(2-4): 499-511.

[20] 龚建华，周洁萍，徐珊，等 . 基于多智能体的 SARS 时空传播模拟研究 [C] // 第四届全国虚拟现实与可视化学术会议论文集，2004: 581-586.

[21] Lai P C, Wong C M, Hedley A J, et al. Understanding the spatial clustering of severe acute respiratory syndrome (SARS) in Hong Kong[J]. Environmental Health Perspectives, 2004, 112(15): 1550-1556.

[22] 宗跃光，王莉，曲秀丽 . 基于蒙特卡罗模拟法的北京地区非典时空变化特征 [J]. 地理研究，2004, 23(6): 815-824.

[23] Petersen E, Koopmans M, Go U, et al. Comparing SARS-CoV-2 with SARS-CoV and influenza pandemics[J]. The Lancet infectious diseases, 2020, 20(9): e238-e244.

[24] World Health Organization. Middle East respiratory syndrome coronavirus [EB/OL]. [2016-12-14].

[25] Zhang X S, Pebody R, Charlett A, et al. Estimating and modelling the transmissibility of Middle East respiratory syndrome corona virus during the 2015 outbreak in the Republic of Korea[J]. Influenza and other respiratory viruses, 2017, 11(5): 434-444.

[26] 向妮娟，林丹，安光旭，等 . 2015 年韩国中东呼吸综合征疫情流行病学特征分析 [J]. 中华流行病学杂志，2015, 36(8): 836-841.

[27] Kim S W, Yang T U, Jeong Y, et al. Middle East respiratory syndrome coronavirus outbreak in the Republic of Korea, 2015[J]. Osong Public Health Res Perspect, 2016, 6(4): 269-278.

[28] Tuljapurkar S. Infectious diseases of humans: dynamics and control[J]. Science, 1991, 254(5031): 591-593.

[29] Chowell G, Blumberg S, Simonsen L, et al. Synthesizing data and models for the spread of MERS-CoV, 2013: key role of index cases and hospital transmission[J]. Epidemics, 2014, 9: 40-51.

[30] Oboho I K, Tomczyk S M, Al-Asmari A M, et al. 2014 MERS-CoV outbreak in Jeddah—a link to health care facilities[J]. New England Journal of Medicine, 2015, 372(9): 846-854.

[31] Xia Z Q, Zhang J, Xue Y K, et al. Modeling the transmission of Middle East respirator syndrome corona virus in the Republic of Korea[J]. PloS one, 2015, 10(12): e0144778.

[32] Kim Y, Lee S, Chu C, et al. The characteristics of Middle Eastern respiratory syndrome coronavirus transmission dynamics in South Korea[J]. Osong Public Health & Research Perspectives, 2016, 7(1):49-55.

[33] Birrell P J, Ketsetzis G, Gay N J, et al. Bayesian modeling to unmask and predict influenza A/H1N1pdm dynamics in London[J]. Proceedings of the National Academy of Sciences, 2011, 108(45): 18238-18243.

[34] Cowling B J, Park M, Fang V J, et al. Preliminary epidemiological assessment of MERS-CoV outbreak in South Korea, May to June 2015[J]. Eurosurveillance, 2015, 20(25): 21163.

[35] Hsieh Y H. 2015 Middle East respiratory syndrome coronavirus (MERS-CoV) nosocomial outbreak in South Korea: insights from modeling[J]. PeerJ, 2015, 3: e1505.

习 题

9.1 简述 SIR 模型的基本假设，并推导具体数学模型。

9.2 简述 SEIR 模型的基本假设，并推导具体数学模型。

9.3 查阅专业医学论文，简述 SARS 的病理与疫情概括。

9.4 查阅专业医学论文，简述 MERS 的病理与疫情概括。

9.5 针对 SARS 传播特点，分析与推导其传播模型，并与典型地域的传播数据进行对比分析。

9.6 针对 MERS 传播特点，分析与推导其传播模型，并与典型地域的传播数据进行对比分析。

9.7 对比分析 SARS 与 MERS 的传播模型，并与韩国的传播数据进行比较。

第 **10** 章

分子生物医学

本章首先介绍冠状病毒相关的遗传学基本概念，然后构建病毒遗传演化树，并估算新型冠状病毒的共同祖先时间及进化速率，最后介绍基于深度学习的小分子药物筛选方法。

10.1　遗传学基本概念

对病毒的基因和结构进行研究有助于了解病毒的传播特征，因此本节首先简述 DNA 和 RNA 的结构，接着介绍蛋白质结构以及编码，最后简要介绍冠状病毒的结构。

10.1.1　DNA 和 RNA 的结构

病毒由一个核酸分子（DNA 或 RNA）与蛋白质构成，是一种靠寄生生活的有机物种。绝大多数病毒的遗传物质为 DNA，部分病毒的遗传信息储存在 RNA 中，如 HIV、SARS 病毒等。

脱氧核糖核酸（DNA）是生物细胞内含有的一种生物大分子，因其携带合成 RNA 和蛋白质所必需的遗传信息，成为生物体正常发育和运作必不可少的成分。DNA 主要存在于真核生物的细胞核中，作为遗传信息的载体。除此之外，原核生物的细胞质中也含有 DNA，在植物的线粒体和叶绿体中也有少量分布。

DNA 是由脱氧核糖核苷酸，通过磷酸二酯键聚合而成的链状结构，一般为双链。其中脱氧核糖核苷酸由磷酸、脱氧核糖和碱基构成，包括 4 种碱基，分别为腺嘌呤（A）、鸟嘌呤（G）、胞嘧啶（C）和胸腺嘧啶（T）。DNA 的两条链按反向平行方式盘旋成双螺旋结构，在该结构外侧脱氧核糖和磷酸交替连接构成 DNA 的基本骨架，而碱基排列在内侧。两条链上的碱基依据碱基互补配对原则（A-T, C-G）两两配对，并通过氢键连接。图 10.1.1 给出了 DNA 的基本结构 [1]。

核糖核酸（RNA）是生物细胞中的另一种核酸，主要存在于真核细胞的细胞质和病毒中。与 DNA 结构类似，RNA 也是由核苷酸通过磷酸二酯键连接而成的链式结构，并且也有 4 种碱基。但与 DNA 结构不同的是，在绝大多数生物体的细胞中，RNA 是单链结构；组成 RNA 的核苷酸是核糖核苷酸而不是脱氧核糖核苷酸，更具体地说，是两种核苷酸中的五碳糖不同，如图 10.1.2

所示。RNA 中碱基 U（尿嘧啶）代替了碱基 T（胸腺嘧啶），其余 3 种碱基与 DNA 所含碱基相同 [1]。

RNA 有 3 种类型，分别为：信使 RNA（messenger RNA, mRNA）、转运 RNA（transfer RNA, tRNA）和核糖体 RNA（ribosomal RNA, rRNA）。其中 mRNA 通过 DNA 转录生成，并与 tRNA 和 rRNA 结合用于引导蛋白质生成。关于蛋白质的合成问题将在 10.1.2 节中描述。

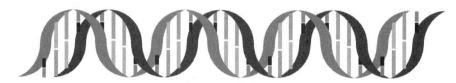

图 10.1.1　DNA 结构

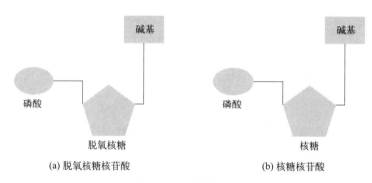

(a) 脱氧核糖核苷酸　　　　　　　　　(b) 核糖核苷酸

图 10.1.2　核苷酸结构

10.1.2　蛋白质结构与编码

在上一小节中介绍了病毒的组成成分，同样也是病毒遗传物质的 DNA 和 RNA 的结构，因此在本小节将注重介绍组成病毒的另一种不可或缺的成分——蛋白质（protein）。

（1）蛋白质的功能

对于人体而言，蛋白质是必需的营养物质，是组成有机体所有细胞和组织必不可少的成分，是生命活动的承担者。蛋白质担负着各项重要的生理功能，例如促进人体生长发育的酶和激素，抵御细菌和病毒等抗原入侵的抗体，修复组织的血小板，运输氧气的血红蛋白。另外，人体的体液平衡和酸碱平衡也是依靠蛋白质来维持的。

病毒由于结构简单，仅由蛋白质包裹核酸分子复合而成，并且没有完整的酶系统，无法依靠自身进行物质代谢，因此必须寄生在活细胞中，依靠寄主提供的养料合成病毒的核酸和蛋白质来实现增殖。在病毒增殖的过程中，蛋白质主要起到两个作用：第一个作用是保护病毒核酸不被自然环境或寄主细胞内的核酸酶降解掉；第二个作用是与宿主细胞膜表面的特异性受体结合并穿透细胞膜，使得病毒的核酸分子顺利进入宿主细胞内完成增殖。

因此，无论是人类还是微小的病毒，没有蛋白质就无法进行各种形式的生命活动。可以说，没有蛋白质就没有生命。

（2）蛋白质的结构和多样性

蛋白质的基本单位是氨基酸（amino acid），图 10.1.3 给出了氨基酸的基本结构。任何一种氨基酸都包含一个氨基和一个羧基，并且两者都连接在同一个碳原子上。此外，这个碳原子上还连接着一个氢原子和一个侧链基团。人体含有 20 多种氨基酸，其区别在于侧链基团结构的不同。

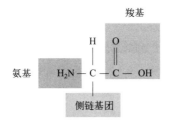

图 10.1.3　氨基酸基本结构

两个氨基酸分子连接时，其中一个氨基酸分子的羧基（—COOH）和另一个氨基酸分子的氨基（—NH₂）相结合，同时脱去一分子的水形成肽键，这个过程称为脱水缩合[2]，图 10.1.4 展示了这一过程。两个氨基酸连接而成的物质称为二肽，那么多个氨基酸组成的物质便称为多肽，多肽一般呈链状，因此称为多肽链。

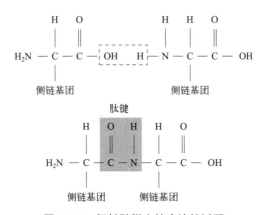

图 10.1.4　氨基酸脱水缩合连接过程

氨基酸分子经过脱水缩合彼此连接合成多肽链，一条或多条多肽链通过盘曲折叠形成具有一定空间结构的物质[2]，这种物质便是蛋白质。

（3）蛋白质的形成和编码

蛋白质在细胞中是如何形成的呢？下面对这一过程进行简要的描述。

合成蛋白质发生在生物体细胞的细胞质中，其过程主要包括两个：DNA 进行转录合成信使 mRNA；mRNA 与 tRNA 和 rRNA 协同合成肽链。

生物体的 DNA 一般位于细胞的细胞核中，当细胞发出合成某种蛋白质的指令时，DNA 的编码区域中对应于合成这种蛋白质的片段发生解旋，即双链结构打开，DNA 的碱基得以暴露。以其中的一条链为模板，在 RNA 聚合酶的帮助下，以游离在细胞核中的核糖核苷酸为原料，依据碱基互补配对原则（U-A、A-U、C-G、G-C）合成 mRNA 并释放，随后 DNA 恢复双链结构[1]。这一过程称为转录（transcription）。由于 mRNA 为单链结构，并且长度较短，因此可以穿过核孔到达细胞质中，为后续引导蛋白质合成奠定基础。图 10.1.5 展现了 DNA 的转录过程，图中箭头方向表示 RNA 聚合酶移动的方向。

蛋白质是在细胞质中以 mRNA 为模板合成的。在介绍蛋白质合成过程之前，需要了解密码子和 tRNA。密码子是指 mRNA 上决定氨基酸种类的连续 3 个碱基，碱基的排列顺序不同，对应的氨基酸种类不同，通过脱水缩合形成的蛋白质功能也不同。tRNA 由一条 RNA 链折叠而成，呈三叶草状，下端有 3 个碱基，称为反密码子。tRNA 的上端携带氨基酸，其种类由反密码子依

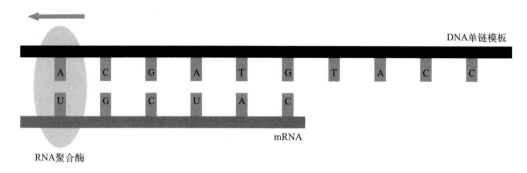

图 10.1.5　DNA 转录过程图

据碱基互补配对原则对应的 mRNA 密码子决定。

进入细胞质中的 mRNA 首先与核糖体（由 rRNA 和蛋白质组成）结合，核糖体识别两者结合部位的密码子，使得携带氨基酸的 tRNA 与 mRNA 的密码子互补结合。核糖体会沿着 mRNA 移动，先后识别 mRNA 上的密码子，同时 tRNA 与密码子相结合，并将自身携带的氨基酸与 tRNA 携带的氨基酸用肽键连接起来，这个过程会一直持续到 mRNA 终止密码子所在的位置 [1]。肽链合成后，会从核糖体和 mRNA 的复合物上脱离，进而盘曲折叠形成蛋白质。这一过程称为翻译（translation）。

在上述过程中，蛋白质合成依靠的是以 DNA 为模板转录得到的 mRNA，但转录也可以把 RNA 当成模板，这就为病毒的增殖提供了可能，以病毒的核酸分子为模板，依靠寄主细胞提供的养料合成 mRNA，进而合成病毒蛋白质和核酸，通过进一步的装配与合成形成新的子代病毒。病毒不断增殖汲取寄主细胞中的养分，直至寄主细胞被消耗殆尽，最终破裂，释放细胞中的所有病毒，这些病毒又会感染其他的细胞。当病毒达到一定的数量，导致生物体的免疫系统无法应对时，生物体就会表现出一系列的症状，这称为发病，从病毒感染到发病前的这一段时期称为潜伏期。

10.1.3　冠状病毒结构

在 10.1.1 和 10.1.2 两小节中，讲述了病毒组成成分的基本结构以及形成过程，本小节将介绍冠状病毒的结构。

1937 年，冠状病毒（coronavirus）首次在家养鸡中发现，并于 1965 年首次从人体分离得到，研究人员在显微镜下发现这种病毒呈球状，外表覆盖有棒状凸起，外观酷似皇冠，因此得名"冠状病毒"。

冠状病毒主要感染鸟类和哺乳动物。目前已知有 7 种冠状病毒可感染人类，分别是 SARS-CoV（引发严重急性呼吸综合征）、MERS-CoV（引发中东呼吸综合征）、HCoV-229E、HCoV-OC43、HCoV-NL63、HCoV-HKU1 和引发新型冠状病毒感染（COVID-19）的新型冠状病毒（2019-nCoV）。

冠状病毒为包膜病毒，也就是说，病毒由外层的包膜和内层的核衣壳组成，其中包膜是由蛋白质、多糖和脂类构成的，核衣壳内包含着病毒的核酸分子。冠状病毒为单链 RNA 病毒，其核酸分子的长度在 26 ～ 32kb（千碱基）之间，是 RNA 病毒中核酸分子最长的病毒。与普通病毒的组成相似，冠状病毒主要由蛋白质和核酸分子 RNA 组成。冠状病毒的 RNA 编码 4 种主要的结构蛋白，分别为刺突（S）蛋白、核衣壳（N）蛋白、膜（M）蛋白和包膜（E）蛋白，这 4

种蛋白在病毒增殖过程中起到了重要作用。图 10.1.6 给出了冠状病毒结构的简化图。

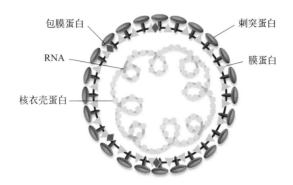

图 10.1.6　冠状病毒简化结构

刺突（S）蛋白是病毒包膜的主要成分之一，冠状病毒外观上表现为棒状凸起的部分由 S 蛋白构成。在病毒增殖的过程中，S 蛋白负责病毒与宿主细胞膜表面受体的结合，以及在随后病毒与细胞膜的融合过程中，起到促进病毒进入宿主细胞的作用。S 蛋白可以进一步分为 S1 蛋白和 S2 蛋白，S2 蛋白较 S1 蛋白更靠近包膜，两者之间作用的强弱会影响病毒与宿主细胞膜融合的速度，若削弱两者之间的作用，会使病毒更易于与受体细胞融合，增加其传染性 [3]。

核衣壳（N）蛋白的唯一功能是与病毒的核酸结合构成核衣壳（nucleocapsid），主要参与病毒中与核酸有关的过程，也参与冠状病毒复制、宿主细胞对病毒感染的反应、病毒的装配和出芽。其中出芽为病毒与宿主细胞分离的过程。

膜（M）蛋白是冠状病毒中结构最丰富的蛋白，其决定病毒的包膜形状，在病毒中负责与其他蛋白协同合作完成病毒的装配工作。

包膜（E）蛋白是冠状病毒中最小的蛋白，其在病毒的增殖周期内大量生成，然而在装配过程中只有一小部分整合在病毒的包膜中。在冠状病毒中，E 蛋白主要负责病毒的组装和出芽。经研究发现，在组装冠状病毒时若缺少 E 蛋白，病毒的感染性和成熟性均会下降 [4]。

10.2　新型冠状病毒演化分析

上一节提到病毒只能寄生在细胞中才能生存下去，随后通过一些途径传播到其他宿主身上，并随着宿主所处地域的改变被动地发生迁徙，在新的地域进行传播和扩散。病毒发生地域迁徙后，为了适应新的生存环境，自身可能会发生基因突变，即病毒的核酸分子中一些碱基类型发生改变，这一过程称为病毒演化或进化。目前，病毒的核酸测序工作较为成熟，通过分析病毒核酸序列，挖掘病毒遗传信息的方法得到了快速发展。

本节首先对新型冠状病毒的序列进行多序列比对（multiple sequence alignment, MSA），提取病毒序列的结构信息；随后构建新型冠状病毒的遗传演化树，探索病毒间的演化关系；最后估算新型冠状病毒群体的共同祖先时间以及病毒的演化速率。

本节所有用于演化分析的新型冠状病毒序列数据均来自 GISAID（Global Initiative of Sharing All Influenza Data）数据库。由于 RNA 本身结构不稳定、易降解，不适合用 PCR 技术，因此研究人员在测序过程中将 RNA 转化为 DNA 并上传到数据库中，将数据库中新型冠状病毒序列中的 T 替换为 U，即可得病毒 RNA 测序结果。

10.2.1 多序列比对

在生物信息学中，序列是生物大分子（蛋白质、核酸和糖类）研究的数据支撑。特别是多序列比对分析[5]，能够发现新型冠状病毒序列之间的差异，这种差异是由病毒随着时间流逝或地理迁徙而发生基因突变导致的。序列之间的差异性可显示病毒之间亲缘关系的远近，有助于病毒的演化分析。

（1）多序列比对算法

由于新型冠状病毒的序列长度不完全相同，因此多序列比对需要在序列中添加空位（gap），用"-"表示，从而使一组序列的长度保持相同，同时尽量使多条病毒序列中相同的碱基位于同一列。这种操作的目的是判断序列之间的相似性程度，并进一步判断序列之间的同源性，从而描述病毒之间在遗传上的亲疏关系。值得注意的是，相似性和同源性不是完全相同的两个概念。相似性（similarity）是指序列之间部分相同、相似的比例，一般用百分数表示。同源性（homology）是指通过一些数据分析推断序列之间在进化上是否具有相同祖先的结论，病毒序列之间要么同源，要么不同源，无法像相似性那样用数量关系来衡量[6]。图 10.2.1 展示了多序列比对的基本原理。

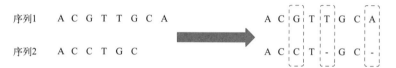

图 10.2.1 多序列比对原理图

由图 10.2.1 可知，在比对之前，两条序列之间一共有 5 对碱基不同，比对后，由于添加了一定数量的空位，两条序列之间一共有 3 对碱基不同，这说明多序列比对对一组序列之间的亲缘远近有着精准的把握。通常对传染病的研究需要分析成百上千的病毒序列，并且病毒序列的长度也在百量级或千量级上，无疑加大了人工比对的复杂性，因此自计算机出现后，许多学者致力于多序列比对算法的研究，使得涌现出许多优秀的多序列比对算法。

① 动态规划算法　动态规划算法（dynamic programming algorithm）是双序列比对的经典算法，由于双序列比对是多序列比对的基础，因而多序列比对的动态规划算法是双序列比对的动态规划算法的推广。双序列比对的动态规划算法从比对范围的角度，又分为全局动态规划算法（又称 Needleman-Wunsch 算法）和局部动态规划算法（又称 Simth-Waterman 算法），两种方法分别从全局和局部的水平来发现两条序列之间的相似性。

动态规划算法步骤一般分为两步：计算得分矩阵和寻找最优的比对序列。

第一步，计算两条序列的得分矩阵。首先绘制一个二维表，将两条待比对序列的碱基分别填入表的第一行和第一列，随后通过式（10.2.1）以迭代的方式计算出两条序列各个碱基之间的得分情况并填入表中。

$$S_{i,j} = \begin{cases} S_{0,0} = 0 \\ \begin{cases} S_{i,j-1} + D_{0,t(j)} \\ S_{i-1,j-1} + D_{s(i),t(j)} \\ S_{i-1,j} + D_{s(i),0} \end{cases} \end{cases} \tag{10.2.1}$$

式中，$i=1, 2, \cdots, m$，m 为序列 s 的长度；$j=1, 2, \cdots, n$，n 为序列 t 的长度；$S_{i,j}$ 为两序列比对得分矩阵的第 i 行第 j 列元素；$D_{s(i),t(j)}$ 表示序列 s 的第 i 碱基与序列 t 的第 j 个碱基的分值；$D_{0,t(j)}$

表示序列 t 的第 j 个碱基与空位的分值；$D_{s(i),0}$ 表示序列 s 的第 i 个碱基与空位的分值。序列碱基的分值可以根据多序列比对的目的自行设置，例如，若两条序列的碱基相同，记 2 分；碱基不同或插入空位，记 −1 分。

第二步，寻找最优的比对序列。二维表填写完毕后，可得到两条序列的得分矩阵，随后利用回溯法寻找最优的序列比对结果。值得注意的是，虽然全局动态规划和局部动态规划的得分矩阵计算方法相同，但在回溯时这两种方法的起点是不同的。全局动态规划的起点是得分矩阵中最后一行最后一列的元素，而局部动态规划的起点是得分矩阵中得分最大的元素 [6]。下面以一个例子来更直观地说明这个过程。

假设两条序列分别为"ACGTTGCA"和"ACCTGC"，并规定当两条序列碱基相同时，$D=2$；当碱基不同或插入空位时，$D=-1$。根据式（10.2.1）计算得到的得分矩阵如图 10.2.2 所示。

s＼t	0	A	C	G	T	T	G	C	A
0	0	−1	−2	−3	−4	−5	−6	−7	−8
A	−1	2	1	0	−1	−2	−3	−4	−5
C	−2	1	4	3	2	1	0	−1	−2
C	−3	0	3	3	2	1	0	2	1
T	−4	−1	2	2	5	4	3	2	1
G	−5	−2	1	4	4	4	6	5	4
C	−6	−3	0	3	3	3	5	8	7

图 10.2.2　双序列得分矩阵

接下来运用回溯法寻找一条最佳路径，规则如下：从回溯起点开始，每一个单元格有 3 个候选的回溯位置，分别是左方单元格、上方单元格和左上角单元格；当单元格对应的两个碱基相同时，即 $s_j=t_j$ 时，只能回溯到左上角单元格；当单元格对应的两个碱基不相同时，选择 3 个候选位置中值最大的进行回溯 [6]。图 10.2.3 展示了寻找出来的最佳路径。

s＼t	0	A	C	G	T	T	G	C	A
0	0	−1	−2	−3	−4	−5	−6	−7	−8
A	−1	2	1	0	−1	−2	−3	−4	−5
C	−2	1	4	3	2	1	0	−1	−2
C	−3	0	3	3	2	1	0	2	1
T	−4	−1	2	2	5	4	3	2	1
G	−5	−2	1	4	4	4	6	5	4
C	−6	−3	0	3	3	3	5	8	7

图 10.2.3　全局动态规划回溯过程图

从图 10.2.3 可以看出，回溯法找到了两条最优路径，也就是说，这两条序列有两种最优的比对结果，图 10.2.4 给出了这两种最优的比对结果。

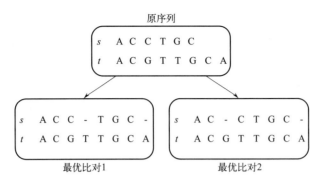

图 10.2.4　动态规划最优序列比对结果

多序列比对的动态规划和双序列比对的动态规划思想相同，扩展成 n 个序列后，将二维表扩展为 n 维表，以同样的方式填写和回溯即可。双序列动态规划算法的时间复杂度为 $O(n^2)$，对于 k 个长度为 n 的序列，动态规划的时间复杂度为 $O(n^k)$ [5]。因此对于多序列而言，随着比对数量的增加，动态规划算法的复杂度呈指数增长，因此难以处理大量序列的比对问题。

② 迭代算法　由于动态规划算法的实用性不强，于是出现了迭代算法，近似替代动态规划算法。迭代算法将多序列比对问题转化为多个双序列比对问题，从而达到降低算法时间复杂度的目的。

首先多个序列间两两比对，并记录每组比对的相似性分值；随后选取其中相似性分值最高的一组序列，将这两条序列看作一条序列，新序列的元素不是单一确定的碱基，而是多个碱基的可能性组合。以图 10.2.4 中的最优比对结果 1 为例，假设该比对结果是多组双序列比对中相似性分值最高的一组，将这两条序列看作一条序列，那么这条序列的第 3 个位点不是一个单一的碱基，而是碱基 C 和碱基 G 的可能性各占 50%。

经过以上的过程，参与比对的序列总数从 k 变为了 $k-1$。使这 $k-1$ 条序列继续重复上述操作进行比对，直至参与比对的序列总数变为 1，而这条最终生成的序列就是多序列比对结果 [5]。迭代算法中两两比对的方式与动态规划算法一致，只不过在计算得分矩阵时要考虑序列位点上各个碱基的比例。

③ 渐进式算法　渐进式算法的基本思想与迭代算法类似，也是将多序列比对转化为多个双序列比对来完成比对工作。首先两两比对所有序列，并依据式（10.2.2）计算距离矩阵 [7]，然后在距离矩阵的基础上构建指导树（guide tree, GT），最后根据指导树进行渐进式比对。其中渐进式比对依据序列间的相似性程度，从相似度最高的两条序列入手，逐步引进邻近的序列并不断更新比对结果，直到所有的序列都被加入为止 [6]。

在式（10.2.2）中，i 和 i' 表示两条不同的序列，$j=1, 2, \cdots, N_i$，$j'=1, 2, \cdots, N_{i'}$，其中 N_i 和 $N_{i'}$ 分别表示序列 i 和 i' 的长度。

$$\begin{cases} d\left(x_{ij}, x_{i'j'}\right) = \begin{cases} 1, x_{ij} = x_{i'j'} \\ 0, x_{ij} \neq x_{i'j'} \end{cases} \\ D = d\left(x_i, x_{i'}\right) = \begin{bmatrix} d\left(x_{i1}, x_{i'1}\right) & d\left(x_{i1}, x_{i'2}\right) & \cdots & d\left(x_{i1}, x_{i'N_{i'}}\right) \\ d\left(x_{i2}, x_{i'1}\right) & d\left(x_{i2}, x_{i'2}\right) & \cdots & d\left(x_{i2}, x_{i'N_{i'}}\right) \\ \vdots & \vdots & & \vdots \\ d\left(x_{iN_i}, x_{i'1}\right) & d\left(x_{iN_i}, x_{i'2}\right) & \cdots & d\left(x_{iN_i}, x_{i'N_{i'}}\right) \end{bmatrix} = \begin{bmatrix} d_{11} & d_{12} & \cdots & d_{1N_{i'}} \\ d_{21} & d_{22} & \cdots & d_{2N_{i'}} \\ \vdots & \vdots & & \vdots \\ d_{N_i 1} & d_{N_i 2} & \cdots & d_{N_i N_{i'}} \end{bmatrix}_{N_i \times N_{i'}} \end{cases} \quad (10.2.2)$$

④ 基于概率模型的方法 无论是渐进式算法还是迭代算法，在多序列比对时都无法体现生物学含义，因此一些研究者用概率模型来优化序列比对，最常用的统计概率算法是隐马尔可夫模型（hidden Markov model, HMM）。当其应用于多序列比对时，HMM 把序列的所有位点依次用匹配、插入和缺失三种状态中的一种来表示，将序列转化为一条表示匹配、插入或缺失状态的长链[6]。其中匹配状态表示参与比对的序列在某一位点上拥有相同的碱基，插入状态表示序列在比对过程中发生空位的插入，缺失状态则表示序列本该被判定为匹配状态的位点上发生了碱基的缺失，模型结构如图 10.2.5 所示。

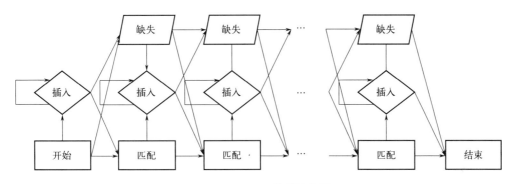

图 10.2.5　HMM 模型结构图

运用 HMM 进行多序列比对的步骤如下：首先设定序列比对长度，这个长度一般取所有参与比对序列的平均长度。然后将一组高相似度的比对序列输入到搭建的模型中训练，用于调节模型参数。最后将需要比对的多条序列输入到训练好的模型中，得到这一组序列的最优序列比对结果。

（2）多序列比对工具

① CLUSTAL 系列工具 CLUSTAL 是当前使用较广泛的多序列比对程序，它使用渐进式算法完成多序列比对，采用的是邻接（neighbor-joining, NJ）法构建指导树，比对方式为全局比对。在 CLUSTAL 系列工具中使用最多的是 CLUSTALX 和 CLUSTALW 两个工具。其中 CLUSTALX 工具有图形界面，可以在滚动的窗口内显示多序列比对结果，并且比对需要的参数可以通过下拉菜单的方式修改和使用，也可自定义颜色显示比对后对齐的列，使用质量分析工具突出可能未对齐的区域；而 CLUSTALW 工具只有文本界面[8]。因此这里只演示 CLUSTALX 的操作流程。

首先将需要比对的序列输入到 CLUSTALX 中。CLUSTAL 系列工具支持多种格式文件输入，包括 GCG/FASTA/EMBL/GenBank/PIR/NBPF/Phylip 和 SWISS-PROT 格式。点击"File"选择"Load Sequences"输入序列。图 10.2.6 显示了输入序列后 CLUSTALX 的界面，其中不同的颜色代表不同的碱基。

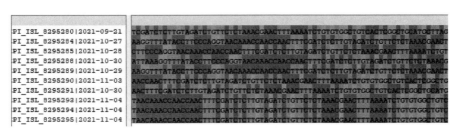

图 10.2.6　输入序列界面（电子版）

然后进行多序列比对。点击"Alignment"选择"Alignment Parameters"中的"Multiple Alignment Parameters"进行多序列比对参数设置，设置完毕后点击"OK"。然后再次点击"Alignment"选择"Do Complete Alignment"，在开始多序列比对之前，CLUSTAL会弹出窗口，使用户可以自行选择比对结果文件的存放路径。图10.2.7展示了CLUSTALX的多序列比对结果。

最后输出多序列比对结果。CLUSTAL比对结束后会产生两个文件，分别是指导树文件（*.dnd）和多序列比对结果文件（*.aln）。CLUSTAL有多种输出文件格式，包括ALN/GCG/Phylip/PIR/GDE/NEXUS/FASTA格式，用户可以自行选择结果文件保存的格式，点击"File"选择"Save Sequences as"保存成需要的格式即可。

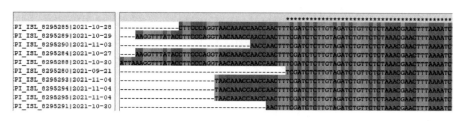

图 10.2.7　多序列比对结果（电子版）

② T-Coffee工具　T-Coffee可用于核酸和蛋白质的多序列比对，但其更适用于比对相似度较低的蛋白质序列。与传统的多序列比对算法（两两比对计算距离矩阵、构建指导树、渐进式比对）相比，T-Coffee增加了序列的位置信息，并且在比对时不仅考虑序列的全局信息，也结合序列的局部信息，能大大提高多序列比对的敏感性和准确性。但T-Coffee计算成本高，运行时间长，仅适用于少量序列比对。

T-Coffee用于多序列比对时，首先分别对序列进行两两全局和局部比对，分别形成全局和局部的比对信息库，将这两个信息库进行整合，生成基本比对信息库；然后增加基本比对信息库中序列的信息，即位置信息等扩展信息库；最后根据扩展信息库构建指导树，进一步完成渐进式比对，得到多序列比对结果[9]。可在T-Coffee官方网站在线进行多序列比对，也可在官网下载软件到本地进行比对。

如图10.2.8所示，T-Coffee的比对结果下方会出现一条线，其中"*"表示所有序列的残基或碱基相同，"："表示这一列高度保守，"."表示这一列为保守列[8]。

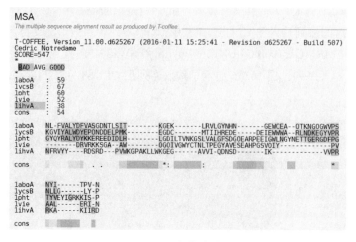

图 10.2.8　T-Coffee 在线多序列比对结果

③ MAFFT 工具　MAFFT 是一种比对非常快速的多序列比对工具，支持核酸和蛋白质的多序列比对，并且其比对的精确度与 T-Coffee 相当。该算法是基于相似性的方法，并且在比对中考虑进化信息，认为需要比对的序列在进化过程中由共同的祖先生成。MAFFT 提供了 8 种比对策略，其中 FFT-NS-1、FFT-NS-2 和 G-INS-1 属于渐进法，FFT-NS-i、L-INS-i、E-INS-i、Q-INS-i 和 G-INS-i 属于迭代细化法，Q-INS-i 适用于 RNA 结构比对[10]。在这些策略中 FFT-NS-1、FFT-NS-2 和 FFT-NS-i 使用了快速傅里叶变换的思想，这也是 MAFFT 进行多序列比对非常快速的原因。下面简述 MAFFT 的操作流程。

首先根据提示输入需要比对的序列文件的存放路径，由于 MAFFT 只支持输入 FASTA 格式的序列文件，因此要注意文件格式的转换。然后输入比对完成后多序列比对结果文件的存储位置，MAFFT 的输出文件格式默认为 FASTA，也可以设置为 Phylip 和 CLUSTAL 格式，用户根据需要自行设置即可。最后选择适合的多序列比对策略开始多序列比对。

可在 MAFFT 官方网站在线完成多序列比对，也可以下载网页版到本地进行比对，但网页版的比对策略与官方网站相比数量较少。面对数量众多的比对策略，MAFFT 的官方网站给出了每种策略的适用范围。

a. L-INS-i。是 MAFFT 策略中最精确的方法，运用迭代算法，比对方式为局部比对，但仅适用于少量序列（<200）比对，且序列长度最好小于 2000 个碱基或在 2000 个碱基左右。比对速度慢但比对结果较精确。

b. G-INS-i。运用迭代算法，比对方式为全局比对，适用于序列长度相似的多序列比对，若序列中含有大量空位，不推荐使用该策略。另外，参与比对的序列个数和长度的限制与 L-INS-i 一致。比对速度慢但比对结果较精确。

c. E-INS-i。运用迭代算法，适用于序列中包含较大非匹配区域的多序列比对，参与比对的序列个数和长度的限制与 L-INS-i 一致。比对速度慢但比对结果较精确。

d. Q-INS-i。运用迭代算法，更适用于高度分化的非编码 RNA 进行全局比对。该策略对于序列的个数及长度也有限制，其中序列的个数不能超过 200 个，序列长度不能超过 1000 个碱基。该策略的比对速度在 MAFFT 的所有比对策略中是最慢的。

e. G-INS-1。运用高精度的指导树进行缓慢的渐进式比对，比对速度较慢。

f. FFT-NS-i。运用迭代算法，最大的迭代次数为 2，适用于大量序列（>2000）比对。比对速度较慢。

g. FFT-NS-1。运用渐进式算法，与 CLUSTAL 不同的是采用 UPGMA 法构建指导树，比对方式采用快速傅里叶变换，适用于大量序列（>2000）比对。该策略比对速度非常快，是 MAFFT 所有比对策略中速度最快的，但比对精确度不佳。

h. FFT-NS-2。运用渐进式算法，根据 FFT-NS-1 的比对结果，沿指导树重新排列输入序列的比对顺序。与 FFT-NS-1 相比，精确度更高，适用于大量序列（>2000）比对。比对速度较快，处于 FFT-NS-1 与迭代细化法之间。

通过对 MAFFT 中各种比对策略的描述可以发现，多序列比对的精确度和速度往往不能兼得，因此，在实际的操作过程中，需要根据待比对序列自身的特征进行权衡。

另外 MAFFT 的比对结果不像 CLUSTAL 和 T-Coffee 那样能够直接可视化，用户只能得到一个多序列比对结果文件，因此要借助可视化工具来观测 MAFFT 的多序列比对结果。图 10.2.9 展示了运用 jalview 工具的可视化结果。

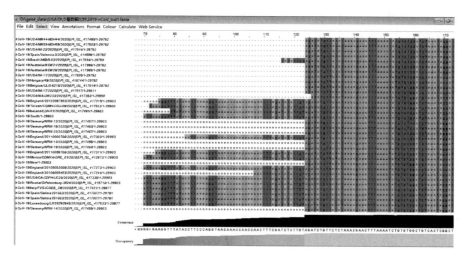

图 10.2.9　jalview 实现多序列比对结果可视化（电子版）

④ MUSCLE 工具　MUSCLE 是用于创建蛋白质序列多重比对的计算机程序，但也可用于核酸的比对，其比对算法是基于渐进式算法实现的，且比对速度快，精确度与 T-Coffee 和 MAFFT 相当，但 MUSCLE 对于长序列比对结果较差甚至无法正常比对。该工具的源代码和测试数据可从官网免费获得。

MUSCLE 用于多序列比对时，首先两两比对所有的序列并计算得到距离矩阵，随后通过 UPGMA 法进行聚类构建更可靠的指导树，进一步按照指导树给出的分支顺序进行渐进式比对，最后优化多序列比对得到最优的比对结果[11]。

MUSCLE 的输入文件格式只能是 FASTA，输出文件格式默认为 FASTA，也可以设置为 Phylip 和 CLUSTAL 格式，由于 MUSCLE 与 MAFFT 相似，只能输出序列比对文件，并不能直接可视化结果，因此也需借助可视化工具观测比对结果。图 10.2.10 给出了在可视化工具 jalview 下的 MUSCLE 运行结果。

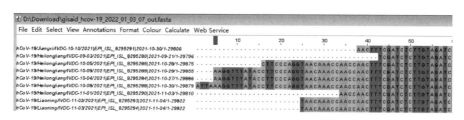

图 10.2.10　MUSCLE 多序列比对运行结果（电子版）

（3）多序列比对评价标准

多序列比对的结果无法用绝对的正确和错误来衡量，只能评判当前所采用的多序列比对方法或模型在多大程度上反映序列之间的相似性和生物学特征，因此对多序列比对精准度的认定一般采用百分数来表示。在这里，将介绍几种常见的多序列比对评价标准。

① sum-of-pairs score（SPS）　假设存在一个有限字母表 Σ，其中包含的元素代表了构成生物序列所必需的所有原材料。对于 DNA 序列，Σ 包含了四种核苷酸所代表的字母 A、T、C、G，即碱基。对于蛋白质序列，Σ 包含了二十种氨基酸所代表的字母，即残基。

给定 N 条序列组成的序列组 $S=(s_1,s_2,\cdots,s_N)$，其中，$s_i=s_{i1}s_{i2}\cdots s_{iL_i}(1\leqslant i\leqslant N)$，$s_{ij}\in\Sigma$

$(1 \leqslant j \leqslant L_i)$，$L_i$ 为第 i 条序列的长度，则关于 S 多序列比对结果可定义为一个矩阵。

$$\boldsymbol{S}' = \left[s'_{ij}\right], 1 \leqslant i \leqslant N, 1 \leqslant j \leqslant L, \max\left(L_i\right) \leqslant L \leqslant \sum_{i=1}^{N} L_i \tag{10.2.3}$$

该矩阵有如下特征：

a. $s'_{ij} \in \bigcup\{\text{-}\}$。式中，"-" 表示空位；"$\bigcup$" 表示集合中的并操作。

b. 如果删除空位，S' 的每一行 $s'_i = s'_{i1} s'_{i2} \cdots s'_{iL_i} \left(1 \leqslant i \leqslant N\right)$ 与对应序列 s_i 相同。

c. S' 中不存在只有 "-" 组成的列。

赋予多序列比对结果每一列中的每对碱基（残基）一个分值 P_{score}，例如 $P_{\text{score}}(x, x)=2$，$P_{\text{score}}(x, \text{-})=P_{\text{score}}(\text{-}, y)=P_{\text{score}}(\text{-}, \text{-})=1$，其中 x 和 y 代表两种不同种类的碱基。然后对比对结果中每一列的 N 个碱基两两计算 P_{score}，并且要求这两个碱基来自不同的序列，累加每对碱基的 P_{score} 得到每列的分值 C_{score}，最后累加每列的分值得到 S'_{score}。式（10.2.4）给出了 S'_{score} 的计算过程。

$$\begin{cases} S'_{\text{score}} = \displaystyle\sum_{i=1}^{L} C_{\text{score}}\left(s'_{1i}, s'_{2i}, \cdots, s'_{Ni}\right) \\ C_{\text{score}}\left(s'_{1i}, s'_{2i}, \cdots, s'_{Ni}\right) = \displaystyle\sum_{1 \leqslant p < q \leqslant N} P_{\text{score}}\left(s'_{pi}, s'_{qi}\right) \end{cases} \tag{10.2.4}$$

如果待比对序列来自标准比对库，例如 BALIBASE（benchmark alignment database）中的序列，即有一个标准的比对结果作为参考，假设这个参考比对为 S^*，就可以计算一个相对的 SPS 值，其计算过程如式（10.2.5）所示。

$$SPS = S'_{\text{score}} / S^*_{\text{score}} \tag{10.2.5}$$

式中，S^*_{score} 的计算方式与 S'_{score} 相同，只是计算对象发生了改变。若比对的序列并不来自标准比对库，即没有一个参考的比对结果，则 SPS 的定义如下：

$$SPS = S'_{\text{score}} / \left(L \times N \times \frac{N-1}{2}\right) \tag{10.2.6}$$

由式（10.2.5）和式（10.2.6）可以看出，SPS 的值随着正确比对序列数的增加而增加，因此 SPS 的值反映了比对程序在比对中对齐序列的精确程度[12]。

② column score（CS）　SPS 值用来度量比对工具准确对齐序列碱基的能力，而 CS 值通常用于测试比对工具比对所有序列的能力。计算 CS 值的方法为：如果多序列比对结果某一列上的所有碱基都相同，则 $c_i=1$，否则 $c_i=0$。同样，对于比对结果 S'，CS 值计算公式为[12]

$$CS = \sum_{i=1}^{L} c_i / L \tag{10.2.7}$$

式中，L 的定义与式（10.2.3）中 L 的定义相同。

③ 空位罚分　通过上面的描述可以知道，在比对过程中，多序列比对算法通过在序列中添加空位，达到对齐序列的目的，但空位的引入会造成序列碱基的缺失，有可能导致序列翻译后得到的蛋白质功能改变或丧失，这样比对破坏了序列原有的生物学特征，是没有意义的。因此引入空位的数量会对序列比对的准确性产生影响，便衍生出空位罚分这一多序列比对评价标准。顾名思义，就是指每插入一个空位，用匹配碱基的总分值减去空位罚分。

空位罚分有两种：空位起始罚分和空位延伸罚分。起始空位是指多序列比对时，为了得到序列间的最大相似性排列，在序列中插入的空位。延伸空位是指在多序列比对时，在序列中引入连续的几个空位使得序列之间更好地匹配。空位起始罚分的分值一般高于空位延伸罚分的分值，两者分值也可相等。

已知两种空位罚分的分值，那么如何计算比对结果整体的空位罚分值呢？在多序列比对中有两种常用的罚分策略：线性空位罚分和仿射空位罚分。其中线性空位罚分只考虑空位起始罚分，连续的空位不罚分；仿射空位罚分定义为 $g(k)=a+b×k$，其中 a 为空位起始罚分，b 为空位延伸罚分，k 为连续空位的数量[6]。为了更好地理解两种罚分策略，以图 10.2.11 为例分别计算两种罚分策略下的空位罚分值。

$$\text{A C G T T A C G C A}$$
$$\text{A C C T - - - G C -}$$

图 10.2.11　计算空位罚分示例

线性空位罚分：由于只考虑空位起始罚分，在多序列比对结果中，无论序列中是有一个还是有连续几个空位，都看作一个空位来对待，因此图 10.2.11 中给出的多序列比对结果的线性空位罚分为 2 分。

仿射空位罚分：将两种类型的空位罚分值以及连续空位的数量，即 a=4，b=1，k=3，代入到公式中。因此图 10.2.11 中给出的多序列比对结果的仿射空位罚分为 7 分。

10.2.2　构建病毒遗传演化树

在生物信息学中，系统发育分析用于研究物种间的遗传进化关系，是非常重要的研究领域。系统发育分析通常以一组同源的核酸或蛋白质序列作为数据载体，通过计算序列间的进化距离，进而构建蕴含物种间进化信息的树状或星状结构，该结构能够直观地反映物种间的分化程度以及亲缘关系的远近。本小节通过构建新型冠状病毒的系统发育树和单倍型星状网络图，分析新型冠状病毒之间的遗传演化信息。由于两者均能表示物种之间的遗传和进化，因此将这两种拓扑结构统称为遗传演化树。

（1）病毒遗传演化树的构建原理

在生物进化和系统分类的研究领域中，常用树状分支结构来描述各种生物之间的亲缘关系，这种树状结构称为系统发育树（phylogenetic tree）。在树中，物种按照亲缘关系的远近被安放在树状结构的不同位置。下面以图 10.2.12 为例简单介绍系统发育树的基本结构。

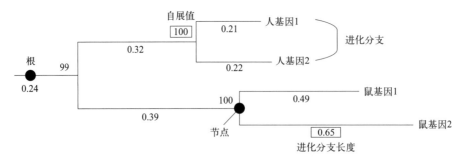

图 10.2.12　系统发育树基本结构图

如图 10.2.12 所示，系统发育树通常是一棵二叉树，一般由五部分组成：根、节点、进化分支、进化分支长度和自展值。其中所有分支的共同祖先叫做根（root），根节点通常被放置在结果进化树中新生成的分支上。根据根的有无，可以将系统发育树分为无根树和有根树，图 10.2.12

便是一个有根树。

系统发育树的节点（node）分为外部节点和内部节点。外部节点又叫叶节点，也就是最外层的节点，例如图 10.2.12 中的人基因 1、人基因 2，代表参与分析的序列样本。内部节点位于图 10.2.12 中圆点标注的位置，代表假定祖先。进化分支（branch）也叫分支，是指两种及以上的生物或序列构成的进化关系，由进化分支构成的拓扑结构表示各物种或序列之间亲缘关系的远近。进化分支长度一般标注在分支线上，表明各个物种或序列间进化距离的大小，进化分支的长度越长，代表该分支对应的物种或序列与祖先之间的差异越大[13]。

自展值（bootstrap value）在树中用于标注该分支的可信度，值越大，生成的树可信度越高，一般自展值大于 70%，则认为构建的树比较可靠。构建系统发育树的一般流程是：多序列比对、确定核苷酸替代模型、构建系统发育树和评估系统发育树。其中选择替代模型的目的是使序列之间的距离精确化，在这里介绍几种常见的建树方法。

① 邻接法（NJ 法） NJ 法属于距离矩阵法的范畴，即通过计算序列间的距离矩阵来构建系统发育树。NJ 法构建进化树时，首先以一颗假设的星形树作为初始状态，其中 X 为所有节点种群的共同祖先，如图 10.2.13 所示；每个节点种群与 X 之间都有一定的进化分支长度，将节点种群两两组合（涵盖所有组合情况），分别计算每一对节点种群 $(i, j)i{\neq}j$ 的分支长度和 S_{ij}，计算方法为 $S_{ij}{=}S_{iX}{+}S_{iY}$。然后选出节点种群对中分支长度和最小的组合，把这两个节点种群称为"邻居"，并将这一对邻居聚类形成新的分类种群。最后计算新种群与剩余节点种群之间的进化距离得到距离矩阵，并重复上述过程，最终得到一个包含所有物种（通常为核酸或蛋白质序列）的节点种群，该节点种群内部的拓扑结构便是系统发育树[13]。

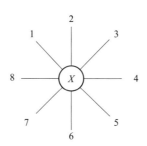

图 10.2.13 初始星状树

采用 NJ 法构建系统发育树最终只会得到一棵树，并且构建速度快，树状结构的准确性较高，可以考虑应用在大型的序列数据集上。当序列间的进化距离过大时，由于 NJ 法将序列上所有位点等同对待，所以系统发育树的结构准确性无法得到保障。因此 NJ 法适用于进化距离不大、信息位点少的短序列。

② 最大简约法（MP 法） 与 NJ 法不同的是，MP 法使用拓扑结构中位点的替换数量来描述序列间的差异，而不是用序列间的距离来描述。采用 MP 法构建系统发育树的步骤如下[13]：

a. 推断祖先序列在拓扑结构中的位置，与此同时会产生不同的拓扑结构，而每一种结构都有可能是真实的树；

b. 计算所有可能拓扑结构在序列每一位点的替换数量，其中替换数量最小的拓扑结构即为最终的系统发育树；

c. 若多个不同的拓扑结构对应的位点替换数量相同，需要运用一些方法来确保结果的唯一性。

MP法适用于分析信息位点比较多以及某些特殊的长序列，如存在插入、缺失等的序列。由于MP要计算所有可能的拓扑结构在每一位点上的替换数量，这无疑会加大计算的时间复杂度，因此MP法对序列的数量也有一定的限制（≤12）。另外，若序列间差异过大，采用MP法可能会导致建树错误。

③ 最大似然法（ML法） ML法构建系统发育树时假设物种间的进化链条是独立的、不存在交流的，并且在进化过程中序列的每个位点都存在替换的可能。采用ML法构建系统发育树的步骤如下[13]：

a. 选择建树所需的核苷酸替代模型，并计算出在该模型下某一位点碱基的所有可能替换情况对应的概率，将这些概率累加作为该位点的似然值。

b. 由于假设物种间进化独立，因此将所有位点的似然值相乘作为系统发育树的似然值。

c. 根据ML的最优树策略选出最终的系统发育树。其中ML法确定最优树有两种策略。第一种是对系统发育树的似然值进行排序，似然值最大的树即为最优树。第二种是最大化系统发育树的似然函数，得出建树所需参数（估算核苷酸速率、替代速率等）的最优解用于构建最优树。

下面以Felsentein替代模型为例，计算位点的核苷酸替代率，如式（10.2.8）所示。

$$P_{ij} = \begin{cases} \dfrac{1}{4} + (1-g_i)\mathrm{e}^{-V_m}, & j=i \\ \dfrac{1}{4}(1-g_i)\mathrm{e}^{-V_m}, & j \neq i \end{cases} \qquad (10.2.8)$$

式中，i 为序列某一位点的核苷酸；g_i 为整个序列中该核苷酸的频率；V_m 为分支 m 的核苷酸替代数；P_{ij} 为由核苷酸 i 替换为核苷酸 j 的概率[13]。

ML法在核苷酸替代模型确定的情况下，是系统发育树结构准确性最高的建树算法，并且在应对大型序列数据集时也有很好的性能。但是，ML法需要计算所有可能拓扑结构的似然值，导致时间复杂度较大，并且建树的准确性依赖于合适的替代模型。

④ 贝叶斯法（BI法） BI法为了缩短建树时间，在最大似然法的基础上引入了马尔可夫链蒙特卡洛方法（Markov chain Monte Carlo, MCMC）来构建系统发育树。在确定核苷酸替代模型后，BI法利用MCMC估计构建系统发育树所需参数的后验概率，进一步利用这些参数得出进化树的拓扑结构。由于BI法以后验概率来表示各分支的可信度，而不是用自展值，因此该方法可以很好地扩展至大型序列数据集。但BI法对进化模型敏感，后验概率建立在许多假设条件下，现实中可能不成立。

在生物的演化分析中除系统发育树外，还有一种方式可以表征物种之间差异性，它就是单倍型（haplotype）。一条染色体上两个或两个以上的多态性位点状态（等位基因）的组合叫做单倍型。单倍型可以用来区分不同代染色体的遗传信息。对新型冠状病毒基因序列进行单倍型分析，分析基因序列之间的遗传变异关系，有助于病毒演化研究。

单倍型星形网络示例如图10.2.14所示，由序列单倍型、单倍型进化路线、进化过程中发生突变的位点个数和位置三部分组成。其中圆圈代表单倍型，圆圈的大小与该单倍型包含的序列数据数量成正比，即圆圈越大，一组序列中具有该单倍型的序列数量越大，圆圈外的数字为该种单倍型的命名；连接两个单倍型的连线代表它们之间的进化路线，随后再结合序列的采集时间和采集地点等信息能够得到单倍型之间的进化方向；连线上的数字代表两个单倍型在进化过程发生突变的位点位置，数字的个数表示在进化过程中发生的突变次数。

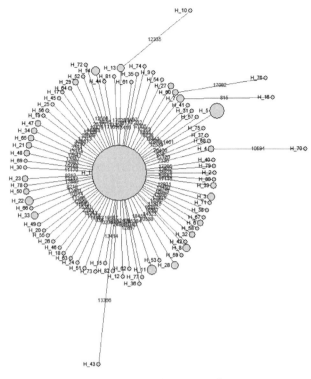

图 10.2.14　单倍型星形网络

（2）病毒遗传演化树的构建工具

① 系统发育树的构建工具

a. IQ-TREE。IQ-TREE 是一种使用最大似然（ML）准则进行系统发育推断的开源软件包，因其构建系统发育树的快速高效而得到广泛使用。IQ-TREE 中集成了大量的替代模型，包含所有常见的 DNA、蛋白质（protein）、密码子（codon）、二进制（binary）和形态数据（morphological）替代模型，并使用 ModelFinder 进行快速准确的模型选择，模型选择结束后，软件会自动根据选择好的模型构建系统发育树。

由于最大似然法会对序列所有可能的拓扑结构进行检测，因此会大大拖慢建树的速度，IQ-TREE 开发了一种新的树搜索策略，不仅搜索范围广泛，而且克服了 ML 法造成的局部最优问题。在进化树的优化方面，IQ-TREE 使用超快的 bootstrap 法评估分支支持度，不仅可缩短搜索的时间，也可得到高质量的系统发育树。IQ-TREE 与其他 ML 系统发育软件（例如 RAxML、PhyML）相比，在计算时间和似然最大化方面均表现出良好的性能，因此可用于大型数据集分析[14]。

IQ-TREE 构建系统发育树需要输入待分析序列的多序列比对结果文件，输入文件的默认格式为 Phylip，也可以是 FASTA、CLUSTAL 格式，IQ-TREE 会在建树前自动将格式转化为默认格式并保存到新的 .Phy 文件中，转换结束后 IQ-TREE 将自动开始替代模型选择并构建系统发育树。图 10.2.15 给出了 IQ-TREE 模型选择的评价标准及结果。

如图 10.2.15（a）所示，IQ-TREE 以 BIC 作为选择替代模型的标准，BIC 值越小说明这种替代模型用于当前序列的进化树构建效果越好，例如图 10.2.15（b）给出的 6 种替代模型中，F81+I 这种替代模型最适合构建系统发育树。

IQ-TREE 运行结束后会输出 4 个主要的文件，其中 .model 文件记录所有被测试的替代模型

```
Akaike Information Criterion:            GTR+I+G4
Corrected Akaike Information Criterion: GTR+I+G4
Bayesian Information Criterion:          GTR+I+G4
Best-fit model: GTR+I+G4 chosen according to BIC
CPU time for model selection: 29635.308 seconds.
```

(a) IQ-TREE模型选择结果

```
Testing 88 DNA models (sample size: 32198) ...
No. Model        -LnL       df  AIC          AICc         BIC
1   JC         99945.205  3729 207348.410   208325.589   238596.160
2   JC+I       96860.560  3730 201181.120   202158.857   232437.250
3   JC+G4      97289.236  3730 202038.473   203016.210   233294.603
4   JC+I+G4    96239.364  3731 199940.728   200919.024   231205.238
5   F81        98534.166  3732 204532.332   205511.187   235805.221
6   F81+I      95624.235  3733 198714.471   199693.885   229995.740
```

(b) IQ-TREE选择替代模型评价标准

图 10.2.15　IQ-TREE 模型选择

的似然值；.iqtree 文件记录相对具体的进化树构建信息；.log 文件是一个日志文件，记录构建系统发育树的整个过程；.treefile 文件记录构建成的进化树的 newick 文本，是最重要的输出文件。由于 IQ-TREE 只输出最终建成树的文本文件，因此需要借助可视化工具观测建树结果，例如 Figtree 软件。图 10.2.16 展示了 IQ-TREE 构建的系统发育树通过 Figtree 的可视化结果。

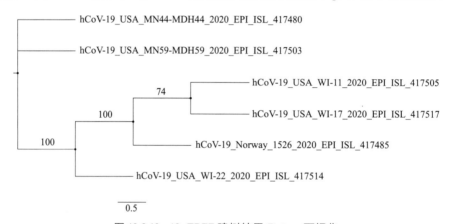

图 10.2.16　IQ-TREE 建树结果 Figtree 可视化

从图 10.2.16 中可以看出这是一颗有根树，序列从左到右按进化时间的先后、与祖先之间的差异度大小依次排列，例如图 10.2.16 中序列号为 EPI_ISL_417505 和 EPI_ISL_417517 的两条序列进化时间最长，出现最晚，与祖先之间的差异最大。进化分支上的数字表示分支对应的自展值，可以看出 IQ-TREE 构建的系统发育树分支自展值均在 70% 以上，说明这是一棵非常可靠的进化树。

b.PAUP*。PAUP*［Phylogenetic Analysis Using Parsimony（and Other Methods）］是一款使用最大简约法构建系统发育树的软件，在最新版本 4.0 中添加了最大似然法等建树方法。PAUP* 在同类软件中拥有较快的运行速度，性能卓越，它采用两种查找最优树的策略，即精确策略和启发式策略，其中精确的方法能够保证找到最优树，但计算时间长；启发式的方法不一定能找到最优树，但计算时间短。

PAUP* 适合在 Mac OS、Windows、UNIX 和 DOS 环境下运行，其中在 Mac OS 环境下 PAUP* 可以执行菜单命令及命令行，而在其他 3 种环境下几乎完全由命令行驱动，用户可根据需求输入相应的命令来构建系统发育树，并且在分析大型数据时，PAUP* 可实现批处理。PAUP* 只支持输入格式为 NEXUS 的多序列比对结果文件，而输出进化树的格式可以是 NEXUS、Freqpars、Phylip 和 Hennig86。图 10.2.17 给出 PAUP* 构建的系统发育树通过 Figtree 的可视化结果。

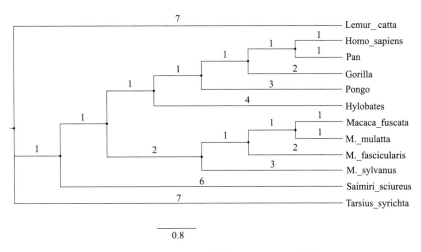

图 10.2.17　PAUP* 建树结果 Figtree 可视化

由图 10.2.17 可知，与 IQ-TREE 不同的是，PAUP* 构建的树中序列名称是对齐的，并且进化分支上的数字不是自展值，而是该分支所代表的序列与最近的节点之间的差异度，值越大，差异性越大，进化分支的长度越长。

② 单倍型星形网络图的构建工具　在构建单倍型星形网络图之前，首先需要分析序列的单倍型，在这里介绍一种单倍型分析软件——DnaSP。

DnaSP 是一款用于 DNA 多态性分析的软件包，可以处理大型数据集，可以广泛分析种群间的遗传进化，并且具有图像界面，支持滑动窗口可视化，以便于解释结果。DnaSP 进行分析时需要输入多序列比对结果文件，这些序列可以来自一个物种或一个物种和外群，并且支持 6 种输入文件格式，分别为 FASTA、MEGA、PIR、NEXUS、Phylip 和 HapMap3。DnaSP 也可实现批处理，可以自动按顺序读取和分析多个序列数据文件，另外这些数据文件序列数量也可以不同。DnaSP 能够估计序列的核苷酸多态性（nucleotide diversity）和单倍型多样性（haplotpe diversity），进行每个位点的核苷酸替代数等常见的 DNA 多态性分析、一些中性检测（Tajima's 测试、Fu's 测试和 Fu's and Li's 测试），以及通过统计序列的连锁不平衡来分析序列的单倍型[15]。

值得注意的是，由于 DnaSP 认为 DNA 序列中只包含有 A/T/C/G 四种碱基，因此运行 DnaSP 进行多态性分析的序列中不能包含简并碱基（N 除外）。众所周知，序列在进化过程中位点可能会发生突变，但并不是所有突变都会导致序列翻译生成的蛋白质功能发生改变。其中造成氨基酸改变的突变称为非同义突变，不造成氨基酸改变的突变称为同义突变。假如没有简并碱基，序列中所有突变都会造成氨基酸的改变，大大增加蛋白质功能改变的可能性。简并碱基的存在是为了降低基因突变对基因功能的影响，是一种容错机制。表 10.2.1 统计了所有简并碱基以及其对应的正常碱基。

表 10.2.1　简并碱基及其对应的正常碱基

简并碱基	正常碱基	简并碱基	正常碱基	简并碱基	正常碱基
R	A/G	S	G/C	V	G/A/C
Y	C/T	W	A/T	D	G/A/T
M	A/C	H	A/T/C	N	A/T/C/G
K	G/T	B	G/T/C		

下面以 146 条新型冠状病毒序列为例，简要描述 DnaSP 分析单倍型的操作流程。

首先点击"File"中的"Open Data File..."导入多序列比对结果文件，导入成功后，DnaSP 会自动显示这一组序列的相关信息，如多序列比对的长度、序列个数及序列类型等信息。随后点击"Analysis"中的"DNA Polymorphism"得到这一组序列的 DNA 多态性分析结果，如单倍型多样性、核苷酸多态性及单倍型的个数等。图 10.2.18 给出了 DnaSP 对该组序列 DNA 多态性分析的部分结果。

由图 10.2.18 可知，146 条新型冠状病毒序列一共分析出 109 种单倍型，单倍型多样性为 0.9918，核苷酸多态性为 0.00031。其中单倍型多样性是指在样本中随机抽到两个不同单倍型的概率，分析出的单倍型种类越多，该值越大；核苷酸多态性表征序列之间的碱基对齐情况，值越小，表示多序列比对结果碱基对齐的概率越大。

通过 DnaSP 也可以获悉每条序列具体是哪一种单倍型。点击"Generate"中的"Haplotype Data File..."，并在弹出窗口中将"Generate..."改为"Roehl Data File（Network Software）"；经过上述操作后，会生成一个扩展名为".rdf"的文件，这个文件记录每条序列的单倍型信息，点击"保存"后，DnaSP 的图形界面会显示出每条序列所对应的单倍型情况。至此，运用 DnaSP 分析序列单倍型的流程便结束，图 10.2.19 给出了 DnaSP 分析得到的单倍型分布情况的部分结果。

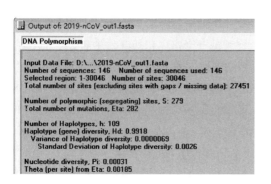

图 10.2.18　DnaSP 的 DNA 多态性分析的部分结果　　图 10.2.19　DnaSP 的单倍型分析部分结果

有了 DnaSP 分析得到的序列单倍型文件，下一步便开始构建单倍型星形网络图，可以采用软件——Network。

Network 从种群数据中构建单倍型星形网络时，假设序列之间不发生重组，其构建网络的方法为中值连接（median joining, MJ）法，其与估计系统发育树的 MP 法密切相关。MJ 法从最小生成树开始，把所有的这些树组合在一个单一的网状网络中，并在同一时间添加几个由 3 个同源序列（三元组）组成的一致序列，将这些新组成的序列称为中值向量（median vectors），这些中值向量代表现存的未取样序列或已灭绝的祖先序列。随后计算所有的三元组距离得分并排名，进一步细化三元组的选择，在每一轮中值产生后，重复上述过程得到单倍型星形网络图[16]。其中一组序列（N 个）的最小生成树中只包含这 N 个节点，并且不存在回路；一致序列是指多个同源序列每一个位点上多数出现的核苷酸组成的序列。

接下来对 Network 构建单倍型星形网络图的流程进行简要介绍。首先选择构建网络图的方法，点击"Calculate Network"，选择"Network Calculations"中的"median joining"进行计算，得到扩展名为 .out 的文件。最后开始构建网络图，点击"Draw network"输入上一步生成的 .out 文件，便可得到最终的网络图。图 10.2.20 给出了单倍型星形网络图的构建结果。

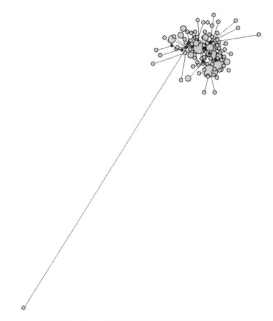

图 10.2.20　单倍型星形网络图构建结果

通过构建系统发育树可以明确序列出现时间的先后关系和序列之间亲缘的远近关系，而构建单倍型星形网络图可以明确序列之间的进化路线，在序列的演化分析中，将这两者合并分析，再结合序列的采集地点、采集时间等重要信息，非常有助于病毒的溯源研究。

10.2.3　病毒 tMRCA 及进化速率估算

本小节中介绍估算多序列的共同祖先时间和进化速率的软件——Treedater。首先简要描述该软件估算的基本原理和操作流程，最后介绍该软件用于大型数据集时序列数据的处理以及运行结果的解读。

（1）估算工具

Treedater 是一款将分子钟与系统发育树相匹配，并估计物种进化速率和共同祖先时间的开源软件包，其源代码可以在 Github 网站上免费获得。在运行过程中，必须指定每一个序列样本确切的采集时间或可能的界限，以及多序列比对结束后的序列长度。Treedater 通过将采样日期和序列数据相结合，生成按日历时间校准的进化树。随后使用启发式算法搜索并优化系统发育树的平均替换速率（mean subsitition rate）和最近共同祖先（time to the most recent common ancestor, tMRCA）[17]。

Treedater 有多种功能，包括估计进化树根的位置、估计采集时间不确切序列的近似日期、进行参数自举（parameter boorstrap）、检测并去除与分子钟模型拟合程度不佳的异常序列数据等。下面以一组数量为 3000，采集时间跨度为 2019-12-30 ～ 2020-04-22 的新型冠状病毒序列数据为例描述 Treedater 的操作流程。

在运行 Treedater 之前，首先需要准备运行必需的文件：第一个是系统发育树文件，格式必须为 Newick 格式（扩展名为 .nwk）；第二个文件是序列数据的采集时间统计表，必须采用十进制表示时间，文件格式为 CSV 文件；第三个文件是多序列比对的结果文件，用来查看序列长度。由于 Treedater 用 R 语言编写，因此需要安装 R 和 Rstudio 软件作为运行 Treedater 的载体。最后在 Rstudio 中输入相应的命令便可以成功运行 Treedater，并得到进化速率和共同祖先时间的估算结果。图 10.2.21 给出了 Treedater 运行的结果。

```
Phylogenetic tree with 3000 tips and 2999 internal nodes.

Tip labels:
    hCoV-19_Australia_NSW14_2020_EPI_ISL_413600_2020-03-03, hCoV-19_USA_WA13-UW9_20
20_EPI_ISL_413601_2020-03-02, hCoV-19_USA_CT-Yale-045_2020_EPI_ISL_419513_2020-03-23, h
CoV-19_USA_WA-UW35_2020_EPI_ISL_414622_2020-03-08, hCoV-19_USA_WA-S86_2020_EPI_ISL_4171
39_2020-03-01, hCoV-19_USA_WA-S19_2020_EPI_ISL_417072_2020-03-02, ...

Rooted; includes branch lengths.

 Time of common ancestor
2019.80782928236

 Time to common ancestor (before most recent sample)
0.498181646604507

 weighted mean substitution rate (adjusted by branch lengths)
0.000349226960669838

 Unadjusted mean substitution rate
0.000349226960669838

 Clock model
strict

 Coefficient of variation of rates
0
```

图 10.2.21　Treedater 运行结果

从图 10.2.21 中可以看出，这一组新型冠状病毒的 tMRCA 估计结果为 2019.80782928236，转换为标准日期格式为 2019-10-22，平均替换速率的估计结果为 0.000349226960669838。由于 Treedater 得到的估算结果为十进制时间，因此需要将十进制时间转化为标准日期格式。

（2）大型数据处理及结果分析

截至目前，在 GISAID 平台上收录的新型冠状病毒核酸序列已突破 600 万条，面对数量如此巨大的序列数据，可以对这些序列分批处理，使每批中包含千量级的序列数量，再将各批次分别在 Treedater 中运行，最后将各批次的结果进行合并作为整体序列数据的近似运行结果。

对各批次 tMRCA 估算结果的合并，可以采用非线性最小二乘法拟合，根据 tMRCA 随着检测次数增加的趋势，可以采用 Log 函数、Sigmoid 函数等趋势相似的函数进行拟合，如式（10.2.9）所示。

$$\min_{X}\left\|F\left(X, X_{\text{data}}\right)-Y_{\text{data}}\right\|_{2}^{2}=\min_{X}\sum_{i}\left[F\left(X_{i}, X_{\text{data}_{i}}\right)-Y_{\text{data}_{i}}\right]^{2} \tag{10.2.9}$$

式中，X 为 $m \times n$ 的矩阵，m 表示分批的数量，n 为各批数据中连续异常检测次数的最大值，即 $n=\max D_{i}(i=1, 2, \cdots, m)$，$D_{i}$ 为第 i 批序列的连续异常检测次数；X_{data} 为自定义函数 F 输入 X 后得到的结果；Y_{data} 为各批次 tMRCA 真实的估计结果，两者均为与 X 维度相同的矩阵。

图 10.2.22 是采用 Sigmoid 函数合并 8 批 tMRCA 估算结果的拟合曲线。其中左侧坐标系中记录各批次序列数据运行 Treedater 后估算的 tMRCA 结果；右侧坐标系中的曲线表示 Sigmoid 函数拟合后的结果，虚线代表拟合后 Sigmoid 函数的上边界线，其值为多批 tMRCA 的合并结果。

为了验证大型数据处理方法的合理性，从 GISAID 公开数据库中下载采样自全球各大洲的 SARS-CoV-2 基因序列数据，数据来源地及具体用量如表 10.2.2 所示，各大洲的 tMRCA 估算结果记录在表 10.2.3 中。由于澳大利亚和美国的数据量占据了大洋洲和北美洲总体数据量的 90% 以上，因此用这两个国家的估算结果代表其对应的大洲是足够的。此外，由于非洲和南美洲数据量相对较少，在估算 tMRCA 时未进行分批处理。

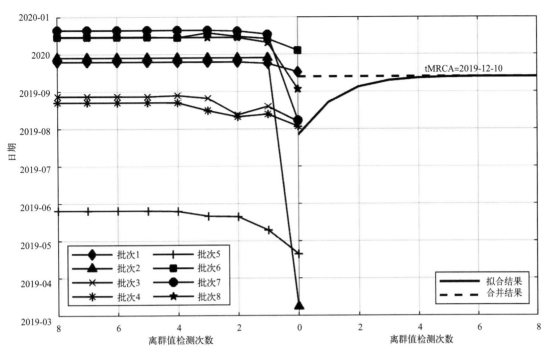

图 10.2.22　非线性最小二乘法拟合结果

表 10.2.2　各大洲 SARS-CoV-2 基因序列数据信息

地区	数据量	采集时间范围
非洲	1635	2020 年 2 月 21 日—2020 年 8 月 25 日
亚洲	6219	2019 年 12 月 24 日—2020 年 8 月 17 日
欧洲	50596	2020 年 1 月 23 日—2020 年 10 月 13 日
北美洲	20422	2020 年 1 月 19 日—2020 年 9 月 18 日
大洋洲	7371	2020 年 1 月 22 日—2020 年 9 月 19 日
南美洲	1225	2020 年 2 月 25 日—2020 年 9 月 14 日

表 10.2.3　各大洲 SARS-CoV-2 基因序列 tMRCA 及官方报道首例时间统计

地区	tMRCA	官方报道首例时间
非洲	2020 年 2 月 11 日	2020 年 2 月 14 日
亚洲	2019 年 12 月 2 日	2019 年 12 月 8 日
欧洲	2019 年 12 月 18 日	2020 年 1 月 24 日
北美洲	2020 年 1 月 17 日	2020 年 1 月 19 日
大洋洲	2019 年 12 月 27 日	2020 年 1 月 25 日
南美洲	2019 年 12 月 21 日	2020 年 2 月 25 日

　　尽管普遍认为 SARS-CoV-2 的潜伏期为 14 天左右，但随着疫情的发展，出现了一些潜伏期远超出这一时间范围的病例，因此为了增加普适性，考虑 SARS-CoV-2 具有不超过 30 天的潜伏期。

　　从表 10.2.3 可以看出，除欧洲和南美洲以外，其余大洲均能得到合理的 tMRCA 估算结果，但是对于欧洲而言，一些学者证实 SARS-CoV-2 在 2019 年 12 月底就开始在欧洲传播了[18]，甚至更早[19]。同样的，巴西学者在 2019 年 11 月 27 日采集的废水样本中检测出 SARS-CoV-2[20]。

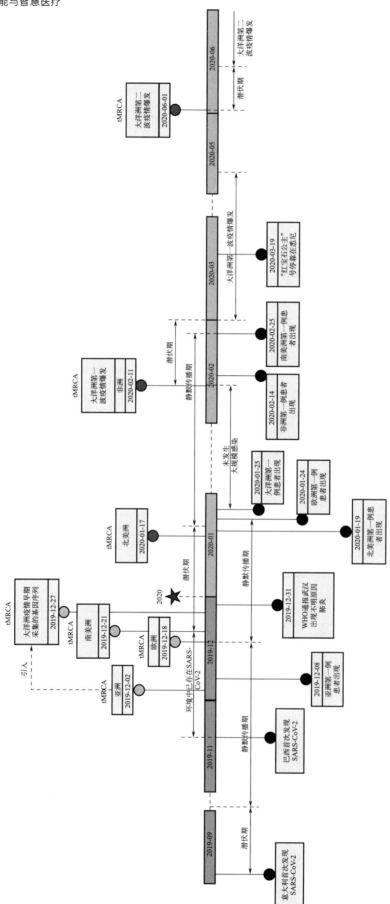

图 10.2.23 全球疫情重要节点时间线 [21]

时间轴上方标注的是各大洲 SARS-CoV-2 基因序列的 tMRCA，下方标注的是各大洲官方报道出现首例时间以及一些相关研究结果

综上所述，用"先分批后合并"的思想处理大型数据集可以得到合理的 tMRCA，并且在缺少疫情早期数据的情况下，也可以回溯至正确的时间段。此外，根据各大洲推断出的 tMRCA，绘制出 SARS-CoV-2 在全球范围内传播的时间线（如图 10.2.23 所示），为 SARS-CoV-2 的溯源研究提供时间参考。

10.3 药物筛选

药物研发是促进人类健康和发展重要的科学活动之一。但药物研发存在周期长、成功率低、成本高等特点，而作为药物研发中基础的环节之一——药物筛选，有利于提高药物研发的成功率和效率。近些年来，随着深度学习技术的快速发展，其开始应用于药物筛选的多个领域，如药物靶点识别、活性检测、候选化合物性质预测、新分子生成、化合物合成路线预测等。本节对药物筛选以及涉及的一些人工智能技术进行阐述。

10.3.1 药物筛选介绍

本小节首先简述药物筛选的基本定义，然后介绍目前主流的药物筛选模型，最后介绍两个非常重要的药物筛选技术——高通量筛选技术以及虚拟药物筛选技术。

（1）药物筛选定义

药物筛选是现代药物开发流程中，检验和获取具有特定生理活性化合物的一个步骤，是指通过规范化的实验手段，从大量化合物或者新化合物中，选择对某一特定作用靶点具有较高活性化合物的过程[22]。

为了对某种疾病进行治疗，需要根据已有的医学知识，识别出药物需要作用的靶点，并根据靶点的位置以及相应的生化性质，寻找并发明新型药物[23]，由此不难看出药物设计的过程是一个迭代性的、尝试性的过程。在设计过程中，通过规范化的实验手段，可以产生大量化合物，此时，需要找出对特定作用靶点具有较高活性的化合物。

随着药物研发技术的发展，这个"寻找"方式由早期的耗时、费力的验证性试验，逐渐转变为更为高效的筛选性试验。百万个化合物最终可能只有一个能被筛选做成药物，并进行后续的临床试验，新药物研发的失败率很高，时间投入以及资金成本巨大[24]。

（2）药物筛选模型

为了更加高效地完成药物筛选过程，人们在长期药物研发过程中，总结并建立了大量用于药物筛选的各类模型，也就是用于证明某种物质具有药理活性的实验方法。由于药物筛选要求实验方案具有标准化和定量化的特征，因此，在药物筛选中，无法使用传统药理实验中常见的动物实验。目前常用的实验模型主要有建立在组织和器官水平、细胞及亚细胞水平、分子和酶水平上的药物筛选模型[25]。

① 组织和器官水平的药物筛选模型　由于无法进行完整的动物实验，因此退而求其次，仅在目标组织或者器官上进行实验，以分析药物的作用机制并获得与体内药物作用相近的药物动力学数据，用于筛选分析。目前常用的组织或器官有皮肤、皮肤模拟物、翻转肠环、小肠血管等。

例如，2007 年 Graaf 等人[26]提出了一种新的体外药物筛选技术，即精密组织切片（precision-cut tissue slice）技术，采用肝切片模型在线监测药物代谢[27]。

② 细胞及亚细胞水平的药物筛选模型　为了更进一步模拟药物作用的生理条件，人们又提

出了基于细胞水平的药物筛选模型。该模型需要设计药物作用的靶细胞，并利用细胞培养技术在实验室中培养出细胞，将候选药物作用于靶细胞，通过诸如酶联免疫[28]、荧光显色、核磁共振等方法去定量测定候选药物与靶细胞的相互作用，从而分析该候选药物的药理作用，完成筛选工作。

基于细胞的药物筛选模型能够较好地还原生理条件，筛选准确率较高，能充分反映出药物对应细胞的综合作用，但它也存在一些缺点，例如不能反映药物作用的途径和靶点，且操作更复杂、成本更高。目前用于筛选的细胞模型有各种正常细胞、病理细胞；亚细胞模型有肝微粒体等。

③ 分子和酶水平的药物筛选模型　药物进入体内环境后，最终将作用于靶点，从而发挥药效，而这种作用靶点一般是具有特定功能的蛋白质，如酶和受体等，此外一些编码功能较为明确的 DNA 也开始逐渐作为靶点被采用。近些年来，随着分子生物学技术和细胞生物学技术的迅速发展，人们可以利用分子和酶水平的靶点对候选药物直接进行筛选，通过将候选药物与靶点进行混合，并利用与细胞水平药物筛选模型类似的分析手段，如酶联免疫、荧光显色、核磁共振，对候选化合物进行分析，以完成筛选任务。

基于分子和酶水平的药物筛选模型具有操作简单、成本较低的优点，但药物进入体内到抵达靶点这段过程，会受到各种因素如吸收、代谢、排泄等的共同影响，因此，该药物筛选模型的误筛率也较高。

（3）高通量筛选技术

高通量筛选（high throughput screening, HTS）技术是伴随组合化学而产生的一种药物筛选方式，它是一种基于海量数据的技术体系[29]，以分子水平和细胞水平的实验方法为基础，以微板形式作为实验工具载体，通过自动化操作执行试验，以灵敏快速的检测仪器采集实验结果数据，并进行计算机分析处理，在同一时间检测数以千万计的样品。一般高通量筛选系统由五个子系统组成，包括高容量化合物库、自动化操作、高灵敏度检测、高特异筛选模型、高效率数据处理。这些子系统的并行操作，保证高通量筛选系统的高效性。

高通量筛选模型目前主要有基于酶水平和基于细胞水平两种。

① 基于酶水平的高通量筛选模型　在酶水平的高通量筛选模型中，以酶抑制药为目标，有两种方式对化合物进行筛选。第一种主要依据为分子间的相互作用原理，用于筛选具有亲和力的化合物；第二种的主要依据则在于酶的活性，以此为检测指标，筛选没活性的化合物。

常用的酶筛选模型有重组的人肝 P450 酶，用于筛选药物体外代谢，也可用于研究药物之间动力学筛选模型[25]。

② 基于细胞水平的高通量筛选模型　基于细胞模型的组织和器官水平的高通量药物筛选模型根据作用方式不同，又可以分为基于靶标（位于细胞膜上或者细胞内）的筛选与基于细胞整体活性或功能变化的筛选。

基于靶标的筛选模型有离子通道筛选模型、受体筛选模型、报告基因筛选模型等，而基于细胞整体活性或功能变化的筛选模型有细胞增殖筛选模型等[25]。

高通量筛选技术与传统药物筛选方式相比具有速度快、特异性高、反应体积小、操作自动化等优点，但它也存在一些缺点：例如由于 HTS 主要采用的是体外实验模型，其筛选准确率较低；化合物样品来源较为短缺；通用性较低，很多高通量筛选方法只对一种或几种酶具有适应性；高通量筛选技术对试剂以及仪器的要求都较高，提高了技术使用门槛。

高通量筛选技术是一种先进技术，涉及分子生物学、医药学、计算科学以及自动化等多学科，成为当前药物研发的主要方式，具有如下四种发展趋势[30]：

a. 为了进一步提高药物筛选的准确性，直接在活细胞内检测化合物；

b. 为了取得筛选效率与检测特异性之间的平衡，采用更为精确的检测技术；

c. 功能基因组学开始在高通量筛选系统中得到重视并有所应用；

d. 开始处理和分析实际应用中的工程问题。

（4）虚拟药物筛选

虚拟药物筛选是药物筛选技术发展的另一个方向。

实体的药物筛选需要构建大规模的化合物库（高通量筛选系统），提取或培养大量实验必需的靶酶或者靶细胞（基于细胞水平的药物筛选系统），并且需要复杂的设备支持，还需要投入巨额的资金。为了降低药物筛选的成本，可以在进行生物实体活性筛选前，利用计算机软件对药物筛选过程进行仿真，从而对候选药物可能的活性进行预测，筛选出可能成为药物的候选化合物再进行实体筛选。

根据计算原理，虚拟药物筛选可以分为两类，即基于受体的虚拟筛选和基于配体的虚拟筛选[22, 31]。

① 基于受体的虚拟筛选　该筛选方式的基础在于靶蛋白位点自身的性质特点以及它与小分子化合物之间相互作用的方式。根据靶蛋白自身的结构，可以计算出化合物库中的小分子与靶蛋白的结合能力，以此为基础，进一步预测候选化合物的生理活性，从大量候选化合物分子中预筛选出结合模式较为合理、预测得分较高的化合物，以降低后续实体筛选的化合物分子数目。

② 基于配体的虚拟筛选　基于配体的虚拟筛选主要方法在于匹配。它从许多具有已知活性的小分子开始，然后根据某些匹配规则（例如化合物的形状相似性或药效团模型），在化合物数据库中搜索与这些小分子匹配的化学分子结构。这种预筛选方法可以显著减少后续要研究的化合物数量。

尽管虚拟筛选的准确性有待提高，但其快速、廉价的特性使其成为发展最快的药物筛选技术之一。

10.3.2　基于人工智能技术的小分子药物筛选

生命科学迅猛发展，在刷新大家对生命认知的同时，也给疾病治疗带来了更多的可能性。理论上，几乎所有生物学功能都可以被药物靶向。小分子因其相对低廉的成本，成为各大制药公司和研究机构开展疾病治疗研究的首选工具，药物发现也因此越来越"平权化"。然而，找到具有合适药理学、毒理学和药代动力学等特性的小分子，依然是一个很大的挑战。

在进行药物筛选前，可能有百万级的候选化合物需要筛选，后续也可能有万级的候选药物需要逐级筛选，最终可能只有一个化合物符合要求，并被制作成药物，一般而言，一个药物从研发到最后上市，需要花费数十亿美元和 10 ～ 15 年的时间[32]。而人工智能技术的高速发展，或许可以缓解上述问题。借由 AI 技术，对现有化合物数据信息库进行整合，提取出化合物不同属性的关键信息，尽可能避免大量重复的试错实验，提高药物筛选的成功率，降低药物研发的时间、资金以及人力成本。

（1）药物靶点识别

药物最终与机体的作用结合位点即为药物靶点。这个作用结合位点一般为各种生物大分子，目前主要包括基因位点、受体、酶、离子通道以及核酸等几种。现代药物研究与开发的关键首先是寻找、确定和制备药物筛选靶。

如果将药物的靶点识别看作是人工智能中待处理的问题，那么靶点识别属于分类问题，即对潜在的各种生物大分子进行分类，判断其是否可以作为当前药物的靶点。

在 2010 年，Costa 等人 [33] 构建了一个基于决策树的元分类器，用于预测并区分 morbid human genes（即那些可能发生突变并导致人类遗传性疾病的基因）和 druggable human genes（即由小分子药物作用调节并对表型效应的蛋白质编码的基因），对 morbid 基因得到了 66% 的准确率和 65% 的召回率，而对 druggable 基因则达到了 75% 的准确率和 78% 的召回率。

Nayal 等人 [34] 在 2006 年，依据蛋白靶点的化学结构和几何特征，构建了一个随机森林分类器，对 99 个蛋白的 99 个药物结合位点和 1187 个非药物结合位点进行分类，来预测可能成为药物靶点的受体蛋白，并获得了 92.8% 平衡正确率以及 88.9% 的召回率。

洪嘉俊 [35] 则基于卷积神经网络（CNN）并结合一种蛋白质二进制编码表示策略，构建了蛋白质功能预测模型，该模型是药物靶点发现的前期准备工作，可应用于靶点蛋白预测研究，进而刻画出药物靶点的关键特征。

离子通道蛋白与免疫系统疾病、心血管疾病等密切相关。谢倩倩等 [36] 考虑蛋白质序列编码的 13 种特征，并将其转化为等长序列，通过数值实验筛选出具有较高区分度的特征子集，并采用集成学习的方式整合所有特征得到了一个预测模型，并获得了较高的准确率。

针对乳腺癌、胰腺癌和卵巢癌等疾病，Jeon 等 [37] 利用一系列基因数据集构建了一个 SVM 分类器，可将蛋白分为药物靶点和非药物靶点 2 个类别。

（2）活性检测

药物进入有机体后，可能同时作用于多个靶点，此时，药物对非靶向受体的作用可能对有机体产生副作用。为了尽可能减少药物的副作用，需要对候选化合物进行筛选，选出仅作用于特定靶点且具有较高活性的化合物。

匹配分子对（MMP）分析研究药物候选物的单一局部变化及其对分子的分子性质和生物活性的影响，已被广泛应用于定量构效关系（QSAR）研究 [38]。在该研究中，通过用于从头设计任务的重合成规则产生 MMP。候选分子用静态核心和两个片段（描述转化）进行化学定义，然后对核心和片段进行编码。Turk 等 [39] 将深度学习技术引入 MMP 中，为了测试模型的预测和迁移能力，他们设计了两种不同的场景，实验结果说明，将 MMP 与深度神经网络相结合提供了一种很有前途的方法，可以对各种数据集和不同的复合优化场景进行高质量的预测。随着包含大量结构 - 活性关系（SAR）分析的公共数据库（如 ChEMBL 和 Pubchem）的急剧增加，带有 ML 的 MMP 已被用于预测许多生物活性特性，如吸收、分布、代谢和排泄（ADME），以及药物的体内作用方式 [40-42]。

决策树模型可用于拓扑异构酶 I 抑制剂的分类和预测 [43]。Neugebauer 等 [44] 利用经典 QSAR 描述符，建立了一个基于决策树的机器学习算法，来预测蛋白质间相互作用的抑制剂。王洁雪等 [45] 则采用决策树与随机森林两种机器学习方法，分别对脾酪氨酸激酶（spleen tyrosine kinase, Syk）抑制剂与非抑制剂建立模型，完成对于 Syk 的虚拟筛选和抑制剂发现。Warmuth 等 [46] 基于 SVM 方法，采用"主动学习范式"，以区分活性化合物和非活性化合物。Poorinmohammad 等 [47] 使用 SVM 机器学习模型，对抗 HIV 病毒肽进行分类，预测准确率和灵敏度分别达到了 96.76％和 98.1％。Qing-Qing Xie 等 [48] 也基于 SVM 开发了一种区分 c-Met 抑制剂和非抑制剂的分类模型，实验结果证明，基于 SVM 和基于分子对接的虚拟筛选方案可以显著提高活性化合物的命中率和富集因子。

（3）候选化合物性质预测

药代动力学是定量研究药物在生物体内吸收、分布、代谢和排泄规律，并运用数学原理和方法阐述血药浓度随时间变化规律的一门学科。优化药物代谢动力学性质，是药物设计的重要内容之一。判断一个药物的应用前景特别是市场前景良好，不单纯要疗效强、毒副作用小，更要具备良好的药代动力学性质。为了提高药物研发成功率、降低研发成本，需要在药物研发早期阶段对化合物成药性和安全性进行有效评估[49]。

Lusci 等[50]解决了分子的无向有环图和循环神经网络的有向无环图差异，将 RNN 成功应用于分子特性预测问题，其性能与其他方法相当甚至更好。Newby 等[51]构建了一个决策树模型，用来预测化合物渗透性和溶解性在药物口服吸收过程中的作用。

毒性是新药开发的一项重要指标，早期排除一些毒性大的化合物，对于新药研发来说非常有利。由于药物毒性常来自药物在体内的活性代谢物，如药物诱导的肝脏毒性[52]等，Hughes 等[53]基于深度学习，开发了第一个预测醌形成的方法。该方法用于预测构成醌的原子任务的 AUC 指标达到 97.6%，而预测形成醌的分子的任务可以达到 88.2% 的 AUC。Hughes 等[54]还开发了用于预测化合物形成环氧化物从而导致潜在毒性的模型。

基于深度学习的 DeepTox 算法在 Tox21 数据挑战赛中成功预测了 120000 种环境化学品和药物中的毒性作用。DeepTox 算法在预测化合物的毒理学方面表现出良好的准确性[55-57]。

（4）新分子的生成

分子结构用于描述中原子的三维排列方式。分子结构在很大程度上影响了化学物质的反应性、极性、相态、颜色、磁性和生物活性。分子结构涉及原子在空间中的位置，与化学键种类有关，包括键长、键角以及相邻三个键之间的二面角。如何有效地构建具有一定规模且高质量的小分子库是药物研究人员一直关注的问题。利用深度学习技术，可以设计不同的分子生成模型，相比于传统的组合化合物库和枚举化合物库等技术，生成的分子结构具有更好的新颖性[58]。

Marwin 等[59]基于迁移学习（transfer learning），使用已知对靶标具有活性的小分子集来对循环神经网络（RNN）进行微调，在针对金黄色葡萄球菌和恶性疟原虫两种病原菌的全新药物设计中，产生的分子与真实世界中药物化学家设计的化合物重合部分分别达到 14% 和 28%。

Olivecrona 等[60]提出了一种生成模型结构，其主要通过增强似然性使得模型可以学习生成某些特定理想属性的结构，从而避免生成的分子逐渐偏离方向和重复生成相同分子。

（5）化合物合成路线预测

目前合成路线的设计仍然依赖于专业人士的先验知识和相关经验，Corey 等提出的逆向合成[61]是目前较为常用的策略。IBM 公司[62]将预测化学反应的问题转化为语言翻译问题，具体而言，其训练模型学习相关文献来直接预测化学反应，从而将语言分析中积累的大量经验应用于对化学反应的解构上。Segler 等[63]将蒙特卡洛算法和符号人工智能结合来发现逆合成路线，模型针对有机化学中发表的所有化学反应进行了学习，在取得更优性能的情况下，比传统方法快了 30 倍，并且在双盲测试中，化学家们认为模型生成的路线与文献中的路线平均等效。

本章小结

本章围绕新型冠状病毒的遗传演化分析展开。首先引出组成病毒两个主要成分——核酸和蛋白质，并简述了它们的基本结构以及在生物体细胞或病毒中所起到的作用。随后给出冠状病毒的基本结构和各部分功能，描述了病毒遗传演化分析的三个基本步骤：病毒多序列比对、构建系统发育树和单倍型星形网络图、估算病毒共同祖先时间和进化速率。最后，通过对药物筛选的定义以及常见药物筛选模型的介绍，阐明了人工智能技术在小分子药物筛选中的价值和意义。

参考文献

[1] 人民教育出版社 . 遗传与进化 [M]. 北京：人民教育出版社，2007.

[2] 人民教育出版社 . 分子与细胞 [M]. 北京：人民教育出版社，2004.

[3] Korber B, Fischer W M, Gnanakaran S, et al. Spike mutation pipeline reveals the emergence of a more transmissible form of SARS-CoV-2[J]. BioRxiv, 2020.

[4] Schoeman D, Fielding B C. Coronavirus envelope protein: current knowledge[J]. Virology journal, 2019, 16(1): 1-22.

[5] 邹权，郭茂祖，韩英鹏，等 . 多序列比对算法的研究进展 [J]. 生物信息学，2010, 4: 311-315.

[6] 陈铭，生物信息学 [M]. 3 版 . 北京 : 科学出版社，2018.

[7] 沈世镒 . 关于多重序列比对距离矩阵的一点注记 [J]. 工程数学学报，2003, 20(3): 1-7, 55.

[8] Chenna R, Sugawara H, Koike T, et al. Multiple sequence alignment with the Clustal series of programs[J]. Nucleic acids research, 2003, 31(13): 3497-3500.

[9] 靳新，骆志刚，蒋晓舟，等 . 多序列比对软件 T-Coffee 的并行化设计与实现 [J]. 计算机应用与软件，2008, 25(4): 221-223.

[10] Katoh K, Standley D M. MAFFT multiple sequence alignment software version 7: improvements in performance and usability[J]. Molecular biology and evolution, 2013, 30(4): 772-780.

[11] Edgar R C. MUSCLE: multiple sequence alignment with high accuracy and high throughput[J]. Nucleic acids research, 2004, 32(5): 1792-1797.

[12] Thompson J D, Plewniak F, Poch O. A comprehensive comparison of multiple sequence alignment programs[J]. Nucleic acids research, 1999, 27(13): 2682-2690.

[13] 高凯 . NJ 进化树构建方法的改进及其应用 [D]. 北京：北京工业大学，2008.

[14] Minh B Q, Schmidt H A, Chernomor O, et al. IQ-TREE 2: new models and efficient methods for phylogenetic inference in the genomic era[J]. Molecular biology and evolution, 2020, 37(5): 1530-1534.

[15] Librado P, Rozas J. DnaSP v5: a software for comprehensive analysis of DNA polymorphism data[J]. Bioinformatics, 2009, 25(11): 1451-1452.

[16] Bandelt H J, Forster P, Röhl A. Median-joining networks for inferring intraspecific phylogenies[J]. Molecular biology and evolution, 1999, 16(1): 37-48.

[17] Volz E M, Frost S D W. Scalable relaxed clock phylogenetic dating[J]. Virus evolution, 2017, 3(2).

[18] Deslandes A, Berti V, Tandjaoui-Lambotte Y, et al. SARS-CoV-2 was already spreading in France in late december 2019[J]. International journal of antimicrobial agents, 2020, 55(6): 106006.

[19] Apolone G, Montomoli E, Manenti A, et al. Unexpected detection of SARS-CoV-2 antibodies in the prepandemic period in Italy[J]. Tumori Journal, 2021, 107(5): 446-451.

[20] Fongaro G, Stoco P H, Souza D S M, et al. The presence of SARS-CoV-2 RNA in human sewage in Santa Catarina, Brazil, november 2019[J]. Science of The Total Environment, 2021, 778: 146198.

[21] Lu Y, Niu K, He Z. The common ancestor time estimation of SARS-CoV-2 based on phylogenetic analysis[C]//2021 7th International Conference on Computer and Communications (ICCC). IEEE, 2021: 1783-1789.

[22] 药物筛选 [EB/OL].(2022-02-09)[2023-6-29].

[23] 药物设计 [EB/OL].(2023-06-20)[2023-6-29].

[24] Ng R. Drugs: from discovery to approval[M]. John Wiley & Sons, 2015.

[25] 常用的药物筛选模型有哪些 [EB/OL].(2018-07-30)[2023-6-30].

[26] Graaf I A M, Groothuis G M M, Olinga P. Precision-cut tissue slices as a tool to predict metabolism of novel drugs[J]. Expert opinion on drug metabolism & toxicology, 2007, 3(6): 879-898.

[27] van Midwoud P M, Janssen J, Merema M T, et al. On-line HPLC analysis system for metabolism and inhibition studies in precision-cut liver slices[J]. Analytical chemistry, 2011, 83(1): 84-91.

[28] Engvall E. The ELISA, enzyme-linked immunosorbent assay[J]. Clinical chemistry, 2010, 56(2): 319-320.

[29] 高通量筛选 [EB/OL].(2023-05-05)[2023-6-29].

[30] 沈辰，郑珩，顾觉奋 . 高通量筛选在微生物制药中的应用进展 [J]. 中国医药生物技术，2012, 7(6): 449-452.

[31] 虚拟筛选 [EB/OL].(2023-05-22)[2023-6-29].

[32] DiMasi J A, Grabowski H G, Hansen R W. Innovation in the pharmaceutical industry: new estimates of R&D costs[J/OL]. Joural of Health Economics, 2016, 47: 20-33.

[33] Costa P R, Acencio M L, Lemke N. A machine learning approach for genome-wide prediction of morbid and druggable human genes based on systems-level data[J]. BMC Genomics, 2010, 11(2).

[34] Nayal M, Honig B. On the nature of cavities on protein surfaces: application to the identification of drug-binding sites[J]. Proteins, 2006, 63(4): 892-906.

[35] 洪嘉俊 . 基于深度学习的蛋白质功能预测及药物靶点发现研究 [D]. 杭州：浙江大学，2020.

[36] 谢倩倩，李订芳，章文 . 基于集成学习的离子通道药物靶点预测 [J]. 计算机科学，2015, 42(4): 177-180.

[37] Jeon J, Nim S, Teyra J, et al. A systematic approach to identify novel cancer drug targets using machine learning, inhibitor design and high-throughput screening[J]. Genome medicine, 2014, 6(7): 1-18.

[38] Tyrchan C, Evertsson E. Matched molecular pair analysis in short: algorithms, applications and limitations[J]. Computational and Structural Biotechnology Journal, 2017, 15: 86-90.

[39] Turk S, Merget B, Rippmann F, et al. Coupling matched molecular pairs with machine learning for virtual compound optimization[J]. J Chem Inf Model, 2017, 57(12): 3079-3085.

[40] Keefer C E, Chang G, Kauffman G W. Extraction of tacit knowledge from large ADME data sets via pairwise analysis[J]. Bioorganic & Medicinal Chemistry, 2011, 19(12): 3739-3749.

[41] Schyman P, Liu R, Desai V, et al. vNN web server for ADMET predictions[J]. Frontiers in Pharmacology, 2017, 8: 889.

[42] Schnherr H, Cernak T. Profound methyl effects in drug discovery and a call for new C-H methylation reactions[J]. Angewandte Chemie International Edition, 2013, 52(47): 12256-12267.

[43] Schwaller P, Gaudin T, Lanyi D, et al. Found in translation: predicting outcomes of complex organic chemistry reactions using neural sequence-to-sequence models[J]. Chem Sci, 2018, 9(28): 6091-6098.

[44] Neugebauer A, Hartmann R W, Klein C D. Prediction of protein-protein interaction inhibitors by chemoinformatics and machine learning methods[J]. J Med Chem, 2007, 50(19): 4665-4668.

[45] 王洁雪，李瑶，杨敏，等 . 基于机器学习方法虚拟筛选 Syk 的抑制剂 [J/OL]. 化学研究与应用，2019, 31(7): 1313-1320.

[46] Warmuth M K, Liao J, Ratsch G, et al. Active learning with support vector machines in the drug discovery process[J]. J Chem Inf Comput Sci, 2003, 43(2): 667-673.

[47] Poorinmohammad N, Mohabatkar H, Behbahani M, et al. Computational prediction of anti HIV-1 peptides and in vitro evaluation of anti HIV-1 activity of HIV-1 P24-derived peptides[J]. J Pept Sci, 2015, 21(1): 10-16.

[48] Xie Q Q, Zhong L, Pan Y L, et al. Combined SVM-based and dockingbased virtual screening for retrieving novel inhibitors of c-Met[J]. Eur J Med Chem, 2011, 46(9): 3675-3680.

[49] 药物代谢动力学 [EB/OL].(2019-12-06)[2023-6-29].

[50] Lusci A, Pollastri G, Baldi P. Deep architectures and deep learning in chemoinformatics: the prediction of aqueous solubility for drug-like molecules[J]. J Chem Inf Model, 2013, 53(7): 1563-1575.

[51] Newby D, Freitas A A, Ghafourian T. Decision trees to characterize the roles of permeability and solubility on the prediction of oral absorption[J/OL]. Eur J Med Chem, 2015, 90: 751-765.

[52] Fraser K, Bruckner D M, Dordick J S. Advancing predictive hepatotoxicity at the intersection of experimental, in silico, and artificial intelligence technologies[J]. Chem Res Toxicol, 2018, 31(6): 412-430.

[53] Hughes T B, Swamidass S J. Deep learning to predict the formation of quinone species in drug metabolism[J]. Chem Res Toxicol, 2017, 30(2): 642-656.

[54] Hughes T B, Miller G P, Swamidass S J. Modeling epoxidation of drug-like molecules with a deep machine learning network[J]. ACS Cent Sci, 2015, 1(4): 168-180.

[55] Andreas M, Klambauer Günter, Thomas U, et al. Deeptox: toxicity prediction using deep learning[J]. Frontiers in Environmental Science, 2016, 3: 80.

[56] Krewski D, Acosta J D, Anderson M, et al. Toxicity testing in the 21st century: a vision and a strategy[J]. Reproductive Toxicology, 2008, 25(1): 136-138.

[57] Kazius J, McGuire R, Bursi R. Derivation and validation of toxicophores for mutagenicity prediction[J]. Journal of Medicinal

Chemistry, 2005, 48(1): 312-320.

[58] 分子结构 [EB/OL].(2023-02-02)[2023-6-29].

[59] Segler M H S, Kogej T, Tyrchan C, et al. Generating focused molecule libraries for drug discovery with recurrent neural networks[J]. ACS Cent Sci, 2018, 4(1): 120-131.

[60] Olivecrona M, Blaschke T, Engkvist O, et al. Molecular de-novo design through deep reinforcement learning[J]. J Cheminform, 2017, 9(1): 48.

[61] Corey E J, Long A K, Rubenstein S D. Computer-assisted analysis in organic synthesis[J]. Science, 1985, 228(4698): 408-418.

[62] Li B K, Kang X K, Zhao D, et al. Machine learning models combined with virtual screening and molecular docking to predict human topoisomerase Ⅰ inhibitors[J/OL]. Molecules, 2019, 24(11): 2107.

[63] Segler M H S, Preuss M, Waller M P. Planning chemical syntheses with deep neural networks and symbolic AI[J]. Nature, 2018, 555(7698): 604-610.

习　题

10.1 查阅生物学专业书籍，了解 DNA 与 RNA 的基本结构与编码原理。

10.2 查阅生物学专业书籍，了解蛋白质基本结构与编码原理。

10.3 查阅生物学专业书籍，了解蛋白质空间构型与基本功能。

10.4 查阅医学专业论文，了解冠状病毒结构与表面特征。

10.5 采用多序列比对算法，分析与比较 SARS 与 COVID-19 病毒序列的异同点。

10.6 采用 DnaSP 工具软件，构建新冠病毒的单倍型星形网络图。

10.7 采用 Treedater 工具软件，分析典型区域新冠病毒的最近共同祖先，并估计首例时间。

10.8 查阅生物学与医学专业书籍，简述药物筛选的基本原理与技术。

10.9 简述基于人工智能的药物筛选基本方法。

10.10 查阅 DeepMind 的公开文献，了解 AlphaFold 算法的基本原理。